知识生产的原创基地

BASE FOR ORIGINAL CREATIVE CONTENT

颉腾文化

JIE TENG CULTURE

U0208529

抑郁帝国

[美] 乔纳森·萨多斯基◎著

（Jonathan Sadowsky）

祝卓宏 吴梦雪◎译

THE EMPIRE
OF DEPRESSION
A NEW HISTORY

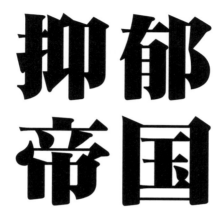

中国广播影视出版社

图书在版编目（CIP）数据

抑郁帝国 / (美)乔纳森·萨多斯基
(Jonathan Sadowsky) 著；祝卓宏，吴梦雪译 . —北京：
中国广播影视出版社 , 2022.5
书名原文：The Empire of Depression
ISBN 978-7-5043-8771-4

Ⅰ . ①抑… Ⅱ . ①乔… ②祝… ③吴… Ⅲ . ①抑郁症
– 研究 Ⅳ . ① R749.4

中国版本图书馆 CIP 数据核字（2022）第 007932 号

抑郁帝国

[美]乔纳森·萨多斯基（Jonathan Sadowsky） 著
　　祝卓宏　吴梦雪　译

策　　划	颉腾文化	
责任编辑	余潜飞　冯　岩	
责任校对	龚　晨	

出版发行	中国广播影视出版社
电　　话	010-86093580　010-86093583
社　　址	北京市西城区真武庙二条 9 号
邮　　编	100045
网　　址	www.crtp.com.cn
电子信箱	crtp8@sina.com

经　　销	全国各地新华书店
印　　刷	北京市荣盛彩色印刷有限公司

开　　本	880 毫米 × 1230 毫米　1/32
字　　数	195（千）字
印　　张	10.25
版　　次	2022 年 5 月第 1 版　2022 年 5 月第 1 次印刷

书　　号	ISBN 978-7-5043-8771-4
定　　价	69.00 元

（版权所有　翻印必究·印装有误　负责调换）

Translator's Preface | 译者序

进入 21 世纪以后，"抑郁症"越来越受到世人关注，我国"心理健康促进"行动中关注的 3 类主要精神障碍之一就是抑郁症。青少年的抑郁症更是成为媒体关注的热点，疫情期间青少年跳楼的新闻一次又一次刺痛了父母们的心，也引起社会各界的关注。教育部和国家卫健委都发出了关于"防治青少年抑郁症"的相关文件。可是，我们真的理解抑郁症了吗？

抑郁症这一名词虽然历史短暂，却是一个古老的疾病，因为它是 20 世纪中叶才被命名为"抑郁症"，但是，它作为"忧郁症"却有古老的历史。忧郁症也许一直伴随着人类存在，屈原被流放之后"游于江潭，行吟泽畔，颜色憔悴，形容枯槁"，心想"安能以身之察察，受物之汶汶者乎？宁赴湘流，葬于江鱼之腹中。安能以皓皓之白，而蒙世俗之尘埃乎？"屈原投江难道不是遭受挫折后抑郁所致的自杀吗？《管子·内业》解释了忧郁的原因是"慢易生忧，暴傲生怨，忧郁生疾，疾困乃死。"宋苏舜钦在《答杜公书》中也描述了忧郁的情况"虽抱雄才，处高位，反为人牵制，上下颠疑，而不能尽伸，徒卷缩忧郁，成疾病于胸中。"

我们对抑郁症的理解在不同的时代有着不同的变化。在古代，更多人是用忧郁症来指代类似的情绪。那时，"体液"被用于解释忧郁症。这种理论持续到近几百年，随着技术科学的进步，我们发现抑郁症可以用更多元的角度去解读，如生理、心理、社会、化学等，也可以从不同的角度进行治疗，如谈话治疗、药物治疗、生理治疗等。相比沉寂了上千年的缓慢进步，现在在抑郁症方面有如此多的发现，让人们欣喜于可对它进行有效的治疗。但是，我们也知道，关于抑郁症，我们的理解仍旧缺乏，还有许多未解之谜。这些谜团在漫长的历史中，有不同文化背景、不同学科角度和不同文献的解读。

本书作者是一位精神病学史学家，本书的目的就是要梳理抑郁症的古今历史脉络，从概念、理论、治疗、现状等角度来解读抑郁症，为广大读者提供崭新的视角。可以说在浩若烟海的关于抑郁症的书籍中，此书视角与众不同，立意深远，具有独特的价值。本书为关心抑郁症的广大读者提供了一个跨越千年的历史视角，从抑郁症演化的历史故事和科学文献中寻根求源、梳理脉络、采撷精华，为读者奉上了一份风味独特的精神大餐。我作为一名有着27年精神科医生、心理治疗师、心理咨询师工作经验的临床心理学专家，为此书的视角感到惊叹和赞赏，为书中历史故事和逸闻趣事感到新鲜、震撼，也由此对抑郁症的理解更加多元、立体、变化和保持后现代主义的探寻、质疑、不确定和建构态度。

全书分为 6 章，包括第 1 章 "抑郁症这事儿不简单"（关于抑郁症的定义等）、第 2 章 "太干又太冷"（古代的忧郁症）、第 3 章 "转向内部"（精神分析下的抑郁解读）、第 4 章 "诊断率飙升"（抑郁症的量化与治疗等）、第 5 章 "只是化学性的"（抗抑郁剂）、第 6 章 "可阅读的抑郁症"（对抑郁的解读），以及后记："抑郁症的过去和未来" "史学笔记" 两部分。从篇幅来看，各章节内容基本等同，相比较而言，后 4 章章节稍多，其中以第 5 章内容最多，重点描述了化学时代背景下，对药物和其他生理疗法。本书整体内容以抑郁症的历史发展为脉络，介绍了从古老的忧郁症时代到现代抑郁症飙升的历史发展进程。通篇有较清晰的发展脉络，可按顺序从头至尾地阅读，或者也可按需阅读，即根据目录，选择自己感兴趣或者不熟悉的部分阅读。

在不同的章节中，内容和侧重点各不相同。在第 1 章中，主要关注抑郁症的概念和界定相关的问题。最近几十年，抑郁症的诊断数量上升，对这种情况的一种猜测是诊断漂移，即以前不是抑郁症的情况，现在划定为是抑郁症。那么这就涉及抑郁症的诊断界定问题，即抑郁症到底是什么？在现代临床中，《精神障碍诊断与统计手册》（DSM-5）中对包括重性抑郁障碍

（MDD）在内的精神障碍进行了划分，确定了标准化手册的通用诊断标准。在这里，似乎抑郁症指代的是一种疾病，它的诊断标准就囊括了它的概念。但是，对 DSM-5 给出的标准也存在批评意见，它并不是终极标准，有自己的局限性，存在不稳定性，而且抑郁症能否作为一种疾病也处于争论存疑之中。而在另一种观念中，抑郁症也指代一种情绪。这种情绪会随着时间自然消失，也会通过一些简单的改变而消失。除此之外，它在不同的文化背景下，会有不同的名字与含义。关于抑郁症的概念仍有许多讨论，许多学者强调抑郁症是一种新的疾病类别，总之在概念问题上仍然有许多谜团等待解答。

在第 2 章中，主要描述了古代忧郁症的体液理论。忧郁症不完全等同于抑郁症。从概念来看，它们有时候指代的内容相似，有时又不完全相同，在不同时代指代的内容也在不断变化。古代使用忧郁症一词较多，到 20 世纪中叶，它才与抑郁症交替使用，抑郁症一词逐渐变得更为普遍。从刻板印象来看，忧郁症与男性有关，现代抑郁症与女性有关。从历史角度来看，忧郁症与抑郁症更可能存在某种连续性。关于忧郁症的成因，自盖伦和希波克拉底时代起，在体液主义的理论下，忧郁症被认为是黑胆汁过多引起的，与体液的干燥、寒冷有关。于是作者列出了忧郁症有关著作的长长的清单，描述了许多体液不平衡的情况，以及如何在心理和行为上避免黑胆汁的增加，保持体液平衡。现在读来荒诞不经，甚至引起读者哈哈一笑，但是这些都是古人对忧郁症非常严肃和绞尽脑汁的思考。

作者在第 3 章讲述了精神分析对抑郁症的解读。虽然我们现在拥有了更多的理论，但精神分析的历史地位和贡献仍然是不可忽视的存在。在精神分析的观点中，疾病的原因来自内疚，即原本对他人的愤怒或者指责等感受指向了自我，抑郁症就是一种愤怒转向了内部。精神分析理论框架下，不同的学者对抑郁症有着或不同或继承的解释。精神分析对抑郁症的思考源于卡尔·亚伯拉罕，认为所有的孩子天生就有攻击倾向，这种倾向可能会因疏忽引起的报复性感情而加剧。复仇的情绪转向内部，导致抑郁。弗洛伊德关注忧郁症，提出了内投射的观点。梅兰妮·克莱因是精神分析学派客体关系的创始人，她对婴儿的攻击性感兴趣，并提出了著名的"心理位置理论"，称为偏执——分裂心位和抑郁心位。早期的精神分析强调自我攻击与内疚导致了愤怒转向内部，而之后精神分析开始强调无助、嫉妒与愤怒内指的关系。另外，卡尔·荣格用"心理能量"来解释抑郁症。20 世纪 70 年代，随着生物学快速发展，精神分析的解释开始面临严峻挑战，以至于从神坛跌落，让位于神经生物学的"递质失衡"假说。

在第 4 章中，作者对抑郁症的探索进一步深入。自 20 世纪中叶以来，抑郁症的诊断呈上升趋势。为了解决这一问题，新的应对方式逐渐诞生：抑郁得到了量化的标准，拥有了可进行实验统计的量表，患者可以根据各种症状的严重程度给出数据评分，这些数据用于患者治疗前后的比较和统计分析；出现了新式的心理治疗方法，除了精神分析治疗，还有认知行为疗法（CBT）、人际关系疗法（ITP）、积极心理学等，它们更适合进行随机对照试验（RCT），成为一种可以标准化的谈话治疗；DSM的修订与手册化，试图制定出规范化、可广泛使用的标准诊断流程，在帮助人们快速诊断的同时，也出现了诊断危机，如存在诊断不一致等问题，因而从临床精神科医生的"圣经"，变成某些临床心理学家鄙视的对象。

第5章着重回顾了抑郁症的生物、物理、化学治疗的发展历史。大约从1850年到1950年，疾病的病原菌学说得到了科学证明和广泛接受以后，一系列用生物学方法治疗精神疾病的临床探索就此诞生，如用疟疾热疗法治疗神经梅毒、用脑叶白质切除术治疗精神分裂症，还有一些新方法层出不穷，如长期睡眠疗法、休克疗法、胰岛素昏迷疗法、化学惊厥疗法等。其中最著名的是电抽搐治疗（ECT），它是20世纪上半叶以来治疗精神疾病主要的物理疗法，至今仍被广泛使用。20世纪50年代开始出现了一种新的抑郁症病理模型，即抑郁症的"儿茶酚胺假说"，认为抑郁症的原因可能是神经递质供应不足，抑郁症的化学治疗理论就此诞生，引发药商的大肆吹捧和推广，使人类进入了"百忧解时代"。20世纪80年代，抗抑郁药百忧解上市，抗抑郁药成为纠正"化学失衡"的神药，人们开始逐渐接受抑郁症需要药物这一观点。但抑郁症的病因是复杂的，很少有人声称只需一个原因就可以解释抑郁症。除了生物学因素，心理社会因素也很重要，多种方法的相互补充才能帮助患者走出困境，而过分夸大药物治疗的效果极易走进认识误区。

在第 6 章中，我们能看到更接近现实、更可触摸感知的抑郁症现状。首先作者用一个"钟罩"的隐喻形容抑郁症。它表达了一种窒息感，以及无论病人走到哪里都会被它困住的感觉。许多患有抑郁症或者其他精神疾病的作家，把自己的患病经历用回忆录的方式公开分享，以此作为普罗大众窥探抑郁症的一种重要方式，也是我们了解抑郁症的重要资料。许多人使用了"普通感冒""化学失衡"的语言，想以此来减轻病耻感。大多数作者强调 ECT 是有效的，但对药物的态度比较矛盾。虽然回忆录的症状描述不一定具有典型性与代表性，但它仍然很有价值，为我们提供了宝贵的资料，能够帮助减轻抑郁症的污名化与患者的病耻感。

在后记中，作者表达了悲伤与抑郁症的区别。悲伤是无处不在的，我们无法改变一些会让生活变得艰难的问题，但抑郁症的问题可以得到缓解。我们如何管理好抑郁症的未来，部分取决于我们对抑郁症过去的理解程度，因此我们要重视历史及对抑郁过去和现在的解读。审视抑郁症历史，我们得到的启发是：我们不必保持相同的观点，允许不同的声音；由于诊断异质性和共病率高，统计抑郁症是非常困难的事情；不要轻视过去的历史；不要相信那些对某些方法治疗效果过度的炒作；要倾听患者的声音，了解其心理状态和不良生活事件。面对未来的前进之路，重要的是要在制定治疗计划中对病症的严重程度做出判断，划分抑郁与非抑郁的界限，划分疾病与健康之间的界限。

感谢北京颉腾文化传媒有限公司的何萍老师慧眼独具，将这样一本好书引入中国，让我们能够更早接触到抑郁症演化的历史脉络。抑郁症是一个复杂而古老的问题，又是人类进入21世纪必须慎重应对的严重问题。希望此书能够帮助抑郁症患者卸下沉重的"大脑疾病"的包袱，看到药物治疗和心理治疗双管齐下的希望；希望中国媒体能够尽可能全面报道抑郁症，既不要用"普通感冒"淡化它，也不要用"人类杀手"污名化它；也希望临床医生和心理治疗师、咨询师、社工师能够真心携手建立统一战线，从生理、心理和社会多个层面理解和疗愈患者的身心痛苦。译稿结束时已经进入中秋之际，"乍暖还寒时候"，希望更多人不要"逢秋悲寂寥"，而能感受到"秋日胜春朝"。

祝卓宏
于北京迎春园 2021 年 9 月 1 日

怎样才算是忧郁症？

作家弗吉尼亚·赫弗南的分手很糟糕。很多人都会发生这样的事。它会让你难过，有时会持续很长时间。但在某些时候，赫弗南觉得失去爱情的悲伤被其他东西——一种疾病所替代。更糟糕的是，抑郁状态似乎会自行发展，从悲伤中脱离，变得与分手无关。

赫弗南努力理解正在发生的事情，想知道对幸福的追求是否是问题所在——她是否因为对生活期望过高而抑郁？又或者是，她认为（像许多抑郁症患者所做的那样），她只是一个坏人。抑郁症是不是非职业性的借口——她只是懒惰吗？这个问题并不容易回答，因为过度的自我批评本来就是抑郁的表现。她的抑郁是懒惰的借口吗？或者这就是抑郁症所说的问题？

这些困扰并不新鲜。但接下来发生的事情是最近历史的产物，也是最近产物的历史。赫弗南得到了抗抑郁药的处方。坐在火车上，她把药物倒在手里，看着它们，想知道自己心中的裂缝是否真的能被这些化学物质填满。[1]近几十年来，很多人一直在问这个问题。这个问题混杂了希望与恐惧。如果答案是肯定的，许多人会感到欣慰。因为这样不仅能够从疾病中解脱出来，还会从怀疑自己是否有病的折磨中解脱出来。如果药物是有效的，那么这可能会让人确信这种疾病是真实存在的。虽说如此，许多人还是对这些化学物质充满担忧，不仅仅是因为像所有药物一样，它们可能会产生不必要的副作用。你基本的人生观（乐观或者悲观，抑或自怜自艾）可能是一个化学过程，这样看起来似乎也很奇怪。虽然这些问题在抗抑郁药时代变得越发尖锐，但几个世纪以来，身体与情绪、物质与精神之间的联系一直是一个谜。最让人困惑与痛苦的是给我们贴上了标签：抑郁症。

　　这本书就是关于这种痛苦的。这是一种感到孤立无援的痛苦，但总是发生在社交情景下。这种灵魂和身体的痛苦提醒我们，灵魂结束和身体开始是多么困难。这种痛苦无处不在、无时不在，它会变着花样折磨我们。这种痛苦会吞噬希望，消除快乐、野心和简单安逸。一位医生曾说只有一种疾病会更严重，那就是狂犬病。[2]不管他是对还是错，很少有疾病能

[1] Virginia Heffernan, "A Delicious Placebo," in Nell Casey, Unholy Ghost: Writers on Depression (New York: Harper Collins, 2001).

[2] John Scott Price, "If I Had . . . Chronic Depressive Illness," British Medical Journal 1 (1978) 1200–1201. 感谢艾利克斯·莱利提供参考。

与抑郁症的可怕相提并论：耗尽你的生命价值，使你变成行尸走肉。

这也是一种有很长历史的痛苦。在历史上有各种形式和表现，有过无数次努力来理解它的起源、意义和本质——这些努力是必要而有用的，但总是失败。在历史上治疗师提供了各种改善的方式，但都没有完全成功。

我想强调几个主题。一是抑郁症是历史和文化塑造的，但跨时空的比较是可能的，也是必要的。二是我们不必将抑郁症理解为在生物学、心理学或者社会学之间做出选择。这种错误选择是近代历史的产物。我们把抑郁症称为"精神疾病"（mental illness），而精神病学的批评者会提出这种术语所指的问题并不是真正的疾病（illnesses）。我更关心这句话的另一半——它们绝不仅仅是心理上的，抑郁症总是涉及身体。三是抑郁症是一种政治——一种不平等的政治。这又是另一领域,有些人在"医学"模式和社会模式之间提出了我认为是错误的选择。健康、疾病和治愈总是在社会语境下设定的，这些并不会弱化它们的医学性。在我完成本书的过程中，新冠病毒大流行正在蔓延。抑郁症也让许多社会问题成为公众关注的焦点，就像病毒一样，但它并不会因此不再是一个医学问题。四是经典历史学家告诫我们不要轻视过去。在抑郁症史上，很多智者和关注抑郁症的相关人士都在尽最大努力，利用现有的知识来理解和治疗它。与其他医学领域一样，一些狂热分子把他们所偏爱的做法做得太过分了。在看到精神病学知识的不完整状态之后，其他众人也发出了警告。[1]

许多关于精神病学历史的书籍都对抑郁症危害进行了严格的分类。精神病学通过监禁、污名化、侵入性生理治疗或者误导的过度依赖药物伤害了很多人。即使通常被认为天然更人道的谈话治疗也可能会被滥用或者有害。谈及这些不是要反对精神病学。这是一个经验事实，精神病学历史学家充分证明了这一点。我们不应该粉饰这段历史，但我们也必须考虑精神病学如何帮助人们。绝大多数抑郁症患者都是自愿接受治疗的。他们回到医生那里是因为治疗可以使他们感觉更好，并以更接近他们希望的方式生活。许多无法获得其他治疗的患者会非常喜欢医学治疗。

我写作偶尔会不太严肃。一本完全阴郁的抑郁症书籍可能很难阅读，甚至会让人抑郁。但是，这个主题的严肃性应该是没有错的。严重的抑郁症可能是致死性的，会对生活、人际关系和身体健康构成威胁。如果这些问题会导致自杀念头或者自杀，那它们也可能直接危及生命。而不太严重的类型也确实会痛苦，但经常会被忽视。

许多历史学家最近在强调现代抑郁症概念的新颖性。在过去

---

[1] 我试着写这本书，好像这是唯一一本关于抑郁症或者精神疾病的书，唯一的医学史著作，甚至是唯一的历史著作——读者从未读过。当这一领域的专家看到他们已经知道的事情时，我请求他们保持耐心。这本书包含了一些原创的研究，我当然希望有原创的解释和想法，但这也是一项综合工作。我将该领域其他学者的参考在注释和参考文献中都很清晰地列了出来。

的 120 年里，抑郁症的含义和处理方式发生了巨大的变化。我们现在所说的"抑郁症"（depression）是否在人类历史的各个时代和地点都存在，这是一个很难回答的问题，我对此给予了很多关注。问题是，这种曾经被称为"忧郁症"（melancholia）的疾病是否与现代抑郁症相同，这个术语在古典时期使用，在 20 世纪逐渐减少使用。我在第 2 章中讨论了这个问题，但在这里先总结一下：不相同。忧郁症和现代抑郁症并非一回事。它们不可能是相同的，因为它们都没有固定、稳定的含义。不过，这两个概念之间确实存在历史关系。排除忧郁症史的抑郁症史是非常不完整的。

纵观抑郁症史，有些人已经注意到，在某些情况下，抑郁与躁狂状态有关。当前的精神病学使用双相情感障碍（以前称为躁郁症）的诊断来指代情绪波动的疾病，表现为躁狂阶段与抑郁阶段交替。在其他时候，这种情况被认为只是忧郁症或者抑郁症的一种形式，有时被用作所有抑郁症的统称。在这里省略对躁狂症或者双相情感障碍的任何描述都不符合历史，但它也不会成为主要关注点。单相和双相抑郁障碍在症状和治疗上都有重叠。现在有些人认为它们是同一疾病的两种不同类型，有些人则观点相反。有些人甚至推测所有的情绪障碍和精神病性障碍都是一个相关的谱系，可以分成成百上千种独立的疾病。[1] 聚焦是很有必要的。我专注于单相抑郁障碍。

---

[1] Stephen M. Stahl, Stahl's Essential Psychopharmacology: Neuroscientific Basis and Practical Applications (4th edn, Cambridge: Cambridge University Press, 2013), 245.

纵观历史与现在，许多不同的诊断标签都提到了抑郁心境（depressed mood）。即使在这些类别中，呈现方式和体验也各不相同。我们可能会说"抑郁障碍（depressions）"，就像有些人声称精神分裂症不是一种单一的疾病，他们更喜欢"精神分裂症"这个词一样。我更愿意在这里说明多样性，并从这里开始将其视为一种既定现象。这些不同疾病描述的统一性不是所有描述的核心特征，而是源于共同参与了几个世纪有关含义的辩论。[1]

我查看了许多治疗的历史。抑郁症的治疗通常分为两种主要类型：①生理或者躯体治疗；②心理治疗，其中大部分是谈话治疗。[2]针对情绪疾病的生理和心理治疗已经存在了几个世纪。目前的生理治疗主要是过去的70年开发的抗抑郁药物治疗。20世纪中叶，第一种被称为抗抑郁剂的药物开始使用，最重要的是一类称为三环类抗抑郁剂的药物，另一种称为单胺氧化酶抑制剂（MAOI类药物）。不久之后，百忧解等五羟色胺再摄取抑制剂（SSRI类药物）迎来了全面抗抑郁药时代。同样重要的

---

[1]医学人类学有时区分"疾病(disease)"（定义为临床医生诊断的状态）和"疾病(illness)"（定义为感觉不舒服的主观状态）。这种区分在某些方面是有用的，但由于"疾病"一词在抑郁症的临床科学和诊断中的使用非常广泛，这会给我的讨论带来更多混乱。关于这一区别的经典著作：Arthur Kleinman, The Illness Narratives (New York: Basic Books, 1989).

[2]我曾在其他地方指出，"物理治疗"和"心理治疗"之间的划分存在根本性缺陷。但是因为它被广泛相信，不使用它就很难写出历史。见 Jonathan Sadowsky,"Somatic Treatments," in Greg Eghigian, The Routledge History of Madness and Mental Health (New York: Routledge, 2017).

是 20 世纪 30 年代在意大利发明的电抽搐治疗（ECT）。ECT 的使用人数更少，主要是用于其他治疗失败的人群。第 5 章将介绍生理治疗方法，其中包括现在广泛使用的方法、已淘汰的方法和一些可能具有广阔前景的方法。

谈话治疗现在由两大主线主导。一种是传统的精神分析，也称为"动力"或者无意识心理学。精神分析基于对内心冲突的内省和"修通"。大多数精神分析学家都是严格或者不严格的弗洛伊德派，但也有一些追随其他分支，如荣格派。许多人不知道自弗洛伊德时代以来精神分析思想发生了多少变化。我将在第 3 章展示这些变化。另一种主要的谈话治疗是认知行为疗法（CBT），它可以纠正抑郁症患者思维中的逻辑错误，并鼓励行为的改变。针对抑郁症患者的思想和行为的治疗方法自古就已实施（见第 2 章），但在 20 世纪下半叶得到更充分的思考和应用（见第 4 章）。一些谈话治疗师（可能是大多数）在实践中把内省、认知工作和行为建议结合在一起。

这些治疗方法，无论身体治疗还是心理治疗，都不缺乏有力的批评者。我调查了治疗方法和他们的批评者，我对此也有所见解。作为历史学家，我的工作包括将发展置于语境中，仔细权衡证据；如果可能的话，我会尽量保持中立或者客观，但是事实上并非如此。我现在要谈的一个观点是：对身体或心理治疗的全面批评对我来说都没有说服力。对某一生理治疗或者谈话治疗的具体批评可能是有价值的。但我对那些因为生理治疗本质上是坏的、有毒的、虐待性的，或者谈话治疗不是生物性的而认为它不科学的论点持谨慎态度。[1] 这些判断通常是由毫无根据的哲学教义导致，或者更为糟糕的是因为心理治疗师和用药的临床医生之间的地盘之争。

许多治疗方法对很多抑郁症患者都有效，不过没有一种方法对所有人都有效，而且有些人很难找到适合他们的解决方案。我并不害怕评估治疗效果如何，或者注意到它们的缺点——因为它们都有缺点。如果说抑郁症是怪物，我们需要一系列武器来对付它。

抑郁症有两种意义上的"帝国"。首先，在西方精神病学和社会中，"抑郁"颠覆了其他词语，逐渐成为解释精神痛苦的主要方式。这一过程源于 20 世纪末之前，从 20 世纪末势头开始强劲。其次，这种语言转变随后开始在全球流行。旧的名称和痛苦的概念逐渐与抑郁症标签进行竞争。然而我们将会看到，对于接受这种语言转变的许多地区来说，极度悲伤的疾病可能并不新鲜，而且旧的文化和医学模式不会简单让位于新的模式，而是以复杂的方式与它们相互作用。这本书有一点不是长篇大论，那就是过度诊断抑郁症，把生活中的正常痛苦变成了医学问题。现在有很多书都对此表示不满，而且大多数书都提出了正确的观点。过度诊断的危险真实存在。我关注这个问题，也

[1] Sadowsky, "Somatic Treatments".

提出了一些反对意见和其他观点。近几十年来抑郁症的诊断率上升是事实，但其原因和意义并不明显。可能的原因有以下 3 种：第一种，抑郁症患者真的可能变多了；第二种，我们可能会和以前一样有同样多的抑郁症患者，但更多人被确诊了——有了更好的检测方式；第三种可能性是诊断漂移（diagnostic drift）——重新标记被认为是不同疾病或者根本不被认为是疾病的状态。可能其中两种或者全部 3 种都在起作用。

许多人哀叹抑郁症过度诊断和正常痛苦医学化，但是都缺乏数据。他们看到诊断标准不断放宽，或者纯粹的治疗人数在增加，就假设有太多人被诊断出来。他们很少直接表明很多被诊断为抑郁症的人没有达到真正疾病的临界值，不管那个临界值是多少。短时间内诊断率的大幅增加可以是怀疑过度诊断的理由，但这本身并不是过度诊断的证据。

精神病学诊断引起了很多合理的批评。它可能对人和行为污名化，越来越多地将生活中的任何问题都称为疾病。在这些辩论中，抑郁症有非同寻常的地位。除了少数处于反精神病学边缘的人之外，大多数人都同意某些精神障碍可以算作疾病（illnesses），如严重的精神病性障碍。包括许多精神科医生，很多人也认为我们在把正常的生活问题称为疾病方面做得太过分了。就抑郁症而言，这是一个程度的问题。大多数人认为严重和中等程度的抑郁症需要治疗。许多人还质疑是否每个接受治疗的人都达到了临界值。我们应该在哪里划分界限？我不会回答这个问题，但我确实希望说明要做到这一点有多困难，而且这个问题并不是像看起来那样新。抑郁症史的一部分就是有关界限应该划在哪里的拉锯战史。

有些人认为抑郁症或者其他精神疾病不是真正的疾病。他们通常会指出这些病缺乏明确的身体病变，或者定义处于变化之中而不准确。很少有人说为什么需要有身体病变或者精确不变的定义才能将某些东西视为医疗问题。相反，他们认为这些标准显而易见。可并不是这样的。还有人强调抑郁症是一个社会和文化问题。这是正确的，但并不代表抑郁症不是医学问题。

有时，当我看到抑郁症科学中的一个重大问题或者争议时，我会说真相仍然是未知的。人文科学的一项工作是培养对不确定的包容性。承认不确定性与声称所有知识都破产了的愤世嫉俗的虚无主义是不同的。我认为关于抑郁症的知识是存在的。虽然在过去一个世纪左右的时间里，人们对生物学的理解有所进步，但关于抑郁症，在社会和文化方面可能会比在生理方面产生更确定的知识。

多年来，我一直教授一门关于抑郁症的课程。我发现很多上这门课的人都是患有抑郁症的人，或者想知道他们是否患有抑郁症。很多拿起这本书的人可能也是如此。我告诉学生，这门课程不是、不应该、也不可能是治疗性的，这本书也不是。这些内容是涵盖了关于抑郁症是否"真的"是一种疾病，以及对它的治疗是否有效的辩论。但在我们讨论这些辩论的细微差别之前，我想说，我认为"是的"是对这两个问题的最有说服力的答案，也是最安全的答案。如果你觉得你可能需要帮助，你应该尝试寻求帮助。而怀疑自己是否生病了不太可能让你感觉更好一些。是的，我们有了有效的抑郁症治疗方法，其中一种很有可能会对你有所帮助。

抑郁是所有人都面临的问题。[1]我们都知道悲伤，都可以感受到悲伤会引发兴趣丧失、睡眠不安和食欲改变。但因为抑郁的严重性、持久性或者明显与现实脱节，大多数人认为这种痛苦有时似乎就像一种疾病（illness）。但什么时候是这样呢？其他疾病，也许全部疾病都会随着时间和文化的变化，使其含义和表现各不相同。例如，苏珊·桑塔格曾生动地表示，结核病和艾滋病毒都是由已知的传染源引起，它们被文化、隐喻和形象联想所遮蔽，影响着人们对它们的理解和体验。[2]这些联想的力量超出了科学所能告诉我们疾病对身体的影响。疾病总是根植于社会和文化之中，并且随着时间和地点的变化而变化。但是，很少有疾病能像抑郁症那样变化无常。[3]

---

[1]这一段的灵感来源于我与斯隆·马宏在 2018 年 11 月荷兰格罗宁根召开的"全球精神病学史"会议上的交流。

[2]Susan Sontag, Illness as Metaphor and AIDS and Its Metaphors (New York: Picador, 2001).

[3]这些文字引用自一位抑郁症患者，来自 Janis Hunter Jenkins and Norma Cofresi, "The Sociomatic Course of Depression and Trauma: A Cultural Analysis of Suffering and Resilience in the Life of a Puerto Rican Woman," Psychosomatic Medicine 60 (1998) 439–447.

这种变化的可塑性反映了一个难题：面对生活不可避免的痛苦，如何决定什么反应才是正确的反应？世界上大部分宗教和哲学（我们积累的智慧）都假设人类生活充满痛苦。正如保罗·西蒙在《海岸》中所唱的那样，悲伤无处不在。但是从什么时候开始，悲伤变成了一种疾病呢？

Acknowledgements | 致谢

首先感谢我的家人。我父亲 57 年来持续给我支持、鼓励和教导。当你还是一个孩子的时候，人们通常认为父亲是世界上最好的男人，而我现在仍然这么认为。里弗·萨多斯基、朱莉娅·萨多斯基、尼娜·萨多斯基和理查德·萨多斯基都鼓励我，也为我加油。我的妻子劳拉·斯坦伯格是精神科医生和精神分析学家，也是熟练的文案编辑，她是我最大的支持者和最好的读者。

凯斯西储大学的 3 个人同样非常重要。艾伦·洛克现在已经退休了，从最初的提案到完整的手稿，他一直在阅读我写的每一篇文章。艾琳·安德森·费伊一直在我身边，在很多方面都帮助了我。对我来说，没有人能比泰德·斯坦伯格更称得上是挚友和知性搭档了。

另外两位也要特别感谢。虽然研究重点不同，但我在研究生院的导师大卫·威廉·科恩对我有深刻的影响。导师是我的智慧星，在他退休期间，当我在棘手问题上需要建议时，我仍然会去找他。我的兴趣和我另一个主要灵感的来源者利兹·伦贝克的兴趣重叠，在我的职业生涯中，伦贝克在很多时候、很多方面都对我有非常重要的支持。

感谢用各种方式帮助项目的凯斯西储大学同事：马克·奥利西奥、弗朗西斯卡·布里坦、内斯·德维诺、金伯利·埃蒙斯、苏·欣泽、蒂娜·豪、彼得·诺克斯、安德里亚·拉格、马达莱娜·鲁莫、凯瑟琳·斯卡伦、蕾妮·森蒂尔斯、玛吉·文特、安·沃伦和吉莉安·维斯。

也要感谢其他同事，他们以具体或者相对无形的方式提供了帮助：安娜·安蒂克、休伯特·比舍尔、斯蒂芬·卡斯帕、卡罗琳·伊斯特曼、玛塔·艾略特、杰瑞米·格林、马修·希顿、凡妮莎·希尔德布兰德、南希·罗斯·亨特、桑吉夫·贾恩、理查德·凯勒、巴伦·勒纳、贝丝·林克、艾米·鲁茨、斯隆·马洪、莎拉·马克斯、伊丽莎白·梅林、艾米丽·门登霍尔、兰迪·纳森森、丹尼尔·派恩、汉斯·波尔斯、莎朗·施瓦茨、特里萨·舒尔曼·莎、妮娜·斯图德、凯瑟琳·沙利文。还要特别提及伊丽莎白·达勒姆和凯蒂·基尔罗伊·马拉克，应约在短时间内阅读本书并带来的帮助。

在不同的阶段，我得到了许多研究助理的帮助，帮助我确定和获取资料来源、阅读草稿。感谢贝丝·塞勒姆、马修·尤德、苏菲亚·巴克希、莱利·辛科、凯特·雷廷、雪莉·博尔切维奇。马亚·德莱格尔在我写作的最后阶段做出的贡献简直是无价之宝。

两位匿名的评论者阅读了这本书的最初提案和整本书，我非常感激他们。其中一位比另一位更赞同我的总体想法，但他们的评论都是有建设性和经过深思熟虑的，是他们的评论让这本书变得更好。

本书的部分内容在各种会议和研讨会上发表过，地点：宾夕法尼亚大学历史和科学社会学系；"全球精神病学史"会议，格罗宁根大学，荷兰，2018年11月；"去殖民化疯狂"会议，伦敦大学伯克贝克学院，2019年4月；克利夫兰卡尔荣格研究所和克利夫兰精神分析中心的联席会议，2019年5月；"作为社会医学的精神病学"会议，约翰霍普金斯大学，2019年11月；凯斯西储大学的生物伦理工作进展小组。感谢在这些会场发表评论和给予我灵感的人。

感谢梅根·加拉赫和凯蒂·纳伯斯让一切顺利进行，特别是感谢贝丝·韦斯，她总是拥有突破性见解。

感谢开尔文·史密斯图书馆的比尔·克莱西、詹·斯塔基和艾琳·史密斯，他们总是保障我可以得到我需要的材料。

感谢政治学院的帕斯卡·波切伦的关心、鼓励和建议，感谢埃伦·麦克唐纳·克莱默在后勤方面的帮助。我很喜欢和这个团队一起工作。

这些年来，我的班上学习有关抑郁症的社会和文化方面的学生帮助我思考了许多问题，特别感谢卡罗琳·斯莱博德尼克、塔伦·杰拉。医学、社会和文化基础的学生也同样对我有很多启发，特别是迪沙·巴加瓦、达米·奥辛、卡尔蒂克·拉维钱德兰和莎拉·西迪基。

Contents | 目录

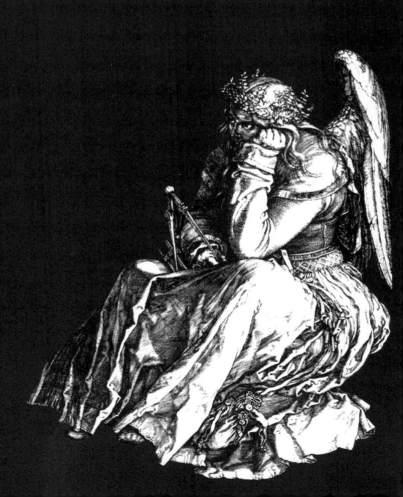

1

第 1 章

抑郁症这事儿
不简单

没有抑郁症的人很难理解它，但患有抑郁症的人也常常为之困惑。

———

奇玛曼达·恩戈齐·阿迪奇埃

什么时候悲伤算是一种病态呢？

想象一下，在费城有一个年轻的女性。她是一名在上大学的留学生，这是她第一次离开家。她正处于悲伤中，几近绝望。她感到孤独，但拒绝了那些邀请她参加的社交活动。她缺乏动力，房间一天比一天混乱。这是临床抑郁症吗？

进一步想象一下，当她的姑妈（尼日利亚医生，也是美国的新移民）表达建议时，学生本人在说不，她拒绝接受抑郁症的标签。她告诉姑妈，不要用这种美国的方式给她的痛苦起名字。她说，她根本没有任何疾病。在奇玛曼达·恩戈齐·阿迪奇埃的小说《美国佬》中，主人公伊菲麦露认为，自己对自己所处的环境有着正常的反应。她很穷，没有移民证。这让她很难找到工作，而且远离亲人。谁不会悲伤呢？或许还有些嗜睡和社交退缩。她的姑妈乌珠相信她是真的病了，虽然这是一种在尼日利亚并不会谈论的疾病。伊菲麦露回复说，美国人对什么事情都觉得有病。一旦伊菲麦露找到一份好工作、交了朋友，她的"症状"就会消失得无影无踪。[1]

伊菲麦露和乌珠之间的冲突似乎是一种新的冲突，这是现代美国所特有的，会心血来潮地用医学名称指代生活上的问题。然而，抑郁症与正常的悲伤之间令人困惑的区别贯穿了疾病的历史。两者之间的边界能被清晰地描绘出来吗？它们具有相同的来源，还是截然不同的来源呢？

根据世界卫生组织调查的最新显示，抑郁症现在是全球健康负担的最大单一贡献疾病。[2]调查估计，全世界有 3 亿人患有抑郁症，2005 年至 2015 年间增长了 18%。2011 年和 2014 年，大约有 1/9 的美国人表示他们服用了抗抑郁药。[3]其中许多人因其他问题（如失眠和疼痛管理）服用了名为"抗抑郁剂"的药物，但是抑郁症的诊断数量却大幅度增加了。

虽然这种涨幅的意义并不明显。是越来越多的人抑郁了吗？如果是这样的话，又是什么原因导致了这种流行病呢？医生不

---

[1]Chimamanda Ngozi Adichie, Americanah (London: Harper Collins, 2014). 特别见 150—158 页。

[2]http://www.who.int/mediacentre/news/releases/2017/world-health-day/en/，2017 年 7 月 7 日访问。另见 Alice Walton, "The Strategies that Science Actually Shows are Effective for Depression," Forbes, June 15, 2017, https://www.forbes.com/sites/alicegwalton/2017/06/15/the-strategies-that-science-actually-shows-are-effective-for-depression/#547748b75117, 2017 年 7 月 8 日访问。

[3]https://psychnews.psychiatryonline.org/doi/10.1176/appi.pn.2017.pp9b2，2019 年 8 月 20 日访问。

过是在不停地诊断更多的抑郁症。如果是这样的话，他们是确诊了更多一直存在的病例，还是改变了诊断标准呢？或者无论人们存在的是严重的心理痛苦还只是有点不快乐，"抑郁症"标签的流行正在影响人们如何解释自己心理上的困扰。仅使用抗抑郁药会对诊断率有多大影响？统计抑郁症是一件让人头疼的事情。

关于诊断率的上升，不同解释各执己见。有观点认为是抑郁症的数量确实增加了，它们认为当代生活的各个方面都变得令人痛苦，从贫富不均、暴力，到社交媒体带来的社会孤立。[1]相比于 75 到 125 年前，那时诊断不那么普遍也并不明显，世界是否变得更为抑郁或者更加疏远了呢？在第一次世界大战和第二次世界大战、西方帝国主义、黑人种族歧视期间，我们的抑郁症诊断率较低。20 世纪早期的社会学充满了对现代都市社会异化的感叹。那个时代的哲学留给我们详尽的观点：认为生活是荒谬的，是没有最终目的的。

所以说，或许我们不是在经历抑郁症的流行，而是将某些问题称之为"抑郁症"。这种观点通常伴随着对制药业的批评——对疾病进行宽泛地定义，制药业当然会有经济利益。虽然这个观点很吸引人，但是想想看，在诊断率上升的时代到来之前，精神卫生的倡导者寻求更好的检测方式发现抑郁症。他们认为抑郁症是一种诊断不足的疾病，是造成人类痛苦的可怕且不必

---

[1] 如 Dan G. Blazer, The Age of Melancholy: Major Depression and Its Social Origins (New York: Routledge, 2005).

要的因素。[1] 从这种观点来看，我们现在只是才发现那些他们认为一直存在的抑郁症。他们呼吁在制药公司依靠畅销抗抑郁药赚钱之前进行更多的诊断。

更为系统地说：当任何疾病比以前做出更多诊断时，有 3 种可能性。第一种是流行病学家所说的"患病率真正上升"——实际患病人数增加了。第二种可能是拥有了更好的检测方式。例如，如果使用住院率来计算患病人数，那么就会只计算来到医院的人数。如果在社区挨家挨户地统计，你可能会得到更精准的人数。如果医生和公众对这种状况有更多的了解，那么也可以进行更好的检测，从而有更多的患者接受治疗。但是，如果计算方法自身正在发生变化，这要怎么办呢？这就是第三个解释，诊断漂移。一种可能被称为悲伤（distress）的诊断结果，在以前可能会是另一种疾病标签，或者根本不会诊断为疾病。在有关心理健康的辩论中，这些可能性通常被视为相互排斥，但事实上其中两个甚至 3 个可能同时发挥作用。

当疾病的定义是稳定的并且有明确指标时（如验血），疾病的流行调查就会成为一项挑战。针对抑郁症等疾病的调查就更难。统计抑郁症让人头疼，一部分原因是抑郁症很难定义。

从临床意义上讲，"抑郁"是一个诊断术语。诊断"diagnostic"

[1] Christopher M. Callahan and German E. Berrios, Reinventing Depression: A History of the Treatment of Depression in Primary Care, 1940–2004 (Oxford: Oxford University Press, 2005), 116–117.

一词中，前缀 dia 表示区分，gnostic 表示知识。诊断意味着"区别知识"，用来区别于其他事物。对抑郁症来说，这样做并不容易。

1.1　什么是抑郁症

许多人对什么是临床抑郁症没有明确的认识——它是一种心境异常低落的疾病（illness）。这个简单的定义下隐藏了很多复杂性和变化。

让我们看看当前《精神障碍诊断与统计手册》（DSM-5）中的重性抑郁障碍（MDD）。虽然其他疾病中也包括抑郁症状，但 MDD 是当前手册中抑郁症的主要诊断标准。DSM-5 并不是抑郁症的终极标准。如果以过去的标准为指导，那么抑郁症的类别将继续发生变化。对 MDD 不满的情绪已经出现。一些临床医生和研究人员认为 MDD 包含太多的抑郁症亚型。[1] 最近的一本教科书指出："没有临床医生或者研究人员认为 MDD 是一种单一的'疾病'"。[2] 更高的精确度可能会有利于制定更好的治疗方案。但是，到目前为止，我们在细分方面尚无广泛共

---

[1] Terri Airov, "Is the Definition of Depression Deficient? Examining the Validity of a Common Diagnosis," Psych Congress Network, Fall/ Winter 2017, 28–29.

[2] Douglas F. Levinson and Walter E. Nichols, "Genetics of Depression," in Dennis S. Charney, Joseph D. Buxbaum, Pamela Sklar, and Eric J. Nestler, Charney and Nestler's Neurobiology of Mental Illness (5th edn, New York: Oxford University Press, 2018), 301.

识。[1]如果在两周内出现了以下 9 种症状中的 5 种，则 DSM-5 认为应诊断为 MDD。这 9 种症状是：

（1）几乎每天大部分时间都心境抑郁。

（2）几乎每天或者每天的大部分时间，对所有或者大部分的活动兴趣或者乐趣都明显减少。

（3）在未节食的情况下体重明显减轻或增加，或者几乎每天食欲减退或增加。

（4）几乎每天都失眠或者睡眠过多。

（5）几乎每天都精神运动性激越或者迟滞（由他人观察所见，而不仅仅是主观体验到的坐立不安或者迟钝）。

（6）几乎每天都疲劳或者精力不足。

（7）几乎每天都感到自己毫无价值，或者过分地、不恰当地感到内疚。

（8）几乎每天都存在思考或者注意力集中的能力减退或者犹豫不决。

（9）反复出现死亡的想法，反复出现没有特定计划的自杀观念，或者有某种自杀企图，或者有某种实施自杀的特定计划。

必须存在前两种症状之一，但是只要剩余症状中存在 4 个，那么不需要其他任何症状就可以确诊。这本手册还说，这些症

---

[1] Ibid.

状必须引起了严重的痛苦或者损伤，并且不能是由药物滥用或者其他疾病引起的。

症状的持续时间是关键，症状必须持续才能进行诊断。但手册中给定的持续时间是随意的。我并不是说手册的作者在设定持续时间时会犯错。只是他们必须要有依据，否则人们会因为笼统的推论导致情绪低落，食欲不振几个小时后而被确诊（有时候我会这样）。但是，正确的时间长度难以科学地确定。未来的研究也许会将我们对抑郁症的认识提高到可以客观地设定持续时间的程度。但我对此表示怀疑。

我们还经常询问这些症状是否事出有因。虽然这不是当前DSM 诊断的要素，但在西方历史上的很长时间里，许多关于抑郁症的定义都坚持认为，痛苦必须与生活状况不符。[1]早在古希腊的希波克拉底时期，就有人说抑郁症仅仅会在症状与对生活事件的正常反应不同时才出现。几个世纪后，内科医生阿雷特乌斯写道，忧郁症患者"麻木苛刻，情绪低落或者不合理地迟钝，没有任何明显的原因。"[2]关于这个问题，弗洛伊德的经典著作是以正常悲伤和毫无缘由的忧郁之间的区别为前提展开的。一位精神科医生在 1976 年写道，抑郁与正常的悲伤有所不

[1] Scott Monroe and Richard A. Depue, "Life Stress and Depression," in Joseph Becker and Arthur Kleinman, eds., Psychosocial Aspects of Depression (New York: Routledge, 1991), 102.

[2] 引自 Tim Lott, The Scent of Dried Roses (London: Penguin, 1996), 70.

同，抑郁是"相对于所谓的突发事件似乎被夸大了"。[1]这种相称标准（情绪必须与生活状况不符才被称为疾病）在西方有关抑郁症的概念上留下了深刻的烙印，并继续影响讨论，即便它现在也还不是正式的诊断内容。它也可能影响治疗的途径，相比于没有经历那些事件却有相同感觉的人，那些经受明显应激性丧失的人可能会更晚断定自己已经患病并且需要医疗照顾。伊菲麦露提醒乌珠，如果她难过，那一定有原因。伊菲麦露并没有补充说，如果她的生活状况很乐观，那么这种悲伤可能就是抑郁。不过，这似乎可以免于让这个标签把每一种不好的感觉都变为一种疾病。但是，相称标准在实践中通常会面临挑战。DSM第五版从重性抑郁障碍的诊断中删除了"排除居丧反应"。在以前的版本中，如果在居丧期间出现症状，就不算确诊。一些精神科医生担心，对手册进行的这种更改会人为改变一部分正常生活（如果生活痛苦），并将其变成一种疾病。[2]

我们来思考一下伤心的问题。假设你深爱的人抛弃了你，你可能会有上述9种症状中的5种。医学界和非专业人士通常会说我们不应该因伤心服药。但是，如果症状持续很长时间，或者变得特别严重怎么办？如果伤心持续多年，那是一种疾病

[1] Silvano Arieti and Jules Bemporad, Severe and Mild Depression: The Psychotherapeutic Approach (New York: Basic Books, 1978), 3.
[2] 本段中的例子在后面的章节中有详细说明和记录：第2章中的古典时代，第3章中的弗洛伊德，第4章中的居丧反应排除。

吗？在什么时候会变成这样？如果伤心的人自杀了怎么办？这种情况我们可能要进行医学干预，但是正常离自杀到底有多远？多远才算超出了医学范畴？

这些问题缺乏客观答案。持续时间和相称标准都会随文化习俗、历史演变甚至不同的个体而变化。

1.2 到底是什么定义了疾病

伊菲麦露和乌珠的对话中有一个隐性问题是：是什么决定了某种症状是否是疾病呢？我们要如何找到它？

不喜欢精神病学或者想拒绝"医学模型"的人通常会偏爱一种选择，即必须存在身体病变才叫疾病。这种说法很吸引人。我们希望那是一些我们可以看到的东西。但纵观人类历史，这并不是大多数时候社会决定疾病状态的方式，这是武断的。现在许多知名疾病的损伤曾经是未知的——阿尔茨海默病难道不是在阿尔茨海默确定脑部异常之前就存在的疾病吗？如果我们有一天确实找到了更清晰的抑郁症生物学指标，那么一些抑郁症状是否会神奇地转化为疾病呢？

另一种选择是使用疾病来指代非典型状态或者情况，但非典型状态并不总是坏的。我们不会说具有很高道德标准的人患有"过高道德综合征"。但是，如果它造成了不适当的负担，我们可能会这样做。因此，也许我们应该补充一点，这种状况必定会导致日常生活中的痛苦或者限制。但这可能无限扩大范围，在为右利手人民建立的世界中做一个左利手，或者在迫害同性恋者的社会中成为同性恋。精神病学试图将同性恋标记为一种疾病，一部分的目的是希望它会减轻污名化，但结果更糟糕。[1]

精神病学家南西·安卓森宣称，从来没有人提出"有关疾病、健康、身体疾病或者精神疾病……成功的、有逻辑的和非同义反复的定义"[2]。她是对的。

试图将"真正的"疾病与假冒的疾病进行区分开启了哲学辩论的无底洞。一些情况很容易达成共识，如癌症（是疾病）和左利手（不是疾病）。但是更加含糊的情况可能会很艰难。达成共识后，遭受痛苦的人将获得"患者角色"，并获得相应的豁免（如无须工作）和义务（如需要努力变好），而且此时应当让患者接受医疗服务。[3]但共识是社交过程的结果。即使存在已知的身体表征，也需要社交过程来决定它是否是疾病的征兆。

---

[1] Jonathan Sadowsky, Electroconvulsive Therapy in America (New York: Routledge, 2006), 83–86.

[2] Nancy C. Andreasen, The Broken Brain: The Biological Revolution in Psychiatry (New York: Harper and Row, 1984), 34.

[3] 疾病角色的概念得到了经典表达，见 Talcott Parsons, "Social Structure and Dynamic Process: The Case of Modern Medical Practice," in The Social System (Glencoe: The Free Press, 1951), 428–479. 它在社会学中失去了一些地位，但我仍然觉得它很有用；见 John C. Burnham, "Why Sociologists Abandoned the Sick Role Concept," History of the Human Sciences 27, 1 (2014) 70–87. 感谢迪沙·巴加瓦对本段前一稿的评论，对我很有帮助。

人们有时试图通过增加或者减少疾病来改变社会共识。为了减少疾病，反精神病学的自由主义者托马斯·沙茨是"生理病变"标准的拥护者，排除了所有精神疾病，并试图让精神病学脱离医学范畴。考虑到在人类历史上，有那么多人将精神病症状或致残的痛苦作为疾病的迹象，沙茨在很大程度上取得了成功。但是，正如沙茨可以自由质疑精神疾病是否属于医学疾病一样，其他人也可以自由地重申。他们取得了更大的成功。当同性恋运动者抗议将同性恋者贴上疾病标签时，他们在减少疾病方面取得了更完全的成功。他们说，同性恋没有给他们带来痛苦，他们可能一直缺乏社会认可，但把他们的性取向称为"疾病"这种行为非但对此无济于事，反而会造成很多有据可查的伤害。

　　另外，新的疾病状态一直在被命名。我早晨醒来时很哀伤。这不是一种疾病吧？但是，如果我想说我患有"清晨暴躁综合征（MSS）"，我可以这么做，而且如果很多人也开始同意，那么它是一种疾病就变成社会事实。其他人可能会提出异议，说我们并不总是患有这种新型的 MSS，或者询问身体损伤在哪里。伊菲麦露可能会说，把它称为疾病是多么的美国化，因为这种文化重视清晨精力充沛。最关键的是我要说服大多数人，特别是如果其中包括医生和保险公司。如果药物可以让你在早晨更加自信，那么我成功的可能性就更大。这听起来像是一种幻想，但这与勃起功能障碍发生的情况很相似。[1]

如果你认为社会共识不是决定疾病的好方法，你可以自由地提出客观标准。但是，你必须让所有人都同意。

精神疾病诊断比大多数医学领域有更多的分歧。很多标签会改变含义，或完全不再使用，有时却又会恢复使用。精神病学史上充满了没有实际临床目的的标签，而另一些善意的标签则没能成功去污名化。就像儿童游戏一样，你可以证明 DSM 诊断是一种"社会建构"。你可以在 10 分钟内教会一群大学新生如何去做诊断。精神病诊断又总是在某种程度上有所减少。使用这些诊断可以隐藏背景、复杂性和主观体验。潜在的伤害，尤其是耻辱，总是存在的。不过，这些缺点并不是精神病学所独有的。医学上的任何诊断都会使人蒙受耻辱，即使某些人的耻辱感比其他人更大。如果能引起更大范围的注意，那么任何诊断都是可以简化的。例如，贫困或职业。它也可能错过文化背景；肺结核具有不断变化的含义和联系。[2]它也可能忽略了文化背景；结核病的意义和联系在不断变化。[3]在我写这本书

---

[1]把条件转化为疾病的过程，见 Peter Conrad, The Medicalization of Society: On the Transformation of Human Conditions into Treatable Diseases (Baltimore: The Johns Hopkins University Press, 2007).

[2]Randall M. Packard, White Plague, Black Labor: Tuberculosis and the Political Economy of Health and Disease in South Africa (Berkeley: University of California Press, 1989); Georgina D. Feldberg, Disease and Class: Tuberculosis and the Shaping of North American Society (New Brunswick: Rutgers University Press, 1995).

[3]桑塔格 (Sontag) 用隐喻形容疾病是这方面的经典描述。

014

时，我们如此直接地看到了新冠病毒的可怕影响。这种病毒正在利用现有的社会不平等现象并恶化已经存在的污名化问题。这些社会方面的因素并不能仅通过诊断来获得，它们也不会让疾病的真实性减弱。

精神病学的诊断充满了烦恼，但这并不是说它毫无用处。诊断为治疗和保险范围等实用的事情提供了一种途径，也可以让人感到安慰。[1]模糊的感觉可能是一种负担，例如感觉不舒服。将感觉命名为疾病有助于人们感受疼痛，把它看作可解决的问题，踏出解决的第一步。人们可能会感到不那么孤单了，因为他们知道别人了解和认识了自己的痛苦。

许多人都对 DSM 提出了批评。这些批评经常（我的意思是真的很经常）将这本书称为精神病学的《圣经》。这些批评者通过将其称为《圣经》来显示他们的不敬。这种比喻是不好的。很少有精神科医生将 DSM 视为神圣，并且大多数精神科医生都认识到 DSM 的缺点。[2]精神科医生知道 DSM 无法捕捉到精

---

[1]关于精神病诊断的利弊，另见 Felicity Callard, "Psychiatric Diagnosis: The Indispensability of Ambivalence," Journal of Medical Ethics 40 (2014) 526–530; and George Szmukler, "When Psychiatric Diagnosis Becomes an Overworked Tool," Journal of Medical Ethics 40, 8 (August 2014), 517–520.

[2]显然，我无法证明实际上没有精神科医生不承认 DSM 有局限性。不过，我读了很多书，遇到了很多精神科医生。据我所知，没有人不承认手册有缺陷。

神疾病的所有细微差别。[1]对 DSM 进行批评是必要的，但不要全面抵制。也许不应该使用手册，应该让临床医生根据经验来制定个性化的治疗计划。但无论如何，无论他们在保险单上写什么，这都是很多临床医生需要做的事情。但没有标准手册会有很多问题。临床医生会发现很难与患者进行沟通，而对比研究将很难设计，许多患者依赖第三方付款，而保险公司则需要增加一个分类系统。

精神病学诊断的批评者指责诊断不可信，声称整个系统都有缺陷。同性恋就是例子，还有很多其他例子。在 19 世纪，一位种族主义的白人医生说，在美国南部逃脱的奴隶患有"漂泊症"，这种疾病的症状是渴望获得自由。[2]"歇斯底里症"是一种污名化妇女的诊断，并被用来控制她们。精神病学标签确实通常有政治和文化偏见。但是这些例子并不代表精神病标签没

---

[1] Gary Greenberg, The Book of Woe: The DSM and the Unmaking of Psychiatry (New York: Plume, 2013) 是 DSM 书籍中严厉的批评之一，并使用《圣经》比较。但格林伯格本人始终认识到，精神病学家认为 DSM 充其量只是一个粗略的指南，对科学的严谨性要求不高。历史学家安妮·哈灵顿指出，自 20 世纪 90 年代以来，对 DSM 的担忧情绪一直在加剧。这很可能是真的，但正如在第 4 章中看到的那样，至少自 20 世纪 70 年代以来，对 DSM 一直有很大的担忧。Anne Harrington, Mind Fixers: Psychiatry's Troubled Search for the Biology of Mental Illness (New York: W. W. Norton and Sons, 2019), 267.

[2] 温迪·戈纳弗最近提出，这种诊断比通常认为的更具意识形态，因为似乎没有人在医疗实践中实际使用过它。Wendy Gonaver, The Peculiar Institution and the Making of Modern Psychiatry, 1840–1880 (Chapel Hill: University of North Carolina Press, 2018), 6–7.

有任何可能的价值。一味地批判它们或认为它们是完全正确的，难道不是一样的教条与缺乏批判性吗？

1.3　抑郁症是一种病吗

"抑郁"一词可以指一种疾病，但也可以指每个人都会经历的一种情绪。这种情绪会自然消失，通常也会通过简单的改变而消失，如跑步、打扫房间或者洗澡。即便持续时间更长，它也会随着时间的流逝而消失，并且随着生活的改善而消退。伊菲麦露找到工作并结交朋友后，心情发生了变化，这并不意味着她从未经历过临床抑郁症，而小说里也从未肯定地说过任何一种治疗方式。但是没有患病的人常常很难认识到它难以轻易摆脱，并且可能需要治疗。

如果抑郁症不是那么多变，那么确定抑郁症是否是一种疾病会更容易。但是，被称为抑郁症状的数量很多。我整理了一份清单，列出我发现的过去或者现在的任何一种抑郁症症状（见图 1-1）。我把它们分为 3 个领域：①情感／行为——与情绪和行为有关；②精神病性——脱离现实；③躯体症状。几乎所有的抑郁症诊断都包括情绪和身体条目。在大多数 20 世纪的精神病学中，精神病症状属于特定的亚型，虽然这在描述抑郁症时更加适合。

情感 / 行为	精神疾病

情感 / 行为

- 情绪低落
- 兴趣丧失
- 内疚
- 悲伤
- "过度"悲伤
- 期望坏事发生
- 反刍
- 社交退缩
- 无价值感
- 自杀
- 注意力不集中
- 认知功能障碍
- 优柔寡断
- 激动
- 快感缺乏（无法感到愉悦）
- 烦躁
- 绝望
- 情绪不稳定
- 紧张
- 经常哭泣
- 广场恐怖
- 疑病
- 存在焦虑
- 动力不足
- 情感抑制
- "空虚"感

精神疾病

- 妄想
- 极端妄想症
- 想象力贫瘠
- 幻觉

身体症状

- 消化系统问题，包括肠胃气胀、便秘、胃痛
- 运动迟缓
- 失眠
- 性欲减退
- 食欲降低或增加
- 眼神沮丧
- 低能量
- 身体沉重
- 月经减少或缺失
- 紧张性疼痛，尤其是头部或者颈部
- 发麻、针刺感
- 心痛、胸痛
- 面色苍白
- 手心出汗
- 呼吸困难
- 头晕
- 口苦
- 耳鸣
- 眼前有黑暗或薄雾的经历
- 手脚冰凉
- 吞咽困难

图 1-1 （徒劳地）尝试把过去和现在所有情况下的抑郁症状综合列出，并按领域划分

资料来源：培菊·阿拉提斯《无意识的挣扎》

此列表中有重叠。为了让清单尽可能全面，我特意加入了可能多余的内容。这些症状中的许多症状也是其他精神疾病或者不被认为是"精神疾病"的疾病特征。在 Ryder 等(2008) 也有类似的清单，我在撰写这本书时就借鉴了它。详见 Andrew G. Ryder, Jian Yang, Xiongzhao Zhu, Shuqiaou Yao, Jinyao Yi, Steven J. Heine, and R. Michael Bagby, "The Cultural Shaping of Depression: Somatic Symptoms in China, Psychological Symptoms in North America?" *Journal of Abnormal Psychology* 117 (2008), 300–13.

表中的身体症状中一些是"反向身体症状"，表示与预期症状相反的症状。例如，如果无法入睡是一种身体症状，那么睡眠过多则是反向身体症状。

鉴于图 1–1 中显示的所有可变性，我们是否真的在所有时间和地点都在谈论同一疾病？而且，还有人类的共性：身体（如大脑、心脏、激素、生殖器）和经验（如饥饿、愉悦、亲密、悲伤、敬畏等）。它们的形式因文化而异，但是即使有巨大的差异，也可以跨文化边界进行翻译。[1] 几乎所有人类社会都有精神病或者疯狂的概念。[2] 其中包括抑郁吗？

---

[1] 基亚拉·图米格为思考这一点提供了一组智慧的四个前提：①人类的思维是生物性的，因此会有某种程度的普遍性；②思维和精神生活不局限于大脑，而是涉及身体的其他部分；③思维是适应文化的；④还有一种不能削弱的个人品质，即每个人都有一种私密性。Chiara Thumiger, A History of the Mind and Mental Health in Classical Greek Medical Thought (Cambridge: Cambridge University Press, 2017), 27–29. 我只是质疑这里隐含的一个概念，即大脑和生物学是普遍的，思维是文化的。只有大脑是文化的主体，大脑才能受文化的支配。既然我们知道思维是文化的主体，我们也知道大脑是文化的主体，这并不意味着大脑对文化具有无限可塑性。

[2] 在我关于殖民地尼日利亚精神疾病史的研究中，我发现在欧洲人和西非人之间相对早期的接触中，"疯"这一类别有跨文化差异。Jonathan Sadowsky, Imperial Bedlam: Institutions of Madness and Colonialism in Southwest Nigeria (Berkeley: University of California Press, 1999), ch. 1.

抑郁症似乎未能通过"生理病变"检验。在没有明确的身体病变的情况下，抑郁症作为一种疾病的普遍性似乎起着相同的作用：如果在任何时候、任何地方都是一种疾病，那么它一定确实是一种疾病；如果不是，那么它似乎不太真实了。但是在详细讨论抑郁症的普遍性问题之前，需注意：该标准并不比生理病变更具权威性。如果一种疾病只存在于特定的地点和时间，我们只能得出确切的结论。我们不能断定这是一种虚假的疾病。文化特有的疾病与其他疾病一样真实。

1.4 抑郁无处不在吗

如果说伊菲麦露和乌珠之间对疾病定义的辩论最后达成了默契，那这显然是一场关于文化在决策中作用的辩论。至少一个世纪以来，心理健康研究一直存在着同样的争论。情绪低落无处不在，是否抑郁也无处不在尚不清楚。抑郁症被称为跨文化研究中最具争议的精神疾病诊断。[1]这是一个强有力的声明，因为它们都令人担忧。

两个主要的问题激发了这一令人担忧的调查。首先，抑郁

---

[1]Sushrut Jadhav, "The Cultural Construction of Western Depression," in Vieda Skultans and John Cox, eds., Anthropological Approaches to Psychological Medicine (Philadelphia: Jessica Kingsley Publishers, 2000).

症是否是西方的"文化制约综合征"。[1]"文化制约综合征"是指仅在某些文化中发现的疾病。如阴缩（koro），只在亚洲部分地区出现；人们相信自己的性器官正在缩回并会消失；以及应激性神经症发作，在一些拉丁美洲国家中很常见，通常表现为无法控制叫喊声，感觉胸口发热。[2]伊菲麦露认为抑郁症是北美文化制约综合征。

如果抑郁症不是一种文化制约综合征，那么它的形式可能会有所不同。这就提出了第二个问题：某些文化是否会更多地用肢体方式表达抑郁，而在情绪方面的表达较少？如果是这样，它被称为"抑郁"的依据是什么？

我自己的观点是，首先，抑郁症可能不仅仅局限于西方国家，虽然看起来历史上西方医学文化可能比其他一些地区文化更加关注抑郁问题。其次，一般来说，与众不同的可能不是西方文化，而是精神病学本身。精神病学是一种文化体系，有一系列有关抑郁症的信念，这些信念并不普遍，但在影响力上日益全球化。

---

[1]如 Christopher Dorwick, "Depression as a Culture - Bound Syndrome: Implications for Primary Care," British Journal of General Practice 63, 610 (2013) 229–230. Matthew Bell, Melancholia, The Western Malady (Cambridge: Cambridge University Press, 2014). 文章最后指出，抑郁症是西方独有的，但这一观点并不强烈，因为它没有深入跨文化文学。

[2]"文化制约综合征"一词是 20 世纪 60 年代由精神科医生提出。P. M. Yap. See P. M. Yap, "Koro: A Culture-bound Depersonalization Syndrome," British Journal of Psychiatry 111 (1965) 43–50. 随后有许多讨论。如 Peter Guarnaccia and L. H. Rogler, "Research on Culture Bound Syndromes," American Journal of Psychiatry 156 (1999), 1322–7.

来看看非洲地区对抑郁症的看法是如何变化的，就可以看出这些问题有多棘手。20世纪初，在非洲殖民地，西方精神科医生说抑郁症很罕见。20世纪60～70年代非洲独立初期发现了更多的病例，有些人开始说患病率与西方国家一样高，甚至比它们更高。[1]患病率的上升是因为更好的检测方式还是诊断漂移？

更好的检测方式起了一定作用。早期的报道来自避难所，他们收容扰乱社会秩序者，而不是抑郁症中经常出现的社交退缩或者嗜睡者。殖民地避难所不提供治疗，它们更像是疯人院。这些数据可能在独立期间就发生了变化，因为人们开始在避难所以外寻找痛苦的人。

但种族主义也在早期报告中发现的较低数据中起了作用。"抑郁症是西方独有的"说法，与西方帝国主义的历史息息相关。在大西洋奴隶贸易中，欧洲奴隶主们刻板地塑造了无忧无虑、免受忧郁症和精神疾病侵害的黑人形象。[2]同时，奴隶主和奴隶贩子还意识到奴隶制可能造成严重的抑郁症，这种刻板印象

---

[1]Raymond Prince, "The Changing Picture of Depressive Syndromes in Africa: Is It Fact or Diagnostic Fashion?" Canadian Journal of African Studies 1, 2 (November 1967) 177–192; John Orley and John K. Wing, "Psychiatric Disorders in Two African Villages," Archives of General Psychiatry 36 (May 1979) 513–520; Melanie A. Abas and Jeremy C. Broadhead, "Depression and Anxiety among Women in an Urban Setting in Zimbabwe," Psychological Medicine 27 (1997) 59–71.

[2]Leonard Smith, Insanity, Race, and Colonialism: Managing Mental Disorder in The Post-Emancipation Caribbean, 1838–1914 (London: Palgrave Macmillan, 2014), 2, 34.

也抚慰了奴隶贩子的担忧。在贩奴船上，奴隶贩子看到，即使在这种恐怖的环境下，黑人俘虏中极度忧郁的情况也很少见。奴隶贩子有时会采取一些适度的医疗措施来解决这一问题。[1]但是，非洲人对抑郁免疫的形象依旧牢固。这是有目的的。它通过削弱被奴役者的完整人性，否定了奴隶制的非人道性。这种刻板印象影响了后来的殖民地观察者，让他们对在非洲发现抑郁症产生了偏见。[2]这些观察者认为，抑郁不仅是一种疾病，更是文明人的一种能力。这种偏见并非只在精神疾病中出现，白人医生曾经认为癌症在黑人中很少见，因为它是一种更高级种族的疾病。[3]

抑郁在黑人中很少见的观点一直延续到了 20 世纪的北美种族主义科学中。1914 年，佐治亚州疗养院的一名医生声称："黑人的思想不会停留在不愉快的话题上；他不负责任，没有思想……甚至在白人不堪重负的压迫下也很少会抑郁。"[4]在 1962 年一份关于美国黑人和抑郁症的报告显示，种族主义科学家为

[1] Sowande' M. Mustakeem, Slavery at Sea: Terror, Sex, and Sickness in the Middle Passage (Urbana: University of Illinois Press, 2016), 115–117.

[2] 见 T. Duncan Greenlees, "Insanity among the Natives of South Africa," Journal of Mental Science 41 (1895) 71–82; C. G. F. Smartt, "Mental Maladjustment in the East African," Journal of Mental Science 428 (July 1956) 441–466.

[3] Keith Wailoo, How Cancer Crossed the Color Line (Oxford: Oxford University Press, 2011).

[4] 引自 Herb Kutchins and Stuart A. Kirk, Making Us Crazy: DSM: The Psychiatric Bible and the Creation of Mental Disorders (New York: The Free Press, 1997), 219.

避免重新思考其假设而做出了精神上的歪曲。这份报告承认没有证据表明黑人的抑郁症比白人少。然后作者推测了为什么黑人的抑郁症发病率仍然很低的原因。然后，他们利用这些猜测来确定发病率确实很低！[1]

尽管西方种族主义影响了人们对抑郁症的认识，但抑郁症在非洲的流行问题也让非洲观察家感到困惑。T.A. 兰博是尼日利亚最早的非洲精神科医生之一，他的看法经历多次变化，起初认为抑郁症很罕见，后来又怀疑它是否被低估，最后认定它被误诊了。[2]他认为，抑郁症患者被贴上了错误的标签：神经衰弱（Neurasthenia）。神经衰弱是美国神经病学家乔治·比尔德在19世纪提出的著名疾病。像抑郁症一样，它有许多症状，包括情绪低落、躁狂、焦虑、易怒、智力受损、消化不良、营养不良、失眠、虚弱、神经痛、信仰丧失和害怕贫穷。[3]这些症状大多

[1]Arthur J. Prange and M. M. Vitols, "Cultural Aspects of The Relatively Low Incidence of Depression in Southern Negroes," International Journal of Social Psychiatry 8, 2 (February 1962) 104 –112. 本文的循环逻辑是芭芭拉·菲尔兹和凯伦·菲尔兹称之为"赛车"的一个例子，种族主义思维会非常深刻地影响基线假设，以至于它可以无视证据和逻辑。Barbara Fields and Karen Fields, Racecraft: The Soul of Inequality on American Life (London: Verso, 2014).

[2]T. Adeoye Lambo, "Neuropsychiatric Observations in the Western Region of Nigeria," British Medical Journal (December 15, 1956), 1388–1394. Alexander H. Leighton, T. Adeoye Lambo, Charles C. Hughes, Dorothea C. Leighton, Jane M. Murphy, and David B. Macklin, Psychiatric Disorder Among the Yoruba (Ithaca: Cornell University Press, 1963).

[3]David G. Schuster, Neurasthenic Nation: America's Search for Health, Happiness, and Comfort, 1869–1920 (New Brunswick: Rutgers University Press, 2011), 11.

数可能是现代西医中抑郁症诊断标准的一部分。但抑郁症被归为可能对身体产生影响的精神疾病。神经衰弱则相反：比尔德认为这是一种身体疾病，可能会对精神产生影响。他认为神经衰弱是神经能量的丧失，并提倡需要进行生理治疗。[1] 神经衰弱的诊断在 20 世纪初开始在西方减少，但后来在非洲和亚洲国家使用，某些国家至今仍在使用。

在 20 世纪 60 年代初期，兰博与一个国际团队合作，比较了尼日利亚约鲁巴岛和西方国家的精神疾病概念。约鲁巴语中没有一个词能精准地表达抑郁症。[2] 但在约鲁巴语有关痛苦的描述中，出现了许多抑郁症的症状。其中包括"活力减退……持续哭泣、极度担忧、食欲不振以及对生活失去兴趣"。[3] 虽然他们发现抑郁症状与西方国家一样普遍，但研究团队并没有确定抑郁症是否是约鲁巴语中一种确定的疾病。许多尼日利亚人仍然相信他们国家没有抑郁症，抑郁症是西方的事物。但是，

[1] Ibid., 145.

[2] 类似地，没有一个纳瓦霍语单词准确地翻译为抑郁症，但许多抑郁症状被认为是疾病的征兆，需要治疗。Michael Storck, Thomas J. Csordas, and Milton Strauss, "Depressive Illness and Navajo Healing," Medical Anthropology Quarterly 14, 4 (2000) 571–597.

[3] Leighton et al., Psychiatric Disorder Among the Yoruba, 112. 另见 M. O. Olatuwara, "The Problem of Diagnosing Depression in Nigeria," Psychpathologie Africaine 9 (1973) 389–403.

许多人也在挑战这种观点（见图 1-2）。[1]

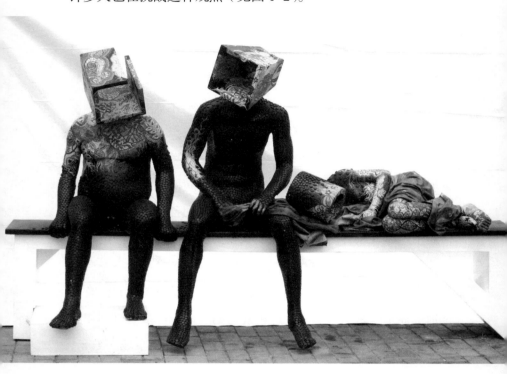

图 1-2　这张照片是一位尼日利亚学生在一个有关抑郁症的课堂上带来的。尚不清楚这位艺术家是否有意描绘抑郁症；那个学生说这对她来说代表了抑郁。
资料来源：培菊·阿拉提斯《无意识的挣扎》

[1] 如 Chude Jideonwo, "Nigeria Is Finally Paying Attention to Depression, And Not A Moment Too Soon," https://www.thriveglobal.com/stories/35629-nigeria-is-finally-paying-attention-to-depression, accessed October 19, 2018; "There's a Culture of Silence around the Mental Health of Young Nigerian Men," Pulse.ng, https://www.pulse.ng/gist/pop-culture/depression-theres-a-culture-of-silence-around-the- mental-health-of-young-nigerian-men-id7822498.html，2018 年 10 月 25 日访问。

不断变化的非洲数据表明，精神疾病发病率的辩论绝不仅仅只关乎数据，它们还涉及定义、文化和政治如何影响收集的数据。[1]

约鲁巴语等许多语言都缺乏抑郁症的医学用语。[2]正如肯尼亚作家泰德·马兰达在演员罗宾·威廉姆斯自杀后写道："我完全无法意识到抑郁症是一种疾病。我们一直有压力且感到抑郁！实际上它不是一个问题，非洲语言从不费心为它创造一个词。知道抑郁症在母语中如何称呼的人，请站出来。"[3]这样可以解决这个问题吗？也许不会。如果一个社会没有一个专门的词来形容疟疾，而只有一个形容发烧的词，那么如果我们能够在他们身上找到疟原虫微生物，即使他们没有这个词，我们也会说他们患有疟疾。在得了疟疾的情况下，这个人被认为是病了。但是抑郁症没有特定的微生物。只有在社会将它归为诊断时抑郁症状才会成为一种疾病状态吗？

悲伤和兴趣丧失是情感上的症状，抑郁症也有身体上的症状，在跨文化辩论中也提出了这样的一个问题：一个地方明显没有抑郁症，是否只意味着抑郁症的生理方面才是重点。这被

---

［1］正如梅甘·沃恩在撰写非洲自杀史时所说："自杀史在一定程度上是一部主观的历史，没有哪一部历史会是坦率直接的。" Megan Vaughan, "Suicide in Late Colonial Africa: The Evidence of Inquests from Nyasaland," The American Historical Review 115, 2 (April 2010) 385 – 404.

［2］Anthony J. Marsella, "Depressive Experience and Disorder across Cultures," in H. Triandis and J. Draguns, eds., Handbook of Cross - Cultural Psychiatry (Boston: Allyn and Bacon, 1980).

［3］https://www.sde.co.ke/article/2000131772/how-depression-has-never-been-an-african-disease，2019 年 10 月 31 日访问。感谢詹贝·基马尼提供参考。

称为"躯体化",它让一些症状躯体化,与身体有关。[1]躯体化抑郁症的概念并不新鲜。自20世纪初以来,西方精神病学把它叫作"隐匿性抑郁症",这种抑郁症不会有很明显的悲伤。[2]强调一点(人们常常忽略这一点):没有人会仅仅因为背痛或者肚子不舒服就说一个人患有抑郁症。精神病学家和人类学家常说,如果因为身体问题怀疑有抑郁症,那么只有在仔细观察,发现有抑郁情绪或相关的情绪迹象后,才能确诊。

　　人类学家在亚洲、非洲和拉丁美洲的社会发现了抑郁症躯体化。[3]但在美国,农村人、非白人、底层阶级的人也往往会有躯体化的抑郁症。[4]人们带着身体问题来到初级保健医生那里就诊,如果在检查中发现了其他抑郁症状,那么他们就会带

[1] 1986年,医学人类学家阿瑟·克莱曼在一本关于痛苦的书中介绍了一种深思熟虑的治疗,尤其是自那之后,这一概念为跨文化研究提供了丰富的素材。Arthur Kleinman, Social Origins of Distress and Disease: Depression, Neurasthenia, and Pain in Modern China (New Haven: Yale University Press, 1986).

[2] Prince, "The Changing Picture of Depressive Syndromes in Africa." 普林斯说,西方精神病学中隐匿性抑郁的概念可以追溯到1912年。根据维基百科,德国著名精神病学家库尔特·施奈德在20世纪20年代使用了这个概念,称它为"没有抑郁的抑郁",https://en.wikipedia.org/wiki/Masked_depression,2018年10月10日访问。

[3] 如B. B. Sethi, S. S. Nathawat, and S. C. Gupta, "Depression in India," The Journal of Social Psychology 91 (1973) 3–13; John Racy, "Somatization in Saudi Women: A Therapeutic Challenge," British Journal of Psychiatry 137 (1980) 212–216; Fanny M. Cheung, "Psychological Symptoms among Chinese in Urban Hong Kong," Social Science and Medicine 16 (1982) 1339–1344.

[4] Kleinman, Social Origins, 52.

着抑郁诊断离开。[1] 城市人、白人、富人在美国是少数，更不用说在全世界。如果有那么多地方会让抑郁变得躯体化，也许躯体化是一种常态。这个词本身可能被误导了。它假设抑郁的主要状态是情绪上的，而身体方面是次要的。

疼痛可以是完全身体上的还是完全精神上的？我们是否曾经感受到不会影响我们想法的身体疼痛？我们有没有在身体没有感觉的情况下，感觉到精神上的痛苦？在多年阅读了有关抑郁症的报道后，我想不出抑郁症还缺乏哪些生理症状。DSM-5诊断抑郁症要求9种症状中至少有5种，而且至少需要有一种躯体症状。仅仅有情绪问题并不符合5种症状的门槛。因此，西方精神病学坚持身体维度。抑郁症一直都是一种身体体验。[2]

更难的问题不在于抑郁症是否有身体症状，而在于相反的问题：可以在没有悲伤症状的情况下诊断抑郁症吗？如果没有悲伤，抑郁症的诊断可能会扩大这个术语，直到它变得难以分辨。[3]

---

[1] Daniel R. Wilson, Reuben B. Widmer, Remi J. Cadoret, and Kenneth Judiesch, "Somatic Symptoms: A Major Feature of Depression in a Family Practice," Journal of Affective Disorders 5 (1983) 199–207.

[2] 将世界分为躯体化文化和非躯体化文化都有可能造成刻板印象。观点如 Brandon A. Kohrt, Emily Mendenhall, and Peter J. Brown, "Historical Background: Medical Anthropology and Global Mental Health," in Brandon A. Kohrt and Emily Mendenhall, eds., Global Mental Health: Anthropological Perspectives (New York: Routledge, 2016).

[3] 精神病学哲学家詹妮弗·拉登得出了这一结论。Jennifer Radden, "Is This Dame Melancholy? Equating Today's Depression and Past Melancholia," Philosophy, Psychiatry, and Psychology 10, 1 (2003) 37–52.

或许之后的证据可以证明什么是抑郁症。一位精神科医生举了一个例子，一位妇女只抱怨头痛，然后就上吊自杀了。[1]精神科医生从自杀中推断出了抑郁症。另一位精神科医生的几位患者症状包括厌食、失眠、阳痿和月经不调，但几乎没有悲伤的迹象。[2]有些患者在电休克治疗后有所好转。如果一个没有明显悲伤的患者在抑郁症治疗后有所好转，那么抑郁症的诊断是否有必要？

处理跨文化问题具有现实紧迫性。因为文化表达或者给痛苦起名的方式有所不同，所以拒绝给正在遭受折磨的人进行有效的治疗，似乎是错误的。不过，担心西方精神病学会作为一种文化帝国主义形式的传播也是有道理的。在一种文化中使用另一种文化的标签总是会有遮蔽当地经验的风险。[3]

一个可能的解决办法是使用地方分类，或者在特定文化中使用"苦恼的习语"，而不是所谓的通用诊断。这是希望能够捕捉

［1］J. J. López Ibor, "Masked Depressions," British Journal of Psychiatry 120 (1972) 245–258.

［2］V. A. Kral, "Masked Depression in Middle Aged Men," Canadian Medical Association Journal 79, 1 (July 1, 1958) 1–5.

［3］如在 Ethan Watters, Crazy Like Us: The Globalization of the American Psyche (New York: The Free Press, 2010) 探讨了这些担忧。关于更具批判性的观点，见 China Mills, Decolonizing Global Mental Health: The Psychiatrization of the Majority World (London: Routledge, 2014). 另一个讨论见 Doerte Bemme, "Global Health and its Discontents," Somatosphere, July 23, 2012.

到不同语境下的细微差别。[1] 例如，旁遮普语的一个俗语"下沉的心（sinking heart）"与英语单词"抑郁"有重叠，都包括虚弱和不快乐。[2] 身体方面，"下沉的心"表现在胸部。用苦难者的话说是："当我的心下沉时，我的心就跳得快了。前一分钟上升，后一分钟下降。就好像我的心在收缩，整个身体都出了问题。我以前一直心里有这种感受，感觉它就像是在颤抖或者在缩小，在我的心里。这种感觉让我不停徘徊。我坐不住了，觉得非常不安。"[3]

"下沉的心"其他表现为口干、头晕、头痛和呼吸困难。这些描述中有些暗示着抑郁，也有一些并非如此。如果你简单地把它称为抑郁症，你就忽略了旁遮普人看待问题的角度。他们的医学模型是以心脏为中心。心脏分配食物、呼吸和血液，是情绪和动力的储存库。西方精神病学把情感更多地根植于大脑。对旁遮普人来说，失去对心脏的控制就是失去了对自我的控制。

---

[1] 如 Mark Nichter, "Idioms of Distress: Alternatives in the Expression of Psychosocial Distress: A Case Study from South India," Culture, Medicine, and Psychiatry 5 (1981) 379–408. 在这篇文章中，"痛苦俗语"指的是一开始似乎是疾病的症状，但其实可能是对压力的健康适应。不过在许多用法中，"痛苦俗语"更多地用来指感觉不好的样子。另见 Bonnie N. Kaiser and Lesley Jo Weaver, "Culture-Bound Syndromes, Idioms of Distress, and Cultural Concepts of Distress: New Directions in Psychological Anthropology," Transcultural Psychiatry 56, 2 (2019) 589–598.

[2] Inga-Britt Krause, "Sinking Heart: A Punjabi Communication of 52 Daniel R. Wilson, Reuben B. Widmer, Remi J. Cadoret, and Kenneth Judiesch, "Somatic Symptoms: A Major Feature of Depression in a Family Practice," Journal of Affective Disorders 5 (1983) 199–207.

[3] Ibid., 566.

当人们过于关注自己的情绪时，这种失控就会发生。[1]相比之下，许多美国人可能会说，当你对自己的情绪关注过少时，你就会"迷失自我"。

当地方俗语中的症状与抑郁症的症状有很多重叠时，这些俗语可能更多地反映了当地人对抑郁症的看法，而不是表现为没有抑郁症。在很多地方都能找到一个关于苦恼的俗语，翻译过来是"想太多"。[2]在某些情况下，这个俗语看起来不太像抑

［1］Ibid., 571.

［2］Bonnie N. Kaiser, Emily E. Haroz, Brandon A. Kohrt, Paul Bolton, Judith K. Bass, and Devon E. Hinton, "'Thinking Too Much': A Systematic Review of a Common Idiom of Distress," Social Science and Medicine 147 (2015) 170–183; Inga-Britt Krause, "Sinking Heart: A Punjabi Communication of Distress"; Kristin Elizabeth Yarris, "The Pain of 'Thinking Too Much': Dolor de Cerebro and the Embodiment of Social Hardship among Nicaraguan Women," Ethos 39, 2 (2011) 226–248; Kristen Elizabeth Yarris, "'Pensando Mucho' ('Thinking Too Much'): Embodied Distress Among Grandmothers in Nicaraguan Transnational Families," Culture, Medicine, and Psychiatry 38 (2014) 473–498; V. Patel, E. Simyunu, and F. Gwanzura, "Kufungisisa (Thinking Too Much): A Shona Idiom for Non-Psychotic Mental Illness," Central African Journal of Medicine 41, 7 (1995) 209–215; Bonnie N. Kaiser, Kristen E. McLean, Brandon A. Kohrt, Ashley K. Hagaman, Bradley H. Wagenaar, Nayla M. Khoury, and Hunter M. Keys, "Reflechi twòp – Thinking Too Much: Description of a Cultural Syndrome in Haiti's Central Plateau," Culture, Medicine, and Psychiatry 38 (2014) 448–472, 引用自448–449页。另见 Devon E. Hinton, Ria Reis, and Joop de Jong, "The 'Thinking a Lot' Idiom of Distress and PTSD: An Examination of Their Relationship among Traumatized Cambodian Refugees Using the 'Thinking a Lot' Questionnaire," Medical Anthropology Quarterly 29, 3 (2015), 357–380; T. N. den Hertog, M. de Jong, A. J. van der Ham, D. Hinton, and R. Reis, "'Thinking a Lot Among the Khwe of South Africa: A Key Idiom of Personal and Interpersonal Distress," Culture, Medicine, and Psychiatry 40 (2016) 383–403; Emily Mendenhall, Rebecca Rinehart, Christine Musyimi, Edne Bosire, David Ndetei, and Victorio Mutiso, "An Ethnopsychology of Idioms of Distress in Urban Kenya ," Transcultural Psychiatry 56, 4 (2019) 620–642.

郁症，但在许多其他情况下它确实是。也许，许多没有抑郁症概念的语言都把它称为"想太多"。

把抑郁症称为一种"西方"疾病会引发其他问题。什么是"西方文化"？美国社会有许多亚文化，即使使用相同的手册进行评估，抑郁症患者对疾病概念的理解也不尽相同。欧洲是一个多元文化的大陆，人们对情感和痛苦的看法不同。[1]那么"西方"的界限是什么呢？许多古典时期忧郁症的传统在中世纪被伊斯兰作家采用。伟大的波斯学者阿维森纳在《医典》（Canon of Medicine，完成于 11 世纪）中有一节内容就是关于忧郁症的。像许多古典风俗一样，这一传统在文艺复兴时期传到了欧洲。

对我来说，在关于抑郁症和文化的争论中，有一件事是没有利害关系的，那就是抑郁症的真实性。与文化有关的疾病和其他疾病一样真实。我们经常把那些用枯燥的学术用语来形容的"社会建构"的东西看作是不太真实的东西。而我们的房子、税码和互联网都是"社会建构"的。它们在人类活动之前并不存在于自然界，但是它们是真实存在的。[2]

无论在何处，任何关于抑郁症不存在的争论在于：一个人

---

[1]如 Atwood D. Gaines and Paul E. Farmer, "Visible Saints: Social Cynosures and Dysphoria in the Mediterranean Tradition," Culture, Medicine, and Psychiatry 10, 4 (December 1986) 295–330; Vieda Skultans, "From Damaged Nerves to Masked Depression: Inevitability and Hope in Latvian Psychiatric Narratives," Social Science and Medicine 56 (2003) 2421–2431.

[2]科林·麦可克雷提和杰·考夫曼分别在多年前的言论中帮助我阐明了这一点。

是否以正确的方式看待问题。关于抑郁症是普遍存在的争论是：是否可以更好地用当地语言来描述这种痛苦。不过有一点是肯定的：抑郁症正迅速成为一个普遍使用的标签。随着西方精神病学的影响范围越来越广，甚至可以称之为"世界性精神病学"，全世界的人们都在用它的语言来理解痛苦。

文化差异关注的不仅仅是抑郁症的存在或者患病率。西方精神病学通常将焦虑和抑郁视为经常同时发生的独立事物。[1]但在许多地方，焦虑和抑郁被视为同一事物的一部分。[2]不同文化对抑郁的解释也不同。在西方，抑郁症近来更多被看作一种伴随生理原因的疾病，如基因或者神经化学方面因素。批评人士指出，这可能会掩盖心理和社会方面的问题。不过，大多数文化不会这么做。在全球范围内，更普遍的认识是抑郁症同时存在于心理、社会和生理层面。

最好不要把西方精神病学中的抑郁模式看作从其他模式中分离出来的准则，它有一套自己的文化假设。西方精神病学对抑郁症的看法有四种。第一，西方精神病学强调情绪而不是身体症状。第二，将焦虑和抑郁分开。[3]当然，即使在西方，焦

---

[1]焦虑和抑郁之间的确切关系在精神病学中一直悬而未决。见 Lee Anna Clark and David Watson, "Theoretical and Empirical Issues in Differentiating Depression from Anxiety," in Kleinman and Becker, Psychosocial Aspects of Depression.

[2]Lutz, "Depression and the Translation of Emotional Worlds," 90. 鲁茨在这里借鉴了朱利安·勒夫的作品，他是精神疾病跨文化研究的另一位重要人物。

[3]Ibid.: "the greater the geographical or sociohistorical distance from London, the more deficient people are in the ability to tell depression from anxiety."

虑和抑郁的分开也是新近出现的。[1]第三，西方医学传统强调相称标准。大多数文化认为生活困难是抑郁的一个明显原因。第四，尽管西方精神病学强调情绪而不是身体症状，但具有讽刺意味的是，至少在最近几十年里，它把异常压力归入身体症状的原因之中。[2]西方个体生物学强调，要将遭受苦难的个体与社会背景分开对待。在全球范围内，抑郁症通常被认为是由社会条件引起的，而不是主要由生物学引起的。

随着西方精神病学的假设和实践在全球传播，可能会产生一些重要的利弊后果。一个好处可能是在原有文化之外传播有效的治疗方法。但如果说抑郁症的概念在某种程度上是生物学的和个人主义的，那么可能就会失去对社会性的关注。

关于抑郁症的新发现也会带来类似的挑战。一些人认为临床抑郁症在人类历史上一直存在。一位与抑郁症作斗争的亚述学家，在几千年前的古代中东文献中发现了抑郁症的证据。[3]

---

[1]拉登将其追溯到20世纪初的埃米尔·克拉帕林。Jennifer Radden, Moody Minds Distempered: Essays in Melancholy and Depression (Oxford: Oxford University Press, 2009), 7.

[2]阿瑟·克莱曼还指出，精神病学将生物学视为精神疾病的潜在基础，从而赋予生物学特权，将文化转化为一种力量，塑造了可能不那么重要的"内容"，如妄想主题。Arthur Kleinman, Rethinking Psychiatry: From Cultural Category to Personal Experience (New York: The Free Press, 1991), 24–26.

[3]Moudhy Al-Rahid, "How My Journey with Depression Goes Back Thousands of Years," Papyrus Stories, https://papyrus-sto ries.com/2018/10/10/i-am-dying-of-a-broken-heart，2019年2月25日访问。

也许在希伯来圣经中，让扫罗国王丧失能力的内疚绝望就是临床抑郁症。[1]近年来，许多历史学家强调抑郁症是一种新的疾病类别。[2]对新事物的争论也会让人们对疾病的真实性产生怀疑，这是不应该的。抑郁症可能是一种新的、受文化限制的疾病。

1.5　它是一种天赋吗

当乌珠姑妈使用疾病的标签时，她并不会认为自己是在描述一种天赋。不过有些人认为，虽然抑郁带来了种种不幸，但它却也带来了某些好处。历史上很多有创造力的人似乎都有抑郁症状。亚伯拉罕·林肯的忧郁可能增加了他的政治天赋，帮助他更好地了解其他人。[3]

有 3 个问题提醒人们不要就此得出一个伟大的结论。第一，很多有天赋的人还患过多少其他疾病？如果任何一种疾病是常见的，那么很多得病的人都会有天赋。第二，多少有抑郁症状的人并不是特别有创造力，我们从来没有听说过他们，这是因为他们没有特别的天赋？第三，多少有创造力的人因为抑郁而没有进入历史？[4]

---

[1]Andreasen, The Broken Brain, 36.

[2]Callahan and Berrios, Reinventing Depression: A History of the Treatment of Depression in Primary Care, 1940–2004 (Oxford: Oxford University Press, 2005), viii.

[3]Joshua Shenk, Lincoln's Melancholy: How Depression Challenged a President and Fueled His Greatness (New York: Houghton Mifflin Harcourt, 2005).

[4]关于这一点，见 Elizabeth Wurtzel, Prozac Nation: Young and Depressed in America (New York: Riverhead Books, 1994), 295.

抑郁也许能塑造一个人的创造力，但我怀疑它是否能带来更多的创造力。

抛开创造力不谈，有人说抑郁症患者对现实的把握更好。[1]在研究中，这被称为"抑郁现实主义"。正如《移魂女郎》(Girl, Interrupted)一书的作者苏珊娜·凯森所说："我对乐观主义的主要反对意见是它是不正确的，某种程度上可能会把事情变得更糟。"[2]有些抑郁的人说他们很看重疾病带来的内省。如果这是一种天赋，那它也会带来诅咒。

1.6　心与身

非常有必要重申一遍：生物和心理模型是互补的，而不是互斥的。

太多的人试图争辩说抑郁症完全是生理上的，或者完全是心理上的。生物学上对抑郁症的理解并不能证明心理学或者社会学上的理解是错误的。心理学和社会学的理解也不会削弱生物学的理解。

媒体经常报道新的研究结果，研究表明基因、炎症、肠道细菌或其他生物因素会导致抑郁症。不管这些研究有多好，都与心理学方法并不矛盾。炎症可能是由压力引起的。又或者，

---

[1] Shelley Taylor and Jonathan Brown, "Illusion and Well Being: A Social Psychological Perspective on Mental Health," Psychological Bulletin 103 (1988) 193–210.

[2] Susannah Kaysen, "One Cheer for Melancholy," in Nell Casey, Unholy Ghost: Writers on Depression (New York: Harper Collins, 2001), 39.

基因可能会造成一种被个人经历激发的脆弱性。换句话说，这不是很明显吗？但许多人在回应关于生物因素的新研究时说："是的，弗洛伊德过时了！"这是一个逻辑谬误，这样的观点是错误的。生物和心理模型是互补的，而不是互斥的。

除此之外，抑郁症总是有心理方面的内容，如家庭问题、工作问题、强迫性思维等。不管有多少生物学因素可能会引发疾病，心理学都可以洞察这些问题。生物和心理模型是互补的，而不是互斥的。

生物治疗可以起作用，即使病因不是生物性的。电休克疗法、抗抑郁药或其他生理治疗的疗效并不足以确定病因。对大脑的治疗可以解决心理问题。生物和心理模型是互补的，而不是互斥的。

人们可以同时从生理和心理治疗中获益。例如，抗抑郁药和心理治疗相结合会有更好的效果。[1]它们可能作用于问题的不同方面，但这可能正是它们结合起来最有效的原因——问题的不同方面需要不同的操作。生物和心理模型是互补的，而不是互斥的。

我们来看看两位精神疾病的回忆录作者——凯·雷德菲尔德·贾米森和艾琳·萨克斯。[2]贾米森患有双相情感障碍，萨

---

[1]见第4章。

[2]Kay Redfield Jamison, An Unquiet Mind: A Memoir of Moods and Madness (New York: Vintage Books, 2011, originally published 1995); Elyn R. Saks, The Center Cannot Hold: My Journey Through Madness (New York: Hachette Books, 2007).

克斯患有精神分裂症。贾米森和萨克斯都意识到他们的疾病是心理和生理上的。

贾米森年轻时就开始有极端的情绪波动。她对药物治疗犹豫不决，因为病情加重了她不想放弃的状态。在几次面对过度消费和自我毁灭行为的破坏后，她开始意识到药物是必不可少的，是可以救命的。作为一名双相情感障碍的科研人员，贾米森深谙该疾病的遗传科学。无论这一点，还是她对药物的依赖，都没有阻止她去寻找有助于康复的洞察力导向的心理治疗恢复。

作为一名法律系学生，萨克斯开始经历可怕的精神疾病发作。她寻求精神分析的帮助，她发现精神分析有助于解读她妄想的来源和意义。但她对药物产生了抵触，担心药物会暗示她真的病了，而这正是她不愿意的。精神分析还不够。和贾米森一样，她有些无奈地接受了药物治疗。综合治疗加上强大的社会支持，使她成为一名法学教授。精神分析的效果不足以阻止她尝试药物。药物的疗效也并没有让她放弃对精神分析的支持，她自己也成了一名精神分析学家。社会支持的重要性同样也没有导致她对医疗需求的忽视或者放弃。

抑郁症具有生物学和心理学两个层面的证据非常多，这是毋庸置疑的。围绕着这种疾病有着种种谜团，但有一点已经得到证实，那就是它并不完全是心理上的或者身体上的。问题的关键是人们应如何看待这个问题。生理治疗的效果似乎从来没有动摇一些人对药物有效性的怀疑，他们依然认为坚持心理治疗或者社会改进是唯一的出路。另一方面，心理治疗的有效性，或是我们对抑郁症的社会原因的认识，似乎也没能阻止另外一派将抑郁症归因于生物学因素。

各种各样的还原论者也有他们的一席之地，尤其是在20世纪。抑郁症是一个复杂的问题，它有多种原因，这使得只争取单一应对方式不太可能产生效果。

这就是抑郁症与忧郁症的区别。支持忧郁症概念的医学思想从来不仅仅是心理上的，或者仅仅是身体上的。他们认为心理和身体在不断地相互影响。我们是怎么失去这一种观点的呢？

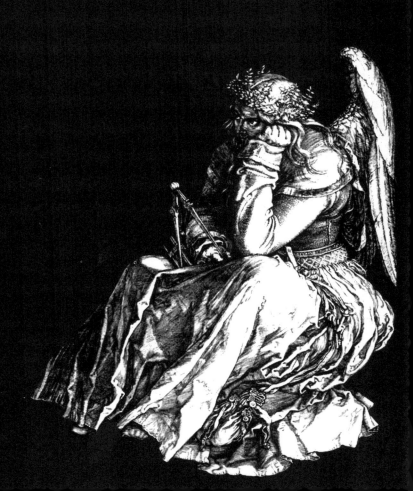

2

第 2 章

太干又太冷

人世间的一切在我看来是多么可厌、陈腐、乏味而无聊！

——

哈姆雷特

2.1 忧郁症:一种现代早期流行病

通过舞台人物的忧郁症,莎士比亚向观众展示了为人所熟知的东西。忧郁症吸引了文艺复兴时期欧洲大部分人的注意力。它带来了许多和现在抑郁症一样的困惑。例如,疾病和正常悲伤之间的界限在哪里?哈姆雷特的忧郁症与事件相称吗?奥菲莉娅也是如此吗?他们的精神痛苦以非常不同的方式表现出来。哈姆雷特并没有患有妄想症,不过他有严重的忧郁症,导致他对生活普遍厌恶。他提出了著名的"自杀观念"言论。哈姆雷特确实有问题。他哀悼父亲,对母亲微乎其微的悲痛心烦意乱。父亲"鬼魂"的指示让他陷入两难困境而无所适从。他是一个"魂灵附体者",完全可以装疯卖傻,但他打动了许多观众,不仅因为他是一个有问题的人,而是因为他是一个病人。有些人认为疾病是理解他死气沉沉状态的唯一途径。[1]奥菲莉娅也有问题,

---

[1]A. C. Bradley, Shakespearean Tragedy (Greenwich: Fawcett Publications, 1904), 104–109, 134. Bradley calls Hamlet's illness alternately melancholy or melancholia, while warning readers against reducing analysis of the play to medical diagnosis.

她觉得自己被哈姆雷特抛弃了，她的父亲也让她伤心。不过，奥菲莉娅表现出的不仅有悲伤，还有混乱的想法，她支离破碎的语言和古怪的行为更明显地表现出她"疯了"。这部戏剧对最终的原因没有定论。[1]

麦克白看起来至少和他们两个一样忧郁，至少在戏剧的结尾是这样的。他疲倦、绝望，在生活中找不到任何有价值的东西，说的都是深沉忧郁的话语：

> 明天，明天，再一个明天，
> 一天接着一天地蹑步前进，
> 直到最后一秒钟的时间……
> 生活是……一个愚人所讲的故事，
> 生活充满着喧哗和骚动，
> 找不到一点意义。

不过，鉴于麦克白犯下的严重罪行，失去意义的生活似乎是他应得的。

对服用百忧解期间的煎熬生活，伊丽莎白·伍尔茨描述道："每当我坐在一辆满载的车上，除了司机，其他人都在服用百忧

---

[1]Duncan Salkeld, Madness and Drama in the Age of Shakespeare(Manchester, Manchester University Press, 1993), 94–96.

解时,我无法摆脱那种恶心的感觉。"[1]自从她写下这段话以来,人们对抑郁无处不在的看法越来越强烈。英国作家罗伯特·伯顿 1621 年出版的《忧郁症的史诗》也指出同样的观点,那个时代的许多人也是如此。[2]一位 16 世纪的作家说,忧郁症患者太多,数不清;另一位说,很少有人没有这种病。[3]这种看法不仅限于英国,在整个欧洲都广泛存在。[4]

然后就像现在一样,感知可能与现实不符。文艺复兴时期对忧郁症的痴迷是一种文化趋势,除了疾病的真实发生率,我们对此一无所知。一些人把责任归咎于新教改革的社会动荡,或者巫术和恶魔附身的兴起;另一些人担心道德失范[5](人们总这样担心)。没有人把疾病传播归咎于制药公司,因为那时还没有制药公司。

伯顿的《忧郁的解剖》(The Anatomy of Melancholy)探索了疾病的各个方面——病因、病程和治疗。他的理论框架是体液理论,这一理论自古以来就主导着欧洲的医学思想,在伯顿

---

[1] Elizabeth Wurtzel, Prozac Nation: Young and Depressed in America(New York: Riverhead Books, 1994), 341.

[2] Angus Gowland, The Worlds of Renaissance Melancholy: Robert Burton in Context (Cambridge: Cambridge University Press, 2006), 1; Bell, Melancholia, 100–106.

[3] Angus Gowland, "The Problem of Early Modern Melancholy,"Past and Present 191 (May 2006) 79.

[4] Ibid., 80.

[5] On Renaissance explanations for a supposed increase in melancholy, see Gowland, The Worlds of Renaissance Melancholy, 1–2, 18.

时代之后一直延续至今。从古希腊到现代早期，大多数欧洲人关于忧郁症的思想都带有体液主义的印记。健康是通过 4 种体液的平衡来维持的：血液、黏液、黄胆汁和黑胆汁。[1]希腊语 melankholia 的意思是：黑色胆汁过多。医学作家们对一些人过度饮酒的原因众说纷纭。他们对应该做什么也有不同意见。但是，忧郁症是由体液失衡引起的，这一前提在大多数情况下是成立的。正如一位体液主义历史学家所说："一个不由体液构成的人是不可想象的，正如一个不由细胞构成的人在今天是不可想象的。"[2]

体液理论从 18 世纪开始衰落。在文艺复兴时期，更多身体机械论的观念对它提出了挑战，19 世纪有关疾病细菌理论的兴起给它带来了致命的打击。现代人们对身体、身体的本质和躯体疾病原因的观念与伯顿那个时代的人们有着根本的不同。

2.2 忧郁症与抑郁症

忧郁症是一种以情绪低落为特征的疾病，有毫无缘由的恐惧，有时有一种与现实决裂的妄想。这是我们现在所说的抑郁

---

［1］Noga Arikha, Passions and Tempers: A History of the Humours (New York: Harper Perennial, 2007).

［2］Ibid., 121.

症吗？^[1]虽然这个问题本身是新问题，但大致可以追溯到百忧解出现的时候。在 20 世纪 90 年代之前，无论精神科医生还是历史学家，几乎每一位研究这个问题的学者都认为抑郁症是忧郁症的新名称。^[2]

如果忧郁症和抑郁症没有关系的话，那么抑郁症就是 20 世纪之交出现的一个新生事物，这一章便与本书无关了，请继续

---

［1］1986 年，也就是百忧解被美国食品药品监督管理局（FDA）批准的前一年，斯坦利·杰克逊发表了第一部重要的抑郁史。杰克逊强调忧郁症和抑郁症之间的连续性，展现几个世纪以来所描述的核心症状，这两种诊断都很常见。Stanley W. Jackson, Melancholia and Depression: From Hippocratic Times to Modern Times (New Haven: Yale University Press, 1986). Jean Starobinski, History of the Treatment of Melancholy from the Earliest Times to 1900 (Geneva: J. R. Geigy, 1962). 这篇文章类似，但描述不太全面。忧郁症与抑郁之间的连续性论据还包括 Peter Toohey, Melancholy, Love, and Time: Boundaries of the Self in Ancient Literature (Ann Arbor: University of Michigan Press, 2004). 不连续的论点是 German E. Berrios, The History of Mental Symptoms: Descriptive Psychopathology Since the Nineteenth Century (Cambridge: Cambridge University Press, 1996). 但 DSM-5 对重度抑郁症的诊断并没有什么不同：抑郁情是 9 种症状之一，必须有其中 5 种才能做出诊断，它是两种必要症状之一。詹妮弗·拉登在一系列文章中与其他人讨论了这个问题，包括 Philosophy, Psychiatry, and Psychology: Jennifer Radden, "Is This Dame Melancholy? Equating Today's Depression and Past Melancholia," Philosophy, Psychiatry, and Psychology 10, 1 (2003) 37–52; David H. Brendel, "A Pragmatic Consideration of the Relation Between Depression and Melancholia," Philosophy, Psychiatry, and Psychology 10, 1 (2003) 53–55;Jennifer Hanson, "Listening to People or Listening to Prozac? Another Consideration of Causal Classifications," Philosophy, Psychiatry, and Psychology 10, 1 (2003) 57–62; Jennifer Radden, "The Pragmatics of Psychiatry and the Psychiatry of Cross-Cultural Suffering," Philosophy, Psychiatry, and Psychology 10, 1 (2003) 63–66.

［2］如 Aubrey Lewis, "Melancholia: A Historical Review," Journal of Mental Science 80 (January, 1934) 1–42; J. J. López Ibor,"Masked Depressions," British Journal of Psychiatry 120 (1972) 245–258.

读下去，我希望能说服你。但是忧郁症和抑郁症也不可能完全相同，因为两者都没有一个完全稳定的定义。由于现代抑郁症诊断的模糊性和易变性，忧郁症可能会有更多变化。

有时忧郁症包括妄想状态，伴随与现实彻底割裂，而不仅仅是对现实的悲观评价。在现代精神病学中，妄想可能是一些抑郁障碍的症状，如精神病性抑郁症。[1] 抑郁症有许多（非常多）的症状，但是恐惧和悲伤贯穿于大多数描述之中。[2]

忧郁症与男性有关，现代抑郁症与女性有关（见图 2-1）。[3] 在 20 世纪之前的任何一个世纪，我们都没有任何这方面较为可靠的数据。但在一些特殊情况下确实存有关于忧郁症的数据，这些数据甚至是按性别分类列举的。[4] 最近几十年的抑郁症统计显示，女性患者人数较多，不过这些数据的含义存在争议。忧郁症者的文化形象是男性，抑郁症者的文化形象是女性。一

---

[1] 在当代病理学中，精神病性妄想的抑郁情绪也可能是分裂情感障碍的一个标志。不同于精神病性抑郁，它需要作为一种精神病来治疗，而不是一种情感障碍，这种情感障碍主要是通过处理情绪来治疗的。

[2] 另见 Lawrence Babb, The Elizabethan Malady: A Study of Melancholia in English Literature from 1580 to 1642 (East Lansing: Michigan State College Press, 1951), 30.

[3] 这一点已经被许多人所展示，争论最激烈的是 Juliana Schiesari, The Gendering of Melancholia: Feminism, Psychoanalysis, and the Symbolics of Loss in Renaissance Literature (Ithaca: Cornell University Press, 1992). 另见 Jennifer Radden, Moody Minds Distempered: Essays in Melancholy and Depression (Oxford: Oxford University Press, 2009), 47–62, and Bell, Melancholia, ch. 3.

[4] H. C. Erik Midelfort, A History of Madness in Sixteenth-Century Germany (Stanford: Stanford University Press, 1999), 6–7; Michael MacDonald, Mystical Bedlam: Madness, Anxiety, and Healing in Seventeenth-Century England (Cambridge: Cambridge University Press, 1981), 150.

个忧郁的人是一个英雄的、浪漫的人物，是一个天才人物。就像女性在疾病的文化形象中占据主导地位一样，不那么高调的"抑郁症"一词也受到了欢迎。[1]

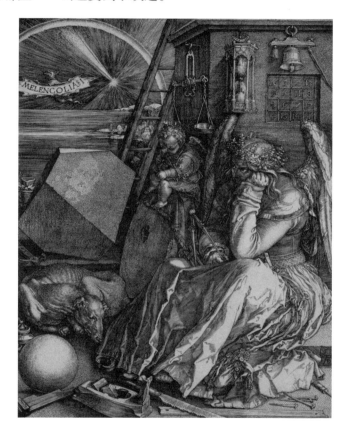

图 2-1　这张图片通常被认为是忧郁症最具代表性的表现。注意疾病实体是女性，但在西方历史的大部分时间里，疾病患者是男性。

资料来源：阿尔布雷特·丢勒，"忧郁症"，1514 年，通过维基媒体共享

[1] Schiesari, The Gendering of Melancholia, 93–95.

我们不能说忧郁症患者"真的"患有抑郁症。不过，我们可以看看二者描述的相似之处。一些对忧郁症的描写与现代抑郁症形成鲜明对比，其他的则看起来相似。即使忧郁症和抑郁症之间缺乏完美的重叠，但它们之间可能存在某种连续性。

我们都知道这两个词在历史上是有联系的，因为医生开始用"抑郁"来代替忧郁。精神病学家阿道夫·迈耶在1904年主张做出这一改变，因为忧郁症 (melancholia)[1] 意味着是一种病因不明的疾病的已知病因。在此后的几十年里，他的建议逐渐被更多的业内人士采纳。此外，关于忧郁症的原因、意义和治疗方法的争论，与抑郁症在这些方面的争论相似。其中许多都与西方的心物二元论有关，即精神不是物质的，精神是与身体分离的。[2] 在这种二元论中，精神和身体可以相互作用，但如何相互作用尚未可知。对身体、疾病、治疗的社会和人文研究表明，这种二元论是一种文化产物，远不具有人类普遍性。[3] 在任何情况下，精神活动都是具体化的。在我看来，心智是身体所做的事情，而不是脱离于身体的。但这种区分根深蒂固，

---

[1] melancholia 是黑胆汁过多的意思。——译者注

[2] 见 Jadhav, "The Cultural Construction of Western Depression," 44. The separation is often called "Cartesian." While the philos - opher René Descartes voiced an influential version of it, it has a longer history and can be found in philosophers of antiquity and the Middle Ages.

[3] 一个经典的治疗方法是 Nancy Scheper-Hughes and Margaret Lock, "The Mindful Body: A Prolegomenon to Future Work in Medical Anthropology," Medical Anthropology Quarterly New Series 1, 1 (March 1987), 6–41.

在科学、临床和大众想象中都有体现。

在欧洲历史的大部分时间里，忧郁症（melancholia）和忧郁的（melancholy）是交替用来指代一种疾病的。[1] 抑郁症（depression）从 18 世纪才开始使用，最初是指一种心境。然后大约在 19 和 20 世纪之交，"忧郁症"和"抑郁症"开始交换位置。抑郁仍然可以指情绪，但通常意味着疾病。忧郁开始更多地指代情绪。"忧郁症"有时被精神科医生用来指代一种特殊类型的抑郁症——通常涉及精神病性症状的严重抑郁症，并且具有明显的生物学起因。在这一章中，除非在讨论的上下文中使用了忧郁（melancholy）这个词，我都会用忧郁症（melancholia）来指代疾病。[2]

2.3　连苍蝇都厌恶的东西：古代风俗中的黑胆汁

如果你在 20 世纪 80 年代生活过的话，很可能听说过抑郁症是由"化学失衡"引起的。[3] 这句话并不是对科学所展示的东西的细微渲染，而是在大众媒体和电视广告中广泛使用的。情况已经改变，但这是医学体液理论背后的理念，疾病是由不平衡引起的。在忧郁的情况下，失衡是指过多的黑胆汁分泌，

---

[1] 见 Radden, "Is This Dame Melancholy?"

[2] 我不打算在这里研究每一位忧郁症作家，不仅是因为篇幅有限，还因为这样的报道阅读起来会像目录一样，变得枯燥无味。我在这里引用的许多作品包含了更全面的研究。

[3] 见第 5 章。

心情与干燥和寒冷有关。为了排出多余的物质，净化是一种常见的治疗方法。并非所有的前现代忧郁症观察者都是体液主义者，但这种方式是几个世纪以来最具影响力的范式，尤其是从2世纪的盖伦时代开始。[1]

每种体液在体内都有一个天然的目的。当它们的比例失调时，身体就变差了。[2] 4种体液中，每一种都对应着一种气质：黄胆汁易怒、血液乐观、黏液镇定、黑胆汁忧郁。[3] 每一种体液都与四季、4元素和生命4阶段之一有关。在每个人身上，某种体液可能因为先天的体质而占主导地位，也可能因为习惯和环境而获得。医生的工作是让体液恢复平衡。

盖伦用了一整本书来证明黑胆汁的存在。他认为它是通过肝脏进入肠道的，出现在呕吐物和粪便中，引起炭疽和癌症。它是如此恶心，以至于"没有苍蝇或其他生物愿意尝一尝……"[4]

在古代大部分的时间里，所有的精神失常都被分为3个部

---

[1] 在盖伦(Galen)之前，体液主义是医学和身体的一种范式。但在他的影响下，体液主义并没有占据主导地位。

[2] Babb, The Elizabethan Malady, 6.

[3] Clark Lawlor, From Melancholia to Prozac: A History of Depression(Oxford: Oxford University Press, 2012), 29.

[4] Vivian Nutton, "Galenic Madness," in W. V. Harris, ed., Mental Disorders in the Classical World (London: Brill, 2013), 122; Mark Grant, Galen on Food and Diet (London: Routledge, 2000), 21–24. The quote from Galen appears on p. 22.

分。[1]"精神错乱"，一种谵妄伴随发烧，是由大脑发炎引起的。而躁狂是没有发烧的谵妄。忧郁症则是第三种。"忧郁"一词与现在"抑郁"的含义相同，既指正常生活范围内的一种情绪或气质，也指某些情况下的一种病态，如病情严重或者缺乏明显病因。[2]

在早期希腊文学中，忧郁症常常是一种愤怒的疾病，后来更加强调情绪低落。[3]希波克拉底人大约在公元前 400 年展开了对体液的研究。过多的黑胆汁会导致与现在抑郁症相关的几种症状，如情绪低落、食欲减退、失眠和生活厌倦感。[4]任何让身体变干或变冷的东西都可能导致这种不平衡。保持平衡并不容易。衰老会让身体变凉，导致忧郁症。秋天到来、吃某些食物，也会有同样的效果。[5]从希波克拉底时代开始，许多关于忧郁症的作家都强调了相称标准——情绪似乎不受外部环境

[1] Jackson, Melancholia and Depression; Chiara Thumiger, "The Early Greek Medical Vocabulary of Insanity," in Harris, Mental Disorders in the Classical World, 65.

[2] Raymond Klibansky, Erwin Panofsky, and Fritz Saxl, Saturn and Melancholy: Studies in the History of Natural Philosophy, Religions, and Art (London: Thomas Nelson, 1964), 1.

[3] Peter Toohey, Melancholy, Love, and Time: Boundaries of the Self in Ancient Literature (Ann Arbor: University of Michigan Press, 2004).

[4] Stanley W. Jackson, "Acedia the Sin and Its Relationship to Sorrow and Melancholia," in Arthur Kleinman and Byron Good, eds., Culture and Depression: Studies in the Anthropology and Cross-cultural Psychiatry of Affect and Disorder (Berkeley: University of California Press), 43 – 44.

[5] Jackson, Melancholia and Depression, 31–36.

的影响。[1]

在亚里士多德或他的一个学生所写的《疑难问题》(*Proble-mata*) 一书中，黑胆汁被描述为热与冷的混合物，"热"对应疾病的躁狂阶段。[2]《疑难问题》中列出了很多症状，包括绝望、迟钝、社交退缩、躁狂和自杀，但也有癫痫、皮肤溃疡、静脉曲张、莫名其妙的快乐和过度自信。这个问题的影响把忧郁症和天才联系了起来。根据《疑难问题》所述，所有的伟人都容易患有这种疾病。

以弗所[3]不太出名的鲁弗斯在古代关于忧郁症的思想上留下了深刻的印记。他影响了盖伦，只要体液理论仍有地位，他对欧洲思想就很重要。[4]鲁弗斯还用忧郁来指代一种气质、情绪和疾病。[5]有些人天生就容易患忧郁症。[6]任何会让身体变凉或者变干的东西都会起作用。[7]尽管如此，胆汁变热也可能导致疾病，因为它接着会变黑。身体状况可以解释妄想的内容。

---

[1] Radden, Moody Minds Distempered, 5; Jacques Joanna, "The Terminology and Aetiology of Madness in Ancient Greek Medical and Philosophical Writing," in Harris, Mental Disorders in the Classical World, 99.

[2] Toohey, Melancholy, Love, and Time, 28.

[3] 古希腊小亚细亚西岸的一座重要贸易城市。——译者注

[4] Rufus's work survives only in fragments, and much of it is known from the authors who cited him. Rufus of Ephesus, On Melancholy (Peter E. Pormann, ed., Tübingen: Mohr Siebeck, 2008).

[5] Peter Pormann, introduction to Rufus of Ephesus, On Melancholy, 3.

[6] Ibid., 3.

[7] Rufus of Ephesus, On Melancholy, 47.

一个人把自己想象成陶瓷瓮，这是在表达身体干燥。[1]对后来的作家来说，忧郁症的另一个"危险因素"很重要：太多的学习，太多的时间与书在一起。[2]这种观念在文艺复兴时期也有人提出过。[3]忧郁症导致社会退缩，甚至对同伴产生敌意。[4]它引起身体上的感觉，如身体感到沉重，[5]还包括失眠、食欲下降和记忆障碍等。但是，尽管表现症状发生了变化，但在忧郁症中有两个常见症状：情绪低落和恐惧。[6]

由于忧郁症既是一种身体疾病，又是一种心理疾病，古代医生对其进行了身体治疗和心理治疗的研究。[7]一些古代的心理治疗就是我们所说的"认知的"方法，指出想法上的错误，例如，温和地向忧郁的人说明悲伤是没有理由的。[8]其他的我们现在称之为"行为的"方法——盖伦建议患者锻炼身体，避免喝黑色的酒，吃陈年奶酪。[9]生理治疗包括草药疗法和按摩。

[1] Peter Pormann, introduction to Rufus of Ephesus, On Melancholy, 6.

[2] Peter Toohey, "Rufus of Ephesus and the Tradition of the Melancholy Thinker" in Rufus of Ephesus, On Melancholy, 221.

[3] Peter Pormann, introduction to Rufus of Ephesus, On Melancholy, 9.

[4] Jackson, Melancholia and Depression, 34; George Rosen, Madness in Society: Chapters in the Historical Sociology of Mental Illness (Chicago: University of Chicago Press, 1968), 98.

[5] Jackson, Melancholia and Depression, 51.

[6] Lawlor, From Melancholia to Prozac, 25.

[7] Jackson, Melancholia and Depression, 39–40; Rosen, Madness in Society, 132.

[8] Thumiger, "Ancient Greek and Roman Traditions," 51; Jackson, Melancholia and Depression, 33.

[9] Jackson, Melancholia and Depression, 41 – 45.

鲁弗斯建议酒要适量：它可以温暖身体，加热生成的体液。[1]性也很好。性爱是几位古代学者推荐的良药，其中一位认为性可以"疏导和镇定"。[2]

与现在抑郁症的情况一样，那些强调心理原因的人倾向于包括谈话和行为在内的治疗；那些认为忧郁症更多是一种身体疾病的人倾向于生理治疗。[3]但对心理方面的讨论并不强调内省。对患者的心理进行深入的观察并不是诊断或者治疗的一个特征。

2.4　疾病与罪恶：中世纪"最压抑的恶魔"

忧郁症是一个身心问题，但它也是一个道德问题吗？在基督教的中世纪，忧郁症的症状被称为"阿塞迪亚（acedia）"，与懒惰有关。懒惰当然是一种罪恶，也是一种致命的罪恶。忧郁也违反了基督教关于快乐的命令，[4]虽然圣保罗认为如果悲伤会导致忏悔，那么它就是好的。[5]疾病的体液和身体基础仍然是假定的。但是，研究者们开始怀疑，究竟是什么原因导致了患者的痛苦。这个问题往往以微妙的方式一直存在，直至现代抑

---

［1］Rufus of Ephesus, On Melancholy, 63.

［2］This was Constantinus Africanus. Jackson, Melancholia and Depression, 61. 另见 Oribasius of Pergamon 第 51 页，Paul of Aegina 第 56 页。

［3］Jackson, Melancholia and Depression, 53.

［4］Radden, Moody Minds Distempered, 6; Peter Pormann, "Melancholy in the Medieval World," in Rufus of Ephesus, On Melancholy, 179.

［5］Jackson, "Acedia the Sin," 48.

郁症时代。

埃及修道主义之父伊瓦格里厄斯·泊恩太格司认为，懒惰是一种诱惑。在公元 3 世纪末，他定居在亚历山大西南部的沙漠中，并在接下来的 17 年里与隐士聚居地共度时光。[1]他说，阿塞迪亚是一个恶魔，是所有恶魔中最具压迫性的恶魔。它会在第 4 和第 8 个小时之间攻击一个僧侣的灵魂，让太阳"显得迟钝和静止，好像一天有 50 个小时"。[2]恶魔的力量足以让他结束僧侣生活。一位有影响力的僧侣——约翰·卡西安，将阿塞迪亚与懒惰联系起来。[3]另外，失望也是其中一个特征。卡西安将阿塞迪亚描述为"心脏的疲倦或者困扰""类似于情绪低落"。[4]

在中世纪，罪恶的数量大幅度增加，其中包括阿塞迪亚。罪恶也被认为是一种折磨。忏悔是一种治愈的方式，是心灵的良药。

忧郁一词并没有消失。犹太哲学家迈蒙尼德斯受鲁弗斯的影响描写了忧郁症。他看到了忧郁症和消化之间的联系，认为这种疾病与大便干燥有关。[5]他还注意到忧郁症可能会演变成躁狂症。

[1]Toohey, Melancholy, Love, and Time, 137.

[2]引用自 Pormann, "Melancholy in the Medieval World," 181. See also Jackson, "Acedia the Sin," 44.

[3]Toohey, Melancholy, Love, and Time, 139.

[4]Jackson, "Acedia the Sin," 44 – 45.

[5]Pormann, "Melancholy in the Medieval World," 185 – 188.

宾根的圣·希尔德加德是一位 11 世纪的梦想家，他写了许多关于医学的文章，并提出了一个关于罪恶和体液是如何联系在一起的理论。伊甸园的罪恶改变了胆汁，让它变成了黑色。"黑胆汁……最早通过蛇的呼吸从亚当的精液中产生的，因为亚当在进食时听从了蛇的劝告。"[1] 黑胆汁存在于每个人身上，是致使人类悲伤和邪恶的原因。[2]

　　作为一个体液主义者，希尔德加德并不认为每个人都对这种令人绝望的物质有同样的问题。有些人天生忧郁，他们的大脑富含脂肪，包裹大脑的筋膜和血管都是混浊的。他们的脸是黑色的，甚至眼睛也如同火焰和毒蛇。他们有坚硬强壮的血管，里面是黑色浓稠的血液。[3]

　　希尔德加德对这些男人的描述充满了动物形象："对女人来说，他们像驴一样没有束缚"，他们信奉女人是"可恨而致命的，就像狼群肆虐一样"，其他人避开女性，"但在他们的内心，她们像狮子一样凶猛，行为举止像熊"。忧郁的人好色，性可以缓解疾病。[4]

　　心灵和身体相互作用，与超自然和自然理解相结合，这种观念一直延续到中世纪晚期。弗拉芒画家雨果·凡·德尔·高

　[1] Hildegard of Bingen, On Natural Philosophy and Medicine: Selections from Cause et cure (Margret Berger, trans., Suffolk: Athenaeum Press, 1999).

　[2] Pormann, "Melancholy in the Medieval World," 183–185.

　[3] Hildegard of Bingen, On Natural Philosophy and Medicine, 61.

　[4] Ibid., 60.

斯在 1477 年进入布鲁塞尔附近的一个宗教场所之前，经历过以情绪低落和自杀为特征的精神失常。[1]有人认为，这种失常可能是吃了引起忧郁症的食物的自然结果，也可能是我们现在所说的"压力"所致。但他也认为这可能是一种神圣的惩罚，因为他对自己的名声和成就感到骄傲。这些都不是对应的，因为"疾病是……灵魂和身体之间的双向交流"。[2]在中世纪晚期，评论者越来越重视身体，而对罪恶的强调却越来越少。[3]在日常用语中，忧郁症开始取代阿塞迪亚。到了文艺复兴时期，阿塞迪亚就很少再被提及了。

但是，忧郁症却变得越来越多。

2.5　现代早期流行病

如果内心不安而悲伤，身体虚弱也会随之而来……灵魂的疾病才是真正的疾病。

——马丁·路德[4]

---

[1]Claire Trenery and Peregrine Horden, "Madness in the Middle Ages," in Greg Eghigian, ed., The Routledge History of Madness and Mental Health (New York: Routledge, 2017).

[2]Ibid., 63; 另见同卷 Elizabeth Mellyn, "Healers and Healing in the Early Modern Health Care Market," 86.

[3]Jackson, Melancholia and Depression, 71; Jackson, "Acedia the Sin," 54.

[4]引用自 H. C. Erik Midelfort, A History of Madness in Sixteenth - Century Germany (Stanford: Stanford University Press, 1999), 104.

在中世纪和工业时代之间的现代早期，发生了许多社会变化——商业资本主义发展，文艺复兴时期对古代作家重燃兴趣，新教改革，并开始质疑权威。但在中世纪和现代早期，对精神错乱的处理并没有太大改变。[1]大多数早期现代作家将他们对忧郁症的精神或者心理探索与人体运作的体液假设融合在一起。

到了16世纪末，忧郁症成为当时的一种标志性疾病，促成了几本著作，其中最著名的是伯顿的作品。[2]在英国，伊丽莎白和斯图亚特早期的文学作品也充满了忧郁的人物。[3]

许多同时研究忧郁症和抑郁症的作者都曾患有这些疾病。15世纪天主教神父马尔西利奥·费奇诺就是一个例子，他是意大利文艺复兴时期的重要人物。他认为忧郁是灵魂的一种状态，它存在于身体中，会受到占星术影响，从而产生一种可以优化或者恶化生活习惯的气质。[4]费奇诺是一个体液主义者，但他的作品展示了体液主义是一种颇为灵活的理论。"那些（像他一样）出生在土星之下的人，生来就容易患忧郁症。"不过学者们特别赞同这一观点。土星和水星又冷又干，把人们拉向学术。

[1] Mellyn, "Healers and Healing in the Early Modern Health Care Market."

[2] Midelfort, A History of Madness in Sixteenth-Century Germany, 37. 另见 Jean Delameau, Sin and Fear: The Emergence of a Western Guilt Culture in the 13th–18th Centuries (Eric Nicholson, trans., New York: St. Martin's Press, 1990, originally published 1983), 168–169.

[3] Babb, The Elizabethan Malady; Delameau, Sin and Fear, 176.

[4] Marsilio Ficino, The Book of Life (Charles Boer, trans., Dallas: Spring Publications, 1980), iii, vii, xiii, xv.

但是，寒冷和干燥也是由学者的生活方式造成的。哲学家们面临着特殊的风险。[1]

食物也是一个问题。现代营养科学家列出长长的食物禁忌清单，告诉我们要避免这些食物，任何对此清单感到畏惧的人，一定也想远离费奇诺对忧郁症患者的饮食建议。他说，黑胆汁会被油腻、干燥或者坚硬的食物恶化，也包括过度的食物和酒，这些东西会冷却血液。忧郁症患者应避免吃咸的、苦的或不新鲜的、糊的、烤的、油炸的食物，以及兔肉、牛肉、过熟干酪、腌鱼、菜豆、扁豆、卷心菜、芥末、萝卜、大蒜、洋葱、韭菜、黑莓和胡萝卜。[2] 幸运的是，还有些食物可以缓解忧郁症，如水果和其他甜食。[3]

食物不是仅有的危险因素。费奇诺警告说，不要做任何让人感到凉爽或者疲倦的事情。但是温暖的东西也有问题，因为它们会让你变得干燥。他警告人们不要有负面情绪：愤怒、恐惧、痛苦和悲伤。还有字面意义上的黑暗，以及任何会让身体干燥的事情，包括睡眠不足、忧虑、清洗、小便、体力消耗、禁食、寒冷干燥的空气和频繁的性行为。[4] 你可能会开始想了解人们是如何避免忧郁症的，但要等一等，要到我们接触伯顿之后才行。

---

[1] Ibid., 6–7.

[2] Ibid., 18–19.

[3] Ibid., 25–26.

[4] Ibid., 18–19.

通过比较两位著名人物马丁·路德和巴拉赛尔苏斯，可以看出 16 世纪德国人对疯狂（madness）包括忧郁症的看法。[1]路德对疯狂着迷。他用疯狂的罪名来指控神学反对者（他们也转而支持路德），讲述了许多关于忧郁症的内容。路德认为忧郁症会导致注意力不集中，这有助于理解希伯来《圣经》中奇怪的故事。

对路德来说，忧郁症混合了肉体和灵魂。他称之为"本质上是生理紊乱"，[2]但生理问题可能有精神原因，而他们的治愈是精神的基础。不过，路德并不认为忧郁症是完全不好的。他不相信精神上的满足。内心的冲突是精神活力和智慧的标志，情绪低落表明一个人认识到世界和人性的严重错误，悲伤预示良知。也许他在这件事上感到安慰，因为他常常感到怀疑和深切的悲痛。

巴拉赛尔苏斯是文艺复兴时期的医生和哲学家，他为自己打破了盖伦的体液主义感到自豪，[3]在他早期的作品中，他强调理性和唯物主义，但后来他转向了基督教、更符合《圣经》的人生观。他把包括忧郁症在内的精神错乱分为 5 种主要类型。像体液主义者一样，他认为忧郁既来自于先天的气质，也源于生活的变化。他的感受能力不同于路德，但他们对忧郁症有共

---

[1]我的讨论基于 Midelfort, A History of Madness in Sixteenth-Century Germany, ch. 2.

[2]Ibid., 86–89.

[3]Ibid., 81.

同的信念。例如，他们都认为这可能是恶魔附身的结果。他们对道德方面也持模棱两可的看法，认为罪恶是一种疾病，但也认为疾病是对罪恶的惩罚。他们都认为精神和身体是紧密相连的，不改变其中一个就不能改变另一个。

为了安慰一位朋友，神职人员兼医生蒂莫西·布莱特在1586年出版了一本关于忧郁症的畅销书。布莱特想切断忧郁症和罪恶之间的所有联系。忧郁症有生理原因、心理原因，甚至是撒旦般的邪恶原因。[1]他建议以保持良好的饮食、运动、洗漱、休息和睡眠作为解药。

伯顿因为自己的忧郁症而写作，并发现写作是有治疗作用的。[2]《忧郁的解剖》这本书很受欢迎，在伯顿的一生中更新了6个版本。[3]这本书充满学究气息。伯顿阅读了所有他能找到的关于这个主题的内容。伯顿的忧郁症状包括焦虑、恐惧、悲伤、忧郁、不安、不满、情绪不稳定、怀疑、哭泣、抱怨、攻击性行为、社交退缩、嗜睡、丧失快乐体验、失眠、自杀倾向、妄想和幻觉。[4]

[1] Babb, The Elizabethan Malady, 51; MacDonald, Mystical Bedlam, 150.

[2] Gowland, Worlds of Renaissance Melancholy, 2.

[3] Robert Burton, The Anatomy of Melancholy (New York: New York Review Books, 2001), introduction by William H. Gass, xiv.

[4] Diane E. Dreher, "Abnormal Psychology in the Renaissance," in Thomas G. Plante, ed. Abnormal Psychology Across the Ages: Volume One, History and Conceptualizations (Santa Barbara: Praeger, 2013), 41.

当审视伯顿的忧郁症病因观点时，我们需要记住他对早期作家的模仿。他列出了很多原因，因为他可能列出了所有人曾经提出的每一种原因。现代医学生可能会患上"医学生"病，对疾病及其病因了解太多可能导致疑病。伯顿的许多读者可能也有过类似的经历，知道有多少事情会引起忧郁，我会列举其中的一些。

和希尔德加德一样，伯顿将包括忧郁症的人类苦难归因于伊甸园的原罪，并将一些忧郁症视为人类的一部分，这是任何人都无法避免的。[1]原因还包括上帝的干预，或者其他的超自然行为，如天使、圣徒、女巫和魔术师。[2]但伯顿也是一个体液主义者。造成这种不平衡的原因很多，如行星、气候、其他疾病、过度学习、社会孤立、上了年纪和秋天。伯顿认为男人更容易忧郁，但女人会受到更大的影响——想想哈姆雷特和奥菲莉娅之间的对比。[3]

然后是食物。伯顿有一长串的危险食品清单：牛肉、猪肉、羊肉、鹿肉、野兔和臭鼬。孔雀、鸽子、鸭子、大鹅、天鹅、苍鹭、鹤、"所有这些……家禽冬天从斯堪的纳维亚、俄国、格陵兰、弗里斯兰来到这里，这些地方有半年的时间都是冰天雪地、寒冷冻人……"可能还有一些鱼类，如鳗鱼、七鳃鳗、小龙虾，以及

［1］Burton, The Anatomy of Melancholy, first partition, 143–144.

［2］Ibid., 178–202.

［3］Ibid., 172.

任何养殖在浑水和死水中的鱼；牛奶，以及所有源于牛奶的东西——黄油、奶酪、凝乳，但不包括乳清和驴奶。一个人如果不想太寒冷，会禁食比如黄瓜，它与葫芦、瓜类、"特别是卷心菜"一起被禁止；根茎类：洋葱、大蒜、大葱、青萝卜、胡萝卜、小萝卜、欧防风；水果类：梨、苹果、李子、樱桃、草莓。菜豆和豌豆也是问题，因为它们孕育了厚重的黑色血液。香料会引起头部发热，例如胡椒、生姜、肉桂、丁香和肉豆蔻。还有蜂蜜和糖，不过也许没有蜂蜜。黑酒和浓饮料，还有苹果酒、加香料的烈性热饮。啤酒是可以的，但前提是它不会太新鲜或者太不新鲜、没有桶味、味道不是刺鼻的或者酸酸的。[1] 人们可能会问：到底什么东西可以吃？有一些食物是安全的，如莴苣。[2] 饮食并没有因此变得容易，因为伯顿进一步警告说：吃得太多或者太少，也可能导致忧郁症。[3]

在食物方面，伯顿只是刚刚开始研究原因。恶劣的、寒冷的、浑浊的、有雾的、沼泽地带的空气也会造成忧郁。[4] 在我们现代季节性情感障碍的预期中，有太多的黑暗：阴天、夜晚、地下室。[5] 锻炼是好的，但前提是要温和。[6] 伯顿说，忧郁症的

---

[1] Ibid., 217–225.

[2] 在我阅读的伯顿的书中，我没有发现禁止吃鸡肉的规定，但我可能没看到。

[3] Burton, The Anatomy of Melancholy, first partition, 225.

[4] Ibid., 237–239.

[5] Ibid., 240–241.

[6] Ibid., 241.

标签局限于生活环境似乎很不合适。[1]然而矛盾的是，他注意到可能导致疾病的生活环境是：懒惰和孤独、侮辱和诽谤、丧失自由、奴役、监禁、贫穷、失去朋友、糟糕的婚姻、耻辱。[2]伯顿坚持相称标准，但并没有按照规则执行。

活动和生活方式很重要。生活不应该太享乐主义或者太禁欲主义。对玩乐的极度热爱和过多的感官享受让人担忧。[3]他遵从费奇诺的警告不要过度学习。[4]他从经验中获得了解。

补救措施也有很多，包括祈祷、改变饮食、改变空气、锻炼、音乐和愉快的陪伴。[5]但是伯顿认为忧郁症是无法治愈的。他认为它可以缓解，但很可能复发。他主张忧郁症患者对自己的健康要时刻保持警惕。[6]正如许多现代治疗师所说，他还认为患者一定要对改善充满希望。[7]

对伯顿来说，忧郁症绝对是一种生理疾病。但它牵动着情绪，也由情绪引起。作为原因的情绪包括悲伤，这理所应当，它冷却心脏、抑制睡眠、黏稠血液。悲伤会让人"厌倦生活，为灵

---

[1]Dreher, "Abnormal Psychology in the Renaissance."

[2]Burton, The Anatomy of Melancholy, first partition, 339–370.

[3]Ibid., 287.

[4]Ibid., 300.

[5]Burton, The Anatomy of Melancholy, second partition, 11, 21, 61, 69, 115.

[6]Gowland, Worlds of Renaissance Melancholy, 76.

[7]Jackson, Melancholia and Depression, 97.

魂的极度痛苦而哭泣、嚎叫和咆哮"。[1]但其他情绪也会如此：羞耻、愤怒、担忧、贪婪、骄傲和自恋。[2]伯顿解释说，当身体通过坏脾气作用于心灵时，就会扰乱灵魂，向大脑中散发浓烟……带着恐惧、悲伤……扰乱灵魂……所以在另一边，大脑……作用于身体，产生……忧郁、绝望、残酷的疾病，有时甚至自我死亡。[3]

《忧郁的解剖》是对忧郁症体液观最充分的诠释。不久之后，体液主义慢慢失去地位。威廉·哈维对血液循环的发现（在《解剖学》第一版出版7年之后），以及数学和力学定律支配的宇宙和身体概念日益增长，削弱了许多体液理论。[4]对精神疾病来说，大脑得到了越来越多的关注。[5]

新的医学模式为人类健康带来了巨大的收益。最引人注目的是，从19世纪下半叶开始，细菌理论在解释、预防和治疗传染病方面取得了成功。许多人希望在精神疾病方面也能取得类似的成功，但通往这种成功的道路可能并不相同。

---

[1] Burton, The Anatomy of Melancholy, first partition, 259 – 260.

[2] Ibid., 262, 269, 271, 282, 292.

[3] Ibid., 250.

[4] Andrew Wear, "Early Modern Medicine," in Lawrence I. Conrad, Michael Neve, Vivian Nutton, Roy Porter, and Andrew Wear, The Western Medical Tradition 800 B.C. to AD 1800 (Cambridge: Cambridge University Press, 1995).

[5] Jackson, Melancholia and Depression, 112.

2.6 逆转：从忧郁症到现代抑郁症

从忧郁症到抑郁症的缓慢转变始于 18 世纪。英国著名作家塞缪尔·约翰逊是遭受这一痛苦的其中之一，他在 18 世纪使用了这两个词，指代他"可恶的忧郁症"。[1]到 19 世纪，"抑郁"是指功能的普遍衰退。19 世纪中叶，"精神性抑郁"被用于指代一种精神疾病。修饰语"精神性的"逐渐消失。

随着忧郁症体液理论的衰落，症状特征的变化不大：情绪低落、毫无缘由的恐惧以及并未伴随发烧。[2]19 世纪，英国一本重要的教科书将忧郁症列为精神疾病的主要形式之一，并列出了兴趣丧失、倦怠、懒惰、社会孤立、自杀倾向、恐惧、忧郁、流泪、失眠、梦境不安、女性"子宫功能"紊乱以及男性对性缺乏兴趣是这些症状的表现。[3]当你看这个列表时，很难发现与现代抑郁症有何不同。

法国医生菲利普·皮内尔认为忧郁症是安静、多疑和喜爱孤独。[4]并需要有相称标准。[5]皮内尔的学生让·埃蒂安·埃斯奎罗强调，这种恐惧缺乏明显的原因，但患者也有内省——

---

[1]Ibid., 142–145.

[2]Ibid., 130.

[3]Ibid., 166 – 167.

[4]Lawlor, From Melancholia to Prozac, 111; Jackson, Melancholia and Depression, 147.

[5]例如, in the work of Swiss psychiatrist Richard von Krafft-Ebing. 见 Jackson, Melancholia and Depression, 174.

他们知道他们的恐惧可能没有充分的根据。[1]

有些人对阿道夫·迈耶之前的"忧郁症"这个词感觉不舒服。埃斯奎罗先生反对这个词有两个原因：首先是词源，埃斯奎罗是后体液主义者。另一个原因是，忧郁症一词也被宽泛地用来指忧郁情绪，因此缺乏精确性——虽然抑郁症一词后来也会这样说。

乔治·比尔德并不认为神经衰弱是忧郁症的一个新名词，而是现代生活引起的一种新疾病。正如我们所见，神经衰弱通常包括抑郁症的典型症状。[2]当时许多临床医生看到了这种重叠。[3]弗洛伊德在创立精神分析之前，认为神经衰弱是抑郁症的一种类型。他已经意识到性的作用，认为过度自慰下的性能量降低会导致神经衰弱。[4]

在 19 世纪末 20 世纪初，德国影响力人物埃米尔·克雷佩林为现代精神疾病诊断提供了基础。虽然自克雷佩林以来发生了种种变化，但目前的诊断大多基于他对躁郁症（现在称为双相情感障碍）和精神分裂症的区分。克雷佩林详细描述了症状

---

[1] Jackson, Melancholia and Depression, 153.

[2] David G. Schuster, Neurasthenic Nation: America's Search for Health, Happiness, and Comfort, 1869–1920 (New Brunswick: Rutgers University Press, 2011), 11.

[3] Lawlor, From Melancholia to Prozac, 131.

[4] Ulrike May, "Abraham's Discovery of the 'Bad Mother': A Contribution to the History of the Theory of Depression," International Journal of Psychoanalysis 82, 263 (2001) 284.

和病程，没有推测病因。他将躁郁症列为包括情绪问题在内的精神疾病的一个涵盖性类别。[1]他还创造了"更年期抑郁症"一词，是指在生命后期出现的抑郁症，通常伴有偏执特征。[2]另外，他还将焦虑状态从抑郁症中区分出来。[3]考虑到焦虑和抑郁情绪同时出现的频率，这是否有助于诊断值得怀疑。

在体液理论衰落了大约两个世纪之后，克雷佩林的同龄人迈耶在 1904 年发表了演讲。迈耶认为"忧郁症"和"抑郁症"都是一个大的范畴，并建议说"抑郁障碍"（depressions），而不是抑郁（depression）。他更喜欢"抑郁症"这个词而不是"忧郁症"，因为他认为抑郁症更"不起眼"。[4]和埃斯奎罗一样，他认为忧郁症这个词承载了太多的文化包袱。

"忧郁症"一词并没有在临床描述中立即消失。直到 20 世纪中叶，它才与抑郁症交替使用，抑郁症逐渐变得更为普遍。一些精神病学家会在联系到妄想时，才会使用"忧郁症"这一旧的术语，或者有时会用"忧郁型抑郁症"来专门指代精神病

---

[1] Lawlor, From Melancholia to Prozac, 136 – 142.

[2] Ibid., 138.

[3] Radden, Moody Minds Distempered, 7.

[4] Eunice Winters, ed., The Collected Papers of Adolph Meyer: Volume II, Psychiatry (Baltimore: The Johns Hopkins Press, 1951), 566–569; Jackson, Melancholia and Depression, 198.

型抑郁症。[1]到了20世纪50年代，忧郁症和抑郁症的位置发生巨大变化。忧郁变为一种临床症状，而抑郁是一种心境。抑郁症成为一种表示临床综合征的词语，忧郁成为一种情绪词语。图2-2的Ngram语言模型中显示了"忧郁症"和"抑郁症"使用频率的变化。

诊断重新洗牌（抛弃或者重新定义旧标签，为新创造的术语争取支持）曾经是一个耗时数十年甚至数百年的过程。现在似乎每隔几年就会发生一次。

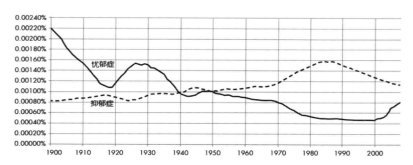

图2-2 这个Ngram语言模型中显示了"忧郁症"和"抑郁症"使用频率的变化

资料来源：Google Ngrams

---

[1] 如 G. A. Foulds, T. M. Caine, and M. A. Creasy, "Aspects of Extra- and Intropunitive Expression in Mental Illness," Journal of Mental Science 106, 443 (April 1960) 599 – 610. 爱德华·肖特哀叹忧郁型抑郁概念的消失："两种抑郁症的原始概念，忧郁和非忧郁，像粉笔和奶酪一样不同，开始变得模糊不清……"在百忧解之前，爱德华·肖特发表了 The Troubled History of Mood Disorders in Psychiatry (Oxford: Oxford University Press, 2009), 10. 我不认为这种区别在传统上会如此有条理。

2.7　偷办公用品会让你变成坏人吗？关于内疚的说明

未经允许把一些办公用品带回家是很调皮的。很少有人会说这会让人变邪恶。不过，如果一个人抑郁了，那么这个人会很难相信这句话。

这个案例是一个临床抑郁症示例，源于一本为非专业人士所写的精神病学书籍。一位秘书受到伤害，很难把工作做好。很快，她体重减轻、失眠、对过去喜欢的活动失去兴趣、焦虑、坐立不安，没有价值感。

一个症状让她的丈夫非常困惑：内疚。她过去经常把办公用品拿回家用，对此她深感自责。她的丈夫认为老板不会认为这有什么大不了的，并且他是对的——当她坦白的时候，老板说知道员工有时会把用品带回家，他不在乎。甚至在这之后，她仍然为自己的重大罪责感到困扰。[1]

虽然丈夫可能已经发现这一点让人费解，但熟悉抑郁症的人不会。无尽的自责，超出了其他人认为合适的范围，这是抑郁症的常见症状。是因为忧郁症吗？在抑郁症的所有文献中，它属于抑郁症的症状吗？

我们看到一些人认为抑郁症是现代和西方的疾病，而另一些人认为它更普遍。类似的问题也出现在这个症状上——它是

---

[1]Andreasen, The Broken Brain, 38.

西方现代社会的一部分吗？[1]弗洛伊德在 20 世纪早期所写的忧郁症著作中，内疚是决定性特征。但与抑郁一样，内疚作为一种症状存在与否可能取决于你如何寻找它，以及当你看到这些症状时如何称呼它。

如果抑郁症的内疚感是西方现代社会所特有的，那这是为什么？罪魁祸首可能是"内疚文化"。在这种文化中，人们的道德取向更多地受到内部制裁影响，而不是公众声誉恐惧的引导。[2]一些人提出，"内疚文化"在现代早期的西方社会兴起。[3]随着内疚思想泛文化的开始，这种内疚可能在精神疾病中表现出来。任何一个患有抑郁症的人都可能会放大内疚感，并对一些小事进行严重的自责，比如拿一些办公用品。

［1］杰克逊说，从 16 世纪开始，忧郁症的描述中就出现了内疚。Jackson, "Acedia the Sin," 44.

［2］经典著作是 Ruth Benedict, The Chrysanthemum and the Sword: Patterns in Japanese Culture (New York: Mariner Books, 2005, originally published 1946)，它与美国的"内疚文化"和日本的"羞耻文化"形成了鲜明对比。本尼迪克特的批评者指责她夸大了不同文化之间的差异，并以一种含蓄消极的方式描述了日本人。她的辩护者说，她所说的是文化的倾向，而不是整体性，并且无意对这种区别进行价值判断。见 Millie R. Creighton, "Revisiting Shame and Guilt Cultures: A Forty-Year Pilgrimage," Ethos 18, 3 (September 1990) 279–307 and Judith Modell, "The Wall of Shame: Ruth Benedict's Accomplishment in The Chrysanthemum and the Sword," Dialectical Anthropology 24 (1999) 193–215. 当时她的许多读者都认为她是在做价值判断，20 世纪的许多其他西方作家（包括弗洛伊德）都将内疚视为一种有修养和文明的情绪。

［3］Delameau, Sin and Fear. Delameau, a historian of the Catholic Church, places special blame on the Protestant Reformation, a view that may surprise many Catholics.

但忧郁症患者的内疚可能并不那么现代。在中世纪，忏悔被认为是对阿塞迪亚的一种可能的补救方法。[1]希尔德加德将内疚和忧郁症联系起来，[2]雨果·凡·德尔·高斯的情绪低落和自杀伴随着他被永远诅咒的信念。[3]如果这是无罪的想法，那它是什么？在稍晚些但仍然很早的时候，蒂莫西·布莱特描写忧郁症的目的是区分忧郁症患者和健康人的内疚。在1598年，荷兰医生约翰内斯·韦耶写了一篇受道德折磨的忧郁症患者的文章。[4]

内疚是西方抑郁症所特有的一种症状吗？就像抑郁症和西方疾病一样，这个问题让人担忧。正如非洲的一些殖民精神病学家认为抑郁症在非洲大陆很少见一样，也有人认为内疚作为一种症状也很少见。在这里，这一主张再次被转变成没问题的、本土思想的种族主义印象。其他观察者（同样发现非洲抑郁症的患病率更高的这些人）确实发现内疚的想法是一种症状。[5]人类学家和精神科医生玛格丽特·菲尔德，在加纳的一个疗伤圣地做过实地调查，发现抑郁症很普遍，在大多数情况下会伴

［1］Jackson, "Acedia the Sin," 49.

［2］Jadhav, "The Cultural Construction of Western Depression," 48.

［3］Trenery and Horden, "Madness in the Middle Ages," 62.

［4］H. B. M. Murphy, "The Advent of Guilt Feelings as a Common Depressive Symptom: A Historical Comparison on Two Continents," Psychiatry 41, 3 (1978) 229–242.

［5］见 John Orley and John K. Wing, "Psychiatric Disorders in Two African Villages," Archives of General Psychiatry 36 (May 1979) 513–520, for an explicit refutation of Carothers on the point.

有内疚的困扰。这些想法常与其他抑郁症状同时出现：经常哭泣、失眠、嗜睡。[1] 他们说，他们都有过错，比如亲人的去世、庄稼的枯萎，还有交通事故而有过错。菲尔德认为这和她在伦敦医院看到的患者很相似，他们也毫无缘由地相信自己犯下了可怕的罪行。菲尔德的想法并不新奇，在现代早期的英国，有些人认为"自责的女巫"真的是忧郁症患者。[2]

在 20 世纪 70 年代，印度研究人员惊讶于低水平的内疚会是一种症状，因为印度文化有许多内疚文化倾向。[3] 但是内疚的想法可能不会在非个人的医学访谈中出现，只会在更深层次的治疗中出现。[4] 其他学者确实发现印度抑郁症患者存在内疚困扰，

[1] Margaret Field, Search for Security: An Ethno-Psychiatric Study of Rural Ghana (London: Northwestern University Press, 1960) 149–200. 基尔森·温伯格指出，加纳文化中的自责比其他西非文化更常见，但没有给出任何解释或者证据，见 "Cultural Aspects of Manic-Depression in West Africa," Journal of Health and Human Behavior 6, 4 (Winter 1965) 247–253. 加纳和整个西非一样，是文化多元和宗教多元化的国家。Ayo Binitie, "A Factor Analysis of Depression Across Cultures (African and European)," British Journal of Psychiatry 127 (1975) 559–563, also found little guilt in African depression.

[2] MacDonald, Mystical Bedlam, 155. 坦噶尼喀一家医院的一份报告与菲尔德的工作同时指出，那里的病人很少有内疚，但紧接着说，医院里的抑郁症患者认为，导致他们生病的魔咒是他们自己造成的；见 C. G. F. Smartt, "Mental Maladjustment in the African."

[3] B. B. Sethi, S. S. Nathawat, and S. C. Gupta, "Depression in India," The Journal of Social Psychology 91 (1973) 3–13.

[4] Ibid., 11.

通常归因于过去生活中的不良行为。[1]抑郁症中的内疚在西方以外似乎并不罕见，但内疚的内容在文化上有所不同。[2]或许我们应该像谈论"悲伤的习惯用语"一样谈论"内疚的习惯用语"。

"内疚文化"是令西方人自鸣得意的概念。就像抑郁症本身一样，过度的内疚在殖民思想中被奇怪地吹捧——内疚被视为疾病的一种严重症状，但同时内疚也是文化成就的标志。反殖民主义理论家和精神病学家弗朗茨·法农观察到，他的法国同事认为阿尔及利亚人不会患上真正的忧郁症，而只会患上"伪忧郁症"。[3]精神病学家认为，阿尔及利亚人不会有内疚感作为症状，因为他们把所有的攻击性都转向了外部。说阿尔及利亚人只能患"伪忧郁症"是用一种间接的方式在说：他们不是文明人类。

2.8　错误的选择及其历史

医生、治疗师、病患倡导者和其他人在身体与精神、基因与创伤、药物与心理治疗方面继续争论，这些争论常常造成错误的选择。心理治疗和生理治疗都有帮助，遗传和生活事件都

[1]J. S. Teja, R. L. Narang, and A. K. Aggarwal, "Depression Across Cultures," British Journal of Psychiatry 119 (1971) 253–260.

[2]观察自 K. Singer, "Depressive Disorders from a Transcultural Perspective," Social Science and Medicine 9 (1975) 296.

[3]Frantz Fanon, The Wretched of the Earth (New York: Grove Press, 1963), 296 –310. See also Schiesari, The Gendering of Melancholy, 236.

可以在因果关系中发挥作用。这 3 类辩论的任何一方都不断出现教条式的主张。我们不应该允许这种事情发生。

至少对它的热心倡导者来说，现在看来将抑郁症视为一种生理状态，似乎是对早期道德或者心理学观点的一种进步的背离。但是对忧郁症的讨论通常是从身体和精神两方面进行的。像路德这样的大道德家也看到了疯狂的肉体。早期时代的一种智慧是我们现在要努力记住的：身体不一定只意味着身体，正如精神并不只意味着精神一样。

体液主义者可能显得古怪而不科学，他们的洞察力和观察力可能被低估。科学的一个强有力的工具是简化论（reducti-onism），如寻找疾病的单一原因。一旦细菌理论被证实，这一工具就会在传染病方面取得了很大进展。但这种单一原因学说是一种利器，会切割得太整齐。它从来没有说明疾病的社会来源（它们都有社会来源），包括传染病。单一原因学说从来没有捕捉到身体和心理复杂的相互作用，这种相互作用在所有疾病中都发挥作用，包括那些我们称之为"精神疾病"的疾病。[1]

体液主义者不知道我们现在所知道的一切。他们不知道神经递质，不知道 DNA 双螺旋和基因组，没有想到随机实验的

---

[1]最近许多抑郁症临床科学都进行了多种原因分析；见第 5 章。在最近一本关于伯顿的书中，拉登指出，她用自己不同的习惯用语预见到了这一点。她还指出，在当代科学中，对抑郁症单一病因的研究仍然是有力的。Jennifer Radden, Melancholy Habits: Burton's Anatomy and the Mind Sciences (Oxford: Oxford University Press, 2017), 39, 102.

严格性。虽然有这些障碍，他们观察到有些人似乎天生就有忧郁症的倾向，但生活和生活方式也很重要。他们发现改变生活方式会有所帮助，如增加身体活动。一些人看到了社会因素的作用，没有对阶级进行复杂的社会分析，伯顿就能够看出贫困是导致抑郁的一个因素。

在争夺心理还是身体是第一位的斗争中，精神分析学家和其他无意识思维的探索者扮演了不明确的角色。一些人采用了严格的心理学方法，不过更多的人相信心理和生理是相互作用的。

当弗洛伊德和他的追随者们把注意力转向抑郁症时，他们密切关注内疚作为一种症状。对弗洛伊德来说，内疚不仅仅是症状，而且是核心症状。他的出发点是区分忧郁（一种疾病）和悲伤（对事件的正常反应）。他询问我们能否用悲伤来理解忧郁。也许外在的相似性可能是更深层次相似性的线索，只有通过探索无意识才能找到那些更深层次的东西。

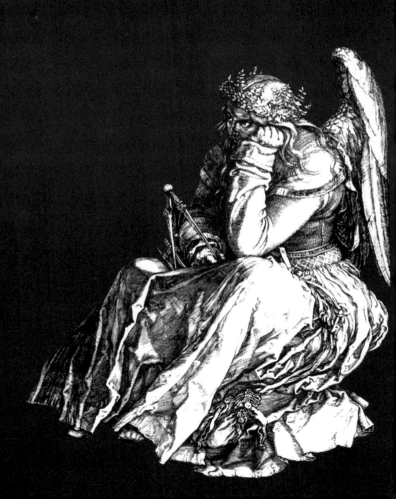

3

第 3 章

转向内部

换一个灯泡需要多少精神科医生？

只需一个，但灯泡一定要"想"换。

是的，这是一个老笑话，但它为什么有趣？它滑稽地模仿了治疗中老生常谈的事情，但这也说明了一些直觉与治疗相反：为什么人们不想改变？人们自愿接受心理治疗，为的是改变现状。抑郁症患者很痛苦。想必他们想让它消失吧？当然，他们是想改变的，或者至少他们认为他们想要改变。

　　这里的关键是他们"认为他们想要改变"。是的，有意识地寻求治疗的人是想要改变的，但并不是每件事都是有意识的。每一位治疗师都认识一些说想改变的患者，但他们似乎在努力保持不变。无意识解释了这一点。传统的动力学或精神分析提供了一种探索方式。

　　对弗洛伊德来说，无意识解决了内疚感难题：为什么抑郁的人认为自己把办公用品拿回家是罪恶的？弗洛伊德对抑郁症的内疚感有一种惊人的看法。他相信这些自责在某种程度上是真实的，虽然这或许并不是抑郁症患者的思考方式。弗洛伊德和其他精神分析学家认为，自责来自对他人的愤怒或者指责感受，而这种感受却指向了自我。然后抑郁症反映了"愤怒转向内部"。这在 20 世纪上半叶成了抑郁症的流行语，就像"化学失衡"在下半叶流行一样。内疚不是众多症状中的一种，而是解开抑郁症谜团的钥匙。

精神分析并不是唯一强调抑郁症内疚的人。内疚是法国心理学先驱皮埃尔·让内在抑郁症著作中描述的核心内容。[1]克雷佩林也认为内疚对结果来说至关重要，有内疚症状的患者会有更为长期的抑郁症。作为疾病原因的线索，内疚在精神分析思想中尤其突出。

精神分析始于 19 世纪末，最初是弗洛伊德和一批追随者发起的一场边缘运动，这场运动却最终在全球范围内彻底改变了人们对心理的看法。虽然这是一个小团体，每周只在维也纳弗洛伊德的家里开会。当时许多精神科医生对此持怀疑态度，不过许多人也对无意识和谈话治疗的可能性感到好奇。到 20 世纪中叶，精神分析不仅对精神病学和精神卫生工作产生了巨大的影响，而且对其他医学专业，如儿科也产生了巨大的影响。它还持续改变了人们对心理的普遍看法。例如，每当我们说某人"投射"或者"否认"时，我们都在使用精神分析中无意识的心理观点。

---

[1]皮埃尔·让内说："对行动的恐惧是忧郁症情绪中的一个基本因素"，见 Martin L. Reymert, ed., Feelings and Emotions: The Wittenberg Symposium by Thirty-Four Psychologists (Worcester: Clark University Press, 1928).

在某些方面，精神分析真是太成功了。虽然许多精神分析学家对疾病的其他方法以及对弗洛伊德提出的挑战持开放态度，但其他人认为，弗洛伊德所设想的精神分析是通向心理健康的唯一途径。在 20 世纪下半叶，当严重的挑战力量聚集时（医学、科学和政治），这种僵化使该运动付出了代价。到了 20 世纪 70 年代，精神分析的影响逐渐减弱。一些人质疑它的科学性。一些第二浪潮女权主义者称精神分析是父权制的堡垒，尽管精神分析也有女权主义的潮流，但对它性别歧视的指控是公平的。医疗保险结构的变化让本来就很昂贵的精神分析变得更加难以实现。从随机试验中获得的统计指标成了证明疾病治疗的标准，很难应用于精神分析。药物治疗有其自身的缺陷，但它们比精神分析更便宜、更容易使用。[1] 药物以及一些新形式的谈话治疗，也更容易在试验中研究。当精神分析学中一些更奢侈的主张落空时，幻灭就开始了，尤其是在有更多选择的情况下。幻想破灭让一些人得出了极端的结论，即精神分析毫无价值。抗抑郁药也出现了类似的情况。人们对药物寄予了极大的希望，

---

[1] 关于精神分析学不科学的批判，见 Adolf Grünbaum, The Foundations of Psychoanalysis (Berkeley: University of California Press, 1984). 关于管理式护理的作用，见 T. M. Luhrmann, Of Two Minds: An Anthropologist Looks at American Psychiatry (New York: Random House, 2001). 关于药物的作用，见 David Healy, The Antidepressant Era (Cambridge: Harvard University Press, 1997), ch. 7. 乔纳森·梅茨尔认为，性别歧视的假设和实践以精神分析为特征，在药物治疗中得以延续；见 Jonathan Metzl, Prozac on the Couch: Prescribing Gender in the Era of Wonder Drugs (Durham: Duke University Press, 2003).

现在有些人说他们一文不值，认为精神分析和抗抑郁药都没有价值。不过，处于防御状态对精神分析有一些有益的影响。这个领域对其他方法变得更加开放，不再那么教条。

精神分析的死亡已经被宣告了无数次，但从未真正发生。弗洛伊德的方法失去了在精神病专业和学院派心理学界的地位。"经典的"精神分析（每周多次会话，在沙发上进行）现在已经不那么常见了。尽管无法应用精神分析对根深蒂固的心理问题群体是一种损失，他们需要密集的工作来"重新修通"，但是它实在是太昂贵又耗时。但心理动力疗法依然存在，这种疗法不再那么密集地工作，而是基于相同的精神分析观点。在使用谈话治疗的情况下，这些想法仍具有影响力。例如，他们仍对许多临床社会工作产生影响。

我在这一章中谈到的思想家是多样化的，并不是所有人都忠于弗洛伊德的思想。所有的精神分析学都是通过对无意识的探究来定义的。精神分析学家认为无意识通过神秘的方式深深地影响着我们，我们可以通过例如梦或口误部分直接或者间接了解它。精神分析学强调内部冲突是心理问题的根源。它同样通过移情产生作用，倾向于根据无意识愿望或者可能会让人产生恐惧的事物与其他人进行联系，而不是与现实中的人产生联系。在治疗中，这通常意味着会根据患者对父母的态度倾向，与精神分析师建立关系。通过移情来解释和工作是通往无意识的一条重要途径。学习无意识可以让你对它有一些控制，减少不必要的痛苦。卡尔·荣格是弗洛伊德的追随者，他脱离了精神分析运动，但仍然是一位精神分析学家，他这样说："除非你意识到无意识，否则它将引导你的生活，而你将之称为命运。"

大多数人确实认识到了无意识，至少在一些小事上是这样的，比如早上醒来突然知道前一天问题的解决方法。心理分析学家朱莉娅·西格尔举了另一个例子：当我们读到简·奥斯汀的小说《傲慢与偏见》时，我们比伊丽莎白·贝内特自己更早认识到她爱达西先生。[1]我们看到，人们可能无法意识到自己的想法，但在外人看来却显而易见。

自 1939 年弗洛伊德的讣告公布以来，"弗洛伊德已死"的头条新闻在大众媒体上多次出现。[2]许多人认为，弗洛伊德的所有思想都被证明是错误的，他的心理学过时了。弗洛伊德确实犯了很多错误，艾萨克·牛顿和其他许多重要科学家也是如此。例如，弗洛伊德对女性心理学的看法众所周知，常常让人痛苦、感受糟糕。从 20 世纪 20 年代开始，精神分析学家卡伦·霍妮倡导了有关性别角色的修正。如果这场运动对修正持更开放的态度，那么可能就避免了来自女权主义者的合理批评。[3]但这涉及另一个问题：弗洛伊德经常以一种类似邪教的方式领导这

---

[1] Julia Segal, Melanie Klein (London: Sage Publications, 1992), 117.

[2] 参见 George Makari, Revolution in Mind: The Creation of Psychoanalysis(New York: HarperCollins, 2008), ch. 3.

[3] Karen Horney, Feminine Psychology (New York: W. W. Norton, 1993).

场运动。重大的不同意见被视为异端邪说，他们的倡导者被赶出运动。[1]不管怎样，精神分析是一个广阔的领域，它在个体心理学上有许多见解。

人们可能对弗洛伊德和精神分析学感到奇怪。有一次我和一位学院派心理学家谈论精神分析。她说，她在工作中使用了精神分析的观点，但没有使用精神分析的名称，因为如果她这样做，她将无法在心理学期刊上发表她的工作。想一想这说明了学院派心理学的什么？作品中的思想可以通过同行评审，但前提是它们要被伪装起来，隐藏使用了一个过时的理论——历史上最著名的心理学探索者的理论。[2]还有一次，我把弗洛伊德的《哀伤与忧郁症》（Mourning and Melancholia）发给一个班里的学生，这是关于抑郁症的重要著作，学生发现这些想法很奇怪。有人开始问为什么弗洛伊德如此"迷恋母亲"。我问，在人们生命最初几年，和最能满足人们需要的人之间建立关系，人们的精神生活就此通过这种关系被深刻地塑造，而建立这种关系的人通常是母亲，如果这样理解是否合理。然后，他们开始理解了阅读的内容。

---

[1]这在精神分析运动的许多历史中都可以看到，但在玛凯瑞的《思想的革命》中，这一点尤为突出。

[2]类似地，社会学家斯坦利·科恩已经证明，虽然认知科学经常声称已经推翻了精神分析学如果没有给予重创的话，它有时会使用相同的概念，同时给它们起不同的名字。Stanley Cohen, States of Denial: Knowing about Atrocities and Suffering (Cambridge: Polity Books, 2001), 43–45.

关于弗洛伊德遗留的内容，有一个重要但很简单的问题：洞察无意识是否能促进心理健康，甚至治疗疾病。有证据表明，心理治疗是有效的，但并不是所有形式的心理治疗都寻求对无意识的洞察。具有挑战性的是提炼出什么是各种心理治疗中最有用的部分。不过，弗洛伊德传统中的动力治疗至少和其他谈话治疗一样有效。一些研究显示，动力治疗带来的好处更为持久。[1]那些人说动力治疗被证明无效是错误的。

虽说如此，精神分析对抑郁症的思考并不是从弗洛伊德开始的，而是从他的同事卡尔·亚伯拉罕开始的。

3.1 抑郁症研究中的"亚伯拉罕传统"

我经常听到有人说，抑郁是一种内心的愤怒。我不知道这是怎么回事，但不可否认的是，我童年的经历在助长我患抑郁症方面起了重要作用。

——梅里·娜娜·阿玛·丹夸[2]

---

[1]Mark Solms, "The Scientific Standing of Psychoanalysis," BJPsych International 15, 1 (February 2018), 5–8; Jonathan Shedler, "The Efficacy of Psychodynamic Therapy," American Psychologist 65, 2 (February/March 2010), 98–109. More empirical research on the efficacy of psychodynamic treatment is cited in chapter 4.

[2]Meri Nana-Ama Danquah, Willow, Weep for Me: A Black Woman's Journey Through Depression (New York: Ballantine Publishing Group, 1998), 34 –35.

关于抑郁症，大多数精神分析思想的核心是对他人的愤怒，而不是对自我的愤怒。弗洛伊德开创了精神分析思想许多方面的内容——梦的理论基础，著名的发展理论，包括口唇期、肛门期、性器期和俄狄浦斯冲突，分为本我、自我和超我三部分的心智模型，所有这些首先来自弗洛伊德。许多源于他对"歇斯底里"患者的研究。"歇斯底里"是弗洛伊德时代常用的一个术语，就像现在的抑郁症一样。弗洛伊德的同事卡尔·亚伯拉罕是一位柏林的精神科医生，他首次对愤怒转向内部的观点进行了广泛阐述。[1]亚伯拉罕关于抑郁症的观点基于比弗洛伊德更多的临床经验。[2]他们现在可能也有了更多的经验支持。[3]

起初，弗洛伊德认为抑郁症的起源是生理上的。[4]他的同事威廉·斯泰克尔做了有关抑郁症的早期研究，将研究推向了

---

[1] 这一点的表现细节引人注目，见 Anna Bentick van Schoonheten's Karl Abraham;
以及传记 Life and Work, Liz Waters, trans., London: Karnac Books, 2016, originally published
2013. 这本书是亚伯拉罕生活的主要来源，对他的抑郁症有贡献。同样重要的
（和被本廷克·范·斯库恩赫滕使用的）是 May, "Abraham's Discovery of the 'Bad
Mother'."

[2] Bentick van Schoonheten, Karl Abraham, 255.

[3] 下面讨论亚伯拉罕的观点，即父母的缺席、忽视或者缺乏温暖对抑郁症的产生
很重要，这一观点得到了实证支持。见 Bentick van Schoonheten, Karl Abraham,
327; Fredric N. Busch, Marie Rudden, and Theodore Shapiro, Psychodynamic
Treatment of Depression (Arlington: American Psychiatric Publishing, 2004), 24. 就
弗洛伊德关于抑郁症的著作中出现的这一观点而言，它是模糊和未发展的。

[4] May, "Abraham's Discovery of the 'Bad Mother'", 284.

更为心理学的方向。斯泰克尔认为抑郁症中的内疚来自希望他人死亡。因为良心不允许他们达成最初的目标，所以这些内容转向内心了。[1]亚伯拉罕的观点就建立在这个基础之上。

亚伯拉罕是柏林精神分析的领军人物，柏林超越了弗洛伊德所在的维也纳，后者直到 20 世纪 20 年代都作为精神分析学的中心。他分析了许多有影响力的分析人士，包括卡伦·霍妮和梅兰妮·克莱因，这两位先驱是最早与弗洛伊德决裂的分析人士之一。[2]霍妮是最早看到弗洛伊德关于性别的观点行不通的人之一，并被广泛认为在精神分析领域开创了女权主义传统。克莱因是儿童分析的创始人，也是理论和临床技术方面一位重要而有影响力的创新者。亚伯拉罕自己也表现出了一些独立于弗洛伊德的思想。

亚伯拉罕受过精神病学方面的训练，不像弗洛伊德受过神经学的训练。当亚伯拉罕还是一个小男孩的时候，他的母亲受到了一些沉重的打击。母亲的妹妹罗莎在亚伯拉罕 20 多岁时就去世了，第二年罗莎的丈夫也去世了。大约在同一时间，亚伯拉罕的母亲从楼梯上摔了下来并流产了，母亲对这一丧失沉痛哀伤，并在余生中经常悼念。母亲的悲伤充满了亚伯拉罕的童

---

[1]见 Ibid., 286.

[2]亚伯拉罕的分析还包括另外两位著名的早期女性分析人士——埃拉·夏普和海伦娜·朵伊契，以及爱德华·詹姆斯·格洛弗和桑德·拉多，她们在精神分析的传播中都很重要。见 James Lieberman, Acts of Will: The Life and Work of Otto Rank (New York: The Free Press, 1985), 166.

年。当母亲没有能力关注到孩子的时候，孩子就会面临一些问题。这个问题让亚伯拉罕在抑郁症工作方面很困惑，他自己也可能患有抑郁症。当他把关于这个主题的第一篇文章（对 19 世纪艺术家乔凡尼·塞冈提尼的精神分析研究）寄给弗洛伊德时，他提醒弗洛伊德，这幅作品"背后有一些个人情结"。[1]亚伯拉罕看了塞冈提尼的画，并把它们与画家的生活联系起来。[2]塞冈提尼 6 个月大时，他的哥哥就去世了，母亲卧床不起。塞冈提尼 5 岁的时候，他的父母都去世了，他和一个对他不好的后继姐妹住在一起。他最后进了青少年教养院。亚伯拉罕说，塞冈提尼一生都患有抑郁症。[3]考虑到塞冈提尼初期艰难，这也许并不奇怪。但亚伯拉罕认为不仅仅是工作中的丧失和悲伤，他认为塞冈提尼也对他被遗弃感到愤怒。愤怒转向了自我，导致了抑郁。但这是为什么呢？

塞冈提尼的许多画都是关于母亲和孩子的，但主要有两种类型。有些画表现了慈爱养育的母亲，有些画则表现出女性怪

[1]May, "Abraham's Discovery of the 'Bad Mother'," 287.

[2]Bentick van Schoonheten, Karl Abraham, 82.

[3]Ibid., 82–83; Karl Abraham, "Giovanni Segantini: A Psychoanalytic Study" (1911) in Clinical Papers and Essays on Psychoanalysis (London: Maresfield Reprints, 1955). 我对亚伯拉罕的讨论也直接引用自 Karl Abraham, "Notes on the Psycho-Analytic Investigation and Treatment of Manic-Depressive Insanity and Allied Conditions" in Ernest Jones, ed., Selected Papers of Karl Abraham, M.D. (London: Hogarth Press, 1927). 除了标题，这篇论文也是关于单相抑郁障碍的。亚伯拉罕认为躁狂抑郁和单相抑郁障碍是同一疾病的两种类型。

异又冷漠。其中一幅画《坏母亲》特别打动亚伯拉罕（见图 3-1）。一个女人飘浮在一棵树旁，景色一片荒凉而寒冷。一个婴儿正试图吮吸她的乳房，但她的注意力转移了。她的头转向别处，眼睛闭着。她可能在做梦、睡觉，甚至死了。她没有抱着孩子——一只胳膊好像伸到树上，另一只胳膊放在腰上。虽然有冬天的背景，但她衣服穿得很少，只有像裙子一样的细长碎条，胳膊和胸部都没有遮住。这个孩子似乎在努力得到母亲的乳汁——当然没有得到母亲的温暖。

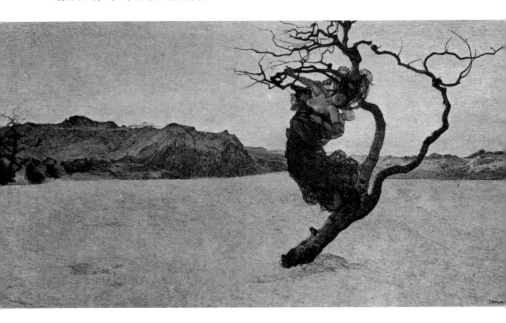

图 3-1　卡尔·亚伯拉罕将这幅画与其他描绘养育母亲的画作了对比。这种对比是为了对抗攻击艺术家母亲所带来的痛苦，而这种痛苦如果转向自我，可能会导致抑郁。
资料来源：乔凡尼·塞冈提尼，《坏母亲》，1894 年，通过维基共享

亚伯拉罕想知道，为什么塞冈提尼要画这样截然不同的母亲形象，把它们严格地划分成两种类型？亚伯拉罕认为这是塞冈提尼对自己母亲的两种态度，需要各自保持独立。视觉形象之间的明显差异造就了这种独立。精神分析人士称，母亲形象（以及其他任何人物）的心理分裂为好的和坏的。强烈的矛盾心理会引起焦虑。对你深爱的人发怒，这是难以忍受的。分裂可以管理焦虑，它把事情分为好的和坏的。你可能会交一个新朋友，他曾经认为你是最好的人，后来他会失望，攻击你，把你看作最坏的人。这是日常生活中的分裂。另一个例子是，人们认为精神分析本身是理解心理的最好方式，后来人们认为它根本毫无价值。事实上，大多数的事情和人类（父母、儿童、同事、政治领袖等）并非都是好的，也并非都是坏的，而是复杂的混合体。分裂让我们无法看到整体的复杂性。

　　塞冈提尼的画让亚伯拉罕想起了他在抑郁症患者身上经常看到的东西。患者的童年特点是母亲的注意力沉浸于悲伤或者疾病（在17世纪的英国，罗伯特·伯顿也认为，缺乏关怀的童年可能会导致抑郁症，但伯顿认为很多事情都会导致抑郁症）。对亚伯拉罕来说，母亲的疏忽让孩子们陷入困境。他们爱母亲、需要母亲，但母亲也是能够拒绝给予必需品的主要人物。当必需品被拒绝给予时，复仇的欲望就会出现，但是对一个如此需要被爱护和需要的人来说，这种感觉难以忍受，并引发自责。亚伯拉罕认为，所有的孩子都天生就有攻击倾向，这种倾向可能会因疏忽引起的报复性感情而加剧。复仇的情绪转向内部，而导致抑郁。

在亚伯拉罕看来，这本身并不会导致临床疾病。如果人们后来遇到类似的挫折，比如失去爱，他们可能会以同样的方式做出反应，把愤怒转向自己。这就是为什么抑郁的人不仅有不快乐的感觉，而且会觉得不配幸福。他们觉得内疚不会等同于任何真正的罪行。亚伯拉罕的理论解释了为什么。如果患者的痛苦是由无意识自责引起的，那么他们可能会有意识地想结束他们的痛苦，但在无意识中他们会认为这是他们应得的。

亚伯拉罕还相信存在一种天生的抑郁因素，我们现在称之为"遗传倾向"。[1] 有些人指责精神分析学家忽视了身体，但其中许多人看到了身心之间复杂的相互作用——通常一些试图将心理学排除在外的生物精神病学家更是如此。

亚伯拉罕认为，孩子的攻击性表现在咬母亲的乳房，他称之为"食人欲"。[2] 在成人抑郁症中，亚伯拉罕认为，对这种冲动的自责解释了为什么抑郁症患者的食欲下降。这是一种精神分析式的解释，可能会让人怀疑牵强附会。达里安·利德指出，当我们开始思考一个人对所爱的人会频繁地说"吃掉你"的时候，

---

[1] Bentick van Schoonheten, Karl Abraham, 353.

[2] Ulrike May, "In Conversation: Freud, Abraham and Ferenczi on 'Mourning and Melancholia' (1915–1918)," The International Journal of Psychoanalysis 100, 1 (2019) 77–98.

这种对所爱之人会有食人冲动的明显奇怪言论似乎就不那么怪异了。[1]

亚伯拉罕观察了抑郁症患者的症状，并由此构建了一个抑郁症的一般理论。他没有考虑到引发抑郁状态的多种途径。亚伯拉罕还用一个小样本声称精神分析治疗有很好的治疗效果，在当时几乎没有有效的治疗方法。[2]亚伯拉罕是一名受过训练的精神病学家，他还在私人诊所以外观察了抑郁症及其治疗，因此他的说法不能说没有根据。在20世纪早期的医学，使用小样本量的患者来提出宏大的主张是很常见的。早期发展了躯体精神治疗的人，包括ECT，他们的主张也基于对少数患者的成功。

弗洛伊德使用了一个古老的词语"忧郁症"，不像亚伯拉罕，他使用抑郁症，虽然他们描述的临床情景相似。弗洛伊德也经常接受他的追随者或者持不同意见者最先探索的课题，然后写下自己的解释，上面印有他作为运动创始人和领袖的权威印章。如果他有意用《哀伤与忧郁症》来取代亚伯拉罕的作品作为权威作品，那么他取得了成功。因为许多精神分析人士都认为《哀

[1] Darian Leader, The New Black: Mourning, Melancholia and Depression (Minneapolis: Graywolf Press, 2008), 61.

[2] Karl Abraham, "A Short Study of the Development of the Libido," in Ernest Jones, ed., Selected Papers of Karl Abraham, M.D. (London: Hogarth Press, 1927), 479.

伤与忧郁症》是一部杰作，它成为后来探索抑郁症的试金石。[1]

　　弗洛伊德所说的忧郁症就像现在所说的抑郁症。[2]他说，忧郁症经受的痛苦超出了我们在正常生活过程中的期望，同时对生活和世界失去兴趣。快乐和满足的来源似乎是空洞或者徒劳的——"用哈姆雷特的话来说，厌恶、陈腐、乏味而无聊。"食欲和睡眠都受到了干扰。[3]弗洛伊德从观察忧郁症与哀伤的相似性开始。弗洛伊德不是第一个注意到这些相似的，也不是第一个注意这两者有明显区别：我们认为悲伤是正常的。虽然悲伤很难度过，但它不是疾病，而且可能是健康的。弗洛伊德采用了相称标准。当症状与外部现实不符时，症状表现为疾病。他还指出，忧郁症中常见的低自尊在哀伤中通常是没有的。

　　弗洛伊德想知道，如果我们认为哀伤是正常的悲伤，那么是否可以深入了解我们认为的忧郁症是患病的悲伤。哀伤和忧郁症之间的区别是否能掩盖起源的相似。如果是这样，忧郁症的原因可能不是没有，而是隐藏起来了。弗洛伊德的许多思想都来自他与患者的合作，并从中发展了著名的梦的理论、口误

---

[1]《哀伤与忧郁症》经常被精神分析学家引用自，弗洛伊德最伟大的成就之一，
　　如 Priscilla Roth, "Melancholia, Mourning, and the Countertransference," in Leticia
　　Fiorini, Thierry Bokanowski, and Sergio Lewkowiz, eds., On Freud's "Mourning
　　and Melancholia" (London: Karnac Books, 2009, originally published 2007).

[2] Sigmund Freud, "Mourning and Melancholia," in Sigmund Freud, On Murder,
　　Mourning, and Melancholia (Shaun Whiteside, ed., London: Penguin Books, 2005).

[3] Freud, "Mourning and Melancholia," 206.

理论和其他方面的一般心理学理论。他经常从精神疾病中深入了解健康心理。但在《哀伤与忧郁症》中，他却正好相反，他通过观察正常状态的悲伤来了解疾病。

弗洛伊德说："哀伤是对现实丧失的适应。"逝者的记忆常被痛苦地铭记在心，常常很痛苦，渐渐会失去情感的力量，对世界的兴趣也停止了。也许忧郁症也是由于丧失导致的，但是属于无意识的丧失。可这是为什么呢？弗洛伊德想知道内疚是否能为这个问题提供答案。

弗洛伊德说，反驳那些内疚的想法是毫无意义的。他认为自责是有效的，虽然这并不是一个人有意识思考的方式。他说，如果仔细倾听，我们会发现，这些指责适用于一个他爱或者爱他的人，但他已经失去了。丧失不一定是一个人的实际死亡或离开，但会在关系中失望。弗洛伊德随后迈出亚伯拉罕没有迈出的一步。他认为，对丧失的一种反应可能是把失去的人吸收到自己身上。这是一种内投射，无意识中把一个对象带入自己，如一个他爱的人。[1]"内投射"是与更为熟悉的术语"投射"相反。投射是一个无意识的过程，会在别人身上看到它，否定我们自己不想要的部分。我们可能会对自己的贪婪、攻击性或其他不好的特质感到很不舒服。为了消除内疚，我们想象是其他人贪婪或者有攻击性。在内投射中，我们吸收其他人，并让他

---

[1] May, "In Conversation," 79.

们成为我们自己的一部分。内投射是精神分析中另一个看似奇怪的想法，但它就像我们对一个已经离开之人说的那样，"他的一部分永远活在我的心中"。

弗洛伊德赞同亚伯拉罕的观点，即他爱的事物也是攻击的目标：对我们感觉最强烈的人会产生矛盾心理。毕竟，我们最爱的人最有能力让我们失望。如果我们认为一个我爱的事物被我们夺走了，在内投射中，我们可能会把自己看作小偷。这就是为什么偷办公用品可能成为深深自责的根源。对其他人来说，这种行为似乎微不足道，但抑郁症患者感觉到他们急需的东西被拿走了。拿办公用品只是一个象征性的标志，会感觉真正有价值的东西被偷了。原来的目标是惩罚情感，现在经过内投射，真正的小偷如同现在的自己一样。只要这仍然是无意识的，这就不是一个能够理性辩论的问题，这也是为什么弗洛伊德认为反驳它毫无意义。

精神分析中所谓的反生物教条的程度被夸大，有时甚至非常疯狂。[1]弗洛伊德在《哀伤与忧郁症》的第一页上说，许多抑郁症病例可能有生物学根源。[2]他试图解释那些没有生物学根源的心理原因。虽然一些精神分析学家希望忽视生物学，但大多数人却不愿意。弗洛伊德和他的大多数追随者认为，心理与身体之间有着复杂的相互作用，但由于生物学知识的局限性，

---

[1] 见 Sadowsky, Electroconvulsive Therapy in America, ch. 4.

[2] Freud, "Mourning and Melancholia," 203; Jackson, Melancholia and Depression, 226.

他们经常关注心理。

弗洛伊德与亚伯拉罕观点最大的不同就是强调了内投射。弗洛伊德告诉亚伯拉罕，最终他会分享大师级的观点。[1]这个预言实现了。在《哀伤与忧郁症》出版几年之后，亚伯拉罕重新回到这个主题，采纳了内投射的概念。亚伯拉罕的新作品充满了对弗洛伊德的尊重，虽然他旁敲侧击地暗示他的这位导师不是通过深入的临床研究，而是凭直觉理解忧郁症。[2]亚伯拉罕现在相信弗洛伊德看到了抑郁症不仅仅是愤怒转向内部，而且还是转向攻击内投射的客体。

被亚伯拉罕分析的梅兰妮·克莱因是之后在抑郁症方面最重要的精神分析革新者。克莱因把弗洛伊德的思想推向了一个全新的方向，以至于有些人质疑她是否还可以被称之为弗洛伊德主义者。克莱因坚持说他们是。不同于其他一些激进的创新者，克莱因设法保有她在精神分析领域的地位。

克莱因于 1882 年出生在维也纳，她经历了很多个人悲痛。在她小时候一个哥哥和一个妹妹就去世了，婚后不久她的丈夫有了外遇。在她二十几岁的大部分时间中，克莱因都是在自己的抑郁中度过。她从小就对医学和精神生活感兴趣，弗洛伊德

---

[1] May, "Abraham's Discovery of the 'Bad Mother,'" 297. 梅指出，弗洛伊德也告诉斯蒂克尔和维克多·托斯克，他们最终会接受他的观点。他也对荣格做出了这样的预测，事实证明这是不准确的。

[2] Abraham, "A Short Study of the Development of the Libido," 433.

的好友桑德尔·费伦茨在布达佩斯对她进行了第一次分析。克莱因搬到柏林和亚伯拉罕一起工作，后来因为德国日渐增长的反犹太主义而离开。后来移居英国，在那里她成为可能是英国精神分析史上最重要的人物，也被称为精神分析学派客体关系的创始人。她是儿童分析领域的先驱，以游戏治疗闻名。儿童在分析师面前游戏，以此替代对儿童有些困难的沙发式自由联想。亚伯拉罕比其他许多分析家更强调母亲而非父亲在发展中的作用。克莱因是最早的精神分析学家之一，同时也是一位母亲，她对这一观点做了进一步研究。

和亚伯拉罕一样，克莱因对婴儿的攻击性感兴趣。她认为对母亲的矛盾心理是这个人以后可能有其他分裂行为的模型。对母亲的矛盾情绪既不可避免也十分强烈，因为无论从身体上还是情感上来说，母亲同时是必需品的主要提供者和剥夺者。她认为，这对我们所有人来说都是一个问题。如果不能成功解决，就可能会导致精神疾病。

克莱因提出了一种心理位置理论（心位理论，theory of psychological positions），称为偏执——分裂心位和抑郁心位。这些心位最初是婴儿发育的阶段，但与许多心理学理论中的阶段不同，克莱因认为人们不是以线性的方式通过这些位置，而是在整个生命过程中不断循环。偏执——分裂心位在出生后的前几个月占主导地位。这个时期是"偏执狂"，因为婴儿将他们的破坏性冲动投射到母亲和其他人物身上，想象受到迫害。攻击性投射到外部世界可以解释像是童年怕黑一类的事情，比如"床下有怪物"。[1]"精神分裂"是分裂。在幻想中，需要管控对照顾者的矛盾心理，这导致将照顾者分裂成都是好的版本和都是坏的版本，无法将他们视为一个整体的复杂的人。在抑郁心位下，孩子们能够整体看待母亲。因为意识到这是针对所爱客体的感受，这就导致了他们对破坏性幻想的自责。自责会伴随着提供补偿的愿望。偏执——分裂心位和抑郁心位有着不同的主要焦虑。在偏执——分裂心位下，焦虑是被害性的，害怕被消灭。在抑郁心位下，焦虑变成了关心保护所爱的客体。[2]

抑郁心位是情感上的抑郁，不是临床上的抑郁。抑郁心位是成长过程中正常健康的一部分。攻击性和随之而来的自责很普遍，尤其是在断奶时，抑郁情绪会体验为一种丧失。[3]母亲的乳房象征着爱和安全，一切都很好。不过如果有过多的攻击性冲动，冲突得不到充分解决，就可能产生抑郁。抑郁心位的转变意味着忍受恐惧和内疚。一个能够忍受孩子偶尔敌意和悲

[1]正如克莱因所说："这些焦虑内容和防御机制构成了偏执的基础。在对魔术师、女巫、邪恶野兽等的幼稚恐惧中，我们察觉到某种焦虑……"A Contribution to The Psychogenesis of Manic-Depressive States," in Juliet Mitchell, ed., The Selected Melanie Klein (New York: The Free Press, 1986), 117.

[2]Dina Rosenbluth, "The Kleinian Theory of Depression," Journal of Child Psychotherapy 1, 3 (1965) 20 – 25.

[3]Melanie Klein, "Mourning and Its Relation to Manic-Depressive States," in Mitchell, ed, The Selected Melanie Klein, 147–148.

伤的母亲可以帮助解决这个问题。[1]她向孩子证明，幻想中的毁灭并不会造成实际的伤害。[2]技能的增长、创造力的蓬勃发展和控制敌意冲动的能力，所有这些都能增强儿童的建设性能力，对抗抑郁情绪。[3]

抑郁心位不仅不是一种心理疾病，而是通向心理健康的潜在途径。它可以引导人看到整个客体（避免分裂），参与创造性工作。不过如果这种发展失败，可能会导致临床疾病，表现为绝望、自责，或者疯狂、否认、内疚。战胜父母的愿望可以重新激活早期攻击的内疚感。[4]这就是为什么抑郁会在意想不到的时候出现，它出现在一个人经历成功而不是挫折之时。

斯泰克尔、亚伯拉罕、弗洛伊德和克莱因都有自己的观点和重点。综合来说，它们构成了抑郁是愤怒转向内部这一观点的基础理论。后来的几位分析人士对此进行了详细阐述。一个是奥托·费尼谢尔，他是弗洛伊德在维也纳的追随者，移民到了美国。费尼谢尔认可攻击转向内部的观点。[5]他认为还有 3 个因素导致了抑郁症：①童年时期的丧失；②晚年的丧失，这种

---

[1] Rosenbluth, "The Kleinian Theory of Depression," 22.

[2] Klein, "Mourning and Its Relation to Manic-Depressive States," 149.

[3] Ibid., 155.

[4] Herbert Rosenfeld, "An Investigation into the Psychoanalytic Theory of Depression," International Journal of Psychoanalysis 40 (1959), 105–129.

[5] Otto Fenichel, The Psychoanalytic Theory of Neurosis (New York: W. W. Norton & Company, 1945).

丧失通过早期的重复引发抑郁；③体质因素，是指一些天生的倾向。[1]此时的精神分析学家工作在一个对遗传学知之甚少的时代。但和体液主义者一样，他们也观察到疾病在家族中传递。

费尼谢尔并没有像亚伯拉罕对精神分析治疗抑郁症那样的乐观态度。20世纪40年代，在第一批被称为抗抑郁剂的药物问世前的10年，他为精神分析疗法辩护，只说要考虑休克疗法的风险（他看到了休克疗法对一些患者的价值），几乎没有更好的治疗方法。他认为，一些不能得到有效帮助的人，在精神分析后至少会感觉好一点，因为他们有一个地方可以解除自己的思想负担。

20世纪后期，法国精神分析学家安德烈·格林把亚伯拉罕遗留的内容带向了另一个方向。和亚伯拉罕一样，格林关注母亲在情感上不亲近孩子这种情况下的影响。他把它称为"死亡"——不是字面上的意思，而是在某种意义上，孩子们觉得母亲的不可接近是一种死亡。这些母亲在他们的孩子还小的时候就经历了丧失。母亲的悲伤会否认孩子的满足感，孩子无法像其他人那样取悦母亲。作为成年人，这些患者在寻求治疗时并不总是看上去很抑郁，不过在治疗后期可能会出现抑郁倾向。

---

[1] Ibid., 403. Fenichel thought the likelihood of a hereditary factor was particularly likely in manic depression.

格林认为母亲的抑郁导致了孩子的"空虚"。[1]这种空虚来自孩子对丧失母亲的爱感到焦虑。丧失导致孩子撤回到自己的内心世界。孩子们很容易受到"邪恶的黑暗的抑郁"的影响。[2]然后孩子们可能会尝试补偿。对父亲的依恋可能是其中之一，不过父亲可能经常不在身边。那些通常是健康的、有意义的活动可能对这些孩子有过度驱动的性质。玩耍感觉并不像是一种自由玩耍，而是想象上的强迫。增长智力是一种追求成就的强烈驱力，而不是对创造力的享受。可能会有表面上的成功，就像找到工作，开始上班，建立婚姻，抚养孩子。但所有这些都带有某种内在的死亡感。这就是为什么他们最后会出现在精神分析师的诊疗室里。

瑞士精神分析学家爱丽丝·米勒在 20 世纪 70 年代末出版的畅销书《天才儿童的戏剧》(*The Drama of the Gifted Child*)也与亚伯拉罕的作品有着密切关系。不过更多的是因为这个主题是父母情感疏远，而不是因为愤怒转向内部。[3]米勒看到许多抑郁症患者的父母给予了他们很多关注，甚至还有赞美和钦佩，这让他们的抑郁症令人费解。但米勒发现，他们父母的关

---

[1]André Green, On Private Madness (London: H. Karnak Books, 1997, originally published 1986). See also Gregorio Kohon, ed., The Dead Mother: The Work of André Green (London: Routledge, 1999).

[2]Green, On Private Madness, 146.

[3]Alice Miller, The Drama of the Gifted Child: The Search for the True Self (Ruth Ward, trans., New York: Basic Books, 2007, originally published 1979).

注往往更多地来自希望利用孩子来弥补父母自己的不安全感，而不是来自孩子的需要。像亚伯拉罕和格林一样，她发现父母自己也经常抑郁。孩子们对父母的不安全感变得敏感起来，扮演着父母需要他们扮演的角色，充当"活着的抗抑郁药"。这种对自身需求的疏远导致了孩子的抑郁，这种抑郁可能会与作为对抑郁进行防御的夸大交替出现。正如稍后将在有关抑郁症的回忆录文献中看到的，这一观点引起了许多成年抑郁症患者的共鸣。正如一位回忆录作者所写的，当她读到《天才儿童的戏剧》时，"就像我曾说过的其他中产阶级、成就非凡的读者一样，我觉得米勒就是在写我。"[1]并非所有抑郁症的无意识工作探索者都遵循亚伯拉罕和弗洛伊德的观点。亚伯拉罕流派的精神分析学家之一的桑德·拉德认为，抑郁症患者太依赖别人的爱。孩子渴望父母的爱，但不可避免地会错误行动，他们所面临的惩罚被他们认为是爱的撤回。他们可能学会用悔恨、抢先的自我惩罚来抵挡惩罚。这可能是有意识开始的，但最终会成为一种无意识习惯。在桑德·拉德的理论中，抑郁症是对世界说话的一种方式，对我宽容一点，看看我已经有多痛苦了。[2]

移居美国的弗洛伊德维也纳分析学会的另一位成员爱德

[1] Sharon O'Brien, The Family Silver: A Memoir of Depression and Inheritance (Chicago: University of Chicago Press, 2004), 32.

[2] Sander Radó, "The Problem of Melancholia," The International Journal of Psychoanalysis 9 (1928) 420–438. 在神经症的精神分析理论中，他的思想在费尼切尔关于抑郁症的概述中占有一席之地。

华·比布林认为，许多抑郁症并不涉及自我攻击，自我攻击并不总会导致抑郁症。相反，比布林强调了无助感，那种愿望无法实现时的感觉。这可能是任何事情，从未能争取到爱慕对象的兴趣，到无力面对政治事件。无助感可能是像比布林这样的犹太精神分析学家所深深感受到的那样。他经历了希特勒1938年吞并奥地利的过程。但对比布林来说，导致抑郁症的无助感不仅仅是对时事的反应。抑郁情绪是通过激起婴儿对被剥夺食物的挫败感而获得力量的——这是一种常见的经历，因为人类婴儿无法自己获取食物，而且往往不会或者不能在他们需要的时候随时获得食物。[1]无助感的问题让人心酸，因为比布林在写作时患有帕金森。他逝世于1959年，享年64岁。

几年后，美国心理学家马丁·塞利格曼对狗实施电击，发现那些无法预测如何避免电击的狗似乎表现出类似人类抑郁症的情感和行为。他接着提出，抑郁症是对一个人无力控制不良事件的一种反应。他还提出，儿童时期的无助感会让成年人易患抑郁症。这些观点与比布林的一样。[2]他将他的理论称为"习

[1]Edward Bibring, "The Mechanism of Depression," in Phyllis Greenacre, ed., Affective Disorders: Psychoanalytic Contributions to Their Study (New York: International Universities Press, 1953); David Rapaport, "Edward Bibring's Theory of Depression," in James C. Coyne, ed., Essential Papers on Depression (New York: New York University Press, 1986).

[2]Martin Seligman, "A Learned Helplessness Model of Depression," in Jennifer Radden, ed., The Nature of Melancholy (Oxford: Oxford University Press), 311–316.

得性无助"，并在抑郁症研究中声名鹊起。尽管与比布林的抑郁模型极为相似，塞利格曼还是将他的抑郁模型视为一种智力上的大胆行为，彻底打破了当时的精神分析正统观念。[1]伊迪丝·雅各布森还认为，早期的精神分析学说对自我有着太多的内疚和攻击。不过，她认为比布林在否认其重要性方面做得太过火了，而且比布林过于强调无助感。雅各布森是犹太人，19世纪90年代出生在德国，当时精神分析领域正初具规模。在很少有女性能够做到这一点的时候，她已经成了一名医生。她在20世纪20年代接受了精神分析方面的训练，并被费尼切尔分析过。到了20世纪30年代，她已经是一位受人尊敬的精神分析家，几十年来她在美国治疗了许多抑郁症患者。她关于抑郁症的著作是基于丰富的临床经验。[2]当将抑郁症与悲伤区分开来看时，雅各布森发现许多抑郁症患者希望悲伤。悲伤是一种重新充分感知情绪的途径，能从抑郁症的"死亡"中解脱。她强调母亲在理解和接受孩子方面的失败。她还认为，许多抑郁症，特别是精神病抑郁症，可能有生物学根源。[3]

[1]见他的回忆录，Martin Seligman, The Hope Circuit: A Psychologist's Journey from Helplessness to Optimism (New York: Public Affairs, 2018), ch. 7.

[2]Biography of Jacobson, 选自 Brenda Maddox, Freud's Wizard: Ernest Jones and the Transformation of Psychoanalysis (Cambridge: Da Capo Press, 2007, originally published 2006), 224–225. 关于雅各布森时代及之后临床经验日益丰富的问题，见 Arieti and Bemporad, Severe and Mild Depression, 54 – 55.

[3]Edith Jacobson, Depression: Comparative Studies of Normal, Neurotic, and Psychotic Conditions (Madison: International Universities Press, 1971).

在 20 世纪 50 年代的华盛顿特区，一个由精神分析师弗瑞达·弗罗姆·瑞茨曼领导的小组提出，嫉妒和对嫉妒的恐惧是抑郁症的核心。他们提到《圣经》中的人物，描述了"约瑟夫综合征"。在这种情况下，父母的宠儿很可能会患抑郁症。这样的孩子害怕来自兄弟姐妹的强烈嫉妒。低估自己，隐藏自己的才能，成为他们个性中根深蒂固的部分。他们不能发挥最大的优势，甚至可能会相信他们没有任何优势。这样的人在违反直觉的时候变得抑郁，比如在工作中得到晋升。[1]

3.2　荣格：抑郁症是一种机会

大多数人都认为抑郁症是一件坏事。它有什么好的方面吗？亚伯拉罕认为抑郁满足了自我惩罚的需要。这是一种悲伤的"好"的形式。瑞士精神病学家卡尔·荣格对抑郁症更宽容。他相信这会孕育成长和创造力。

在精神病院工作时，荣格曾是亚伯拉罕的同事，他无意间在许多方面发展了与弗洛伊德相同的思想。两人见面后，他们有着强烈的个人和智力上的合作关系。一部分原因是弗洛伊德担心，在这个运动中犹太人的比例很高，可能会让精神分析成为犹太人的心理学，他亲手挑选了非犹太人的荣格作为领导这

---

[1] Rosenfeld, "An Investigation into the Psychoanalytic Theory of Depression," 114.

一运动的继任者。[1]

但一切都是徒劳。荣格提倡的观点与弗洛伊德认为的精神分析非常不同。荣格开始怀疑弗洛伊德思想当中性的核心地位。力比多在弗洛伊德认为是人的一种性驱力，荣格则更广泛地把它定义为任何心理能量或者情感投入。它可能包括性，也包括其他动机。荣格也更愿意思考一种精神实质，这对弗洛伊德来说近乎是神秘主义。弗洛伊德虽然容忍了一些小的异议，但荣格的偏离却走得太远了。荣格继续发展自己的深度心理分析学，他承认弗洛伊德的恩情，但也发现弗洛伊德的观点有局限性。

荣格从抑郁症的模糊性开始研究。它既是情绪，又是一种疾病。[2]当它是情绪时，人们会想要渡过。当改变的动力因"心理能量"低而丧失时，它就变成了疾病，并以自我贬低为标志。他认为人们的心理能量有限，分布在无意识和意识的大脑之间。在抑郁时，这种能量从外部世界上转移出去，向内转化到无意识心理世界。"心理能量"看起来似乎是无形的——它能被观察和测量吗？比如就像电能。如果不能，我们又如何知道它是真实的呢？但是，任何有抑郁症的个人或有临床经验的人都会告诉你，抑郁症患者确实感觉到能量的减少，这似乎很难用热量

---

[1]关于弗洛伊德与荣格的关系有许多说法。最近最好的讨论之一是 George Makari's Revolution in Mind: The Creation of Psychoanalysis.

[2]荣格没有专门论述抑郁的书或者文章。他的著作中零散地提到了这一点。我的总结在很大程度上依赖于 W. Steinberg, "Depression: A Discussion of Jung's Ideas," Journal of Analytical Psychology 34 (1989) 339–352.

消耗、身体健康或者睡眠量等身体因素进行解释。无论抑郁症患者睡了多少觉，他们都觉得自己需要更多，醒着的时候总是让人感觉疲劳。

　　但是为什么所有这些能量都在无意识中被消耗了呢？荣格认为，抑郁症是一种信号，表明人需要注意无意识，仿佛是在挥手说："嘿，别再对所有的外在事物大惊小怪。注意我，我有事情要告诉你。"荣格强调了无意识的创造力，在抑郁症中看到了个人转变的机会。人需要看里面，看看什么吸引了心理能量，将出现什么样的幻想或者形象。

　　虽然抑郁症痛苦重重，但它可能会促进成长。按照神话的说法，荣格将抑郁症比作英雄与怪物搏斗的黑暗征途，结局是英雄象征性的死亡。荣格认为，对应到现实中，死亡的是对抑郁状态的态度。例如，总把自己看作受害者的想法会消失，但只有当你对无意识中的黑暗有所预料时。抑郁症可能非常清晰地显示出他们的行为和思考方式，他们不可能不利用抑郁症提供的机会。

　　荣格把抑郁症看作一种机会，是对的吗？有一本书描述了服用抗抑郁药的群体，社会学家戴维·卡普询问他们是否对自己的疾病有积极的看法。几乎所有的受访者都表示，药物让他们更加了解、更敏感、更内省。[1]对荣格来说，抑郁症本身就

---

[1] David Karp, Is It Me or My Meds?: Living with Antidepressants(Cambridge: Harvard University Press, 2006), 196.

是一个死胡同。只有克服了它，才会通往成长和创造力之路。

和弗洛伊德一样，荣格很少谈及为什么抑郁症发生在某些人而不是其他人身上。他和亚伯拉罕一样，认为天生的倾向是可能的。他认为治疗不应该集中在原因上，而是要解决心理能量失衡的问题。正视与抑郁症相关的幻想，将患者从无意识的注意力消耗中解放出来，释放心理能量，供外部世界使用。

3.3 问题大脑时期的精神分析

如果百忧解出现在弗洛伊德时代，他会不会为他的患者尝试一下？在 20 世纪 70 年代，这是一个有抗抑郁药的时代，一位名叫拉斐尔·欧舍洛夫的医生，成功起诉了医院，因为医院只用精神分析性谈话治疗他的严重抑郁症。他申诉自己没有得到标准的保健。从此，精神分析治疗与生理治疗之间的抗争成为热门话题。

不过，弗洛伊德很可能不仅是开放的，而且渴望尝试新的生理治疗。他的职业生涯是从神经科医师开始的，他对药物治疗的能力充满希望。[1] 他终生坚持认为科学最终会揭示精神疾病背后的生物学内容。[2] 当然，他可能也会像他后来的许多追

---

[1] Gary Greenberg, Manufacturing Depression: The Secret History of a Modern Disease (New York: Simon and Schuster, 2010), 149–150.

[2] Elliot S. Valenstein, Blaming the Brain: The Truth About Drugs and Mental Health (New York: The Free Press, 1998), 11.

随者那样认为，生物学只是第一步，而更深层次的改变需要动力治疗。

但在 20 世纪 70 年代，精神分析确实面临着严峻的挑战，因为心理健康领域转向了一个新的重点——生物学。当然，那时大部分心理治疗依然是精神分析。但是精神科医生以及后来的公众，越来越认为抑郁症是一种大脑疾病。这将在以下两章中详细介绍，但现在注意到三个主要原因。第一个是抗抑郁药。它们的明显功效让许多人认为抑郁症的原因肯定是生理上的，但在早期，在长达几个世纪里，在不排除心理治疗情况下人们已经开始使用生理方法来治疗抑郁症。第二个变化是遗传学。单相抑郁障碍的某些遗传性得到了更多的科学支持。第三个因素是修订 DSM-III。新手册避免提及抑郁症和大多数其他精神疾病的成因，侧重于描述症状。它将精神分析语言从诊断中剥离出来，这种描述性质可能鼓励了生物精神病学。生物学方法并不新鲜。但这种声称它们是唯一方法的咄咄逼人的言论却新鲜出炉。

精神分析人士不得不做出应对。一些人转变成为生物精神科医生。有些人则相反，只关注心理原因和心理治疗。但是从 20 世纪 70 年代开始，精神分析学家关于抑郁症的主要著作大多走了第三条道路，承认并欢迎生物学方法的力量。他们认为新的生物学方法并没有反驳精神分析方法，也没有让精神分析过时，而是看到二者是互补的。

20 世纪 70 年代，西尔瓦诺·阿列蒂和朱尔斯·贝姆帕德共同撰写了一本精神分析教科书，描绘了抗抑郁药物有良好的效果，但他们认为大多数患者也需要心理治疗。[1]心理学家南希·麦克威廉斯撰写了一本精神分析诊断教科书，该书也支持药物的使用。麦克威廉斯写道，最棘手的抑郁症患者包括"妄想和坚决自我憎恨的精神疾病患者，他们能够吸收治疗师多年的努力，并且仍然毫不批判地相信拯救世界的最佳方式是摧毁自我，直到发现抗抑郁药之后这一现状有所改变"[2]。麦克威廉斯也承认抑郁症的遗传易感性。不过，精神分析人士认为症状的意义仍然重要，他们指责完全的生物学方法没有解决主观经验。

抑郁症中生物过程的存在也并不意味着病因是完全生物性的。英国精神分析学家约翰·鲍比，影响了后世几十年的人，他在 1980 年出版了著名的"依恋与丧失三部曲"的最后一卷。鲍比认为，抑郁症期间大脑中的化学变化并不意味着影响顺序

---

[1]Silvano Arieti and Jules Bemporad, "The Psychological Organization of Depression," American Journal of Psychiatry 137, 11 (November 1980) 1360 –1365.

[2]Nancy McWilliams, Psychoanalytic Diagnosis: Understanding Personality Structure in the Clinical Process (New York: The Guilford Press, 1994), 229; 另见 240 页。她的书旨在补充 DSM-III，她欢迎 DSM-III 的无神论性质，因为它允许精神病学的标准化。历史学家有时描述的好像所有精神分析学家都在痛斥 DSM-III；麦克威廉斯对此的认可见第 vii 页。关于精神分析对药物价值认识的另一个例子，见 Busch et al., Psychodynamic Treatment of Depression.

是化学因素第一，情绪因素第二。[1]他发现抑郁症患者与父母之间的关系往往不稳定，可能会被反复告知他们是不可爱或者不称职的，或者很可能在童年时期失去了父母。[2]在他们1978年的教科书中，阿列蒂和贝姆帕德指出，遗传学和神经化学的研究当时还不具有决定性。回顾过去，这一论点看起来很明智，因为它们现在仍然不是。[3]他们还认为，药物的效果并不能证明心理学无关紧要，但相反的是，抑郁症的生理变化可以独立解决。[4]一本2004年的精神分析教科书鼓吹短程治疗、认知疗法和药物治疗的价值，但说抑郁症的治疗仍具挑战（确实如此）。它认为，心理动力学治疗可以帮助轻度或者中度病例，双相情感障碍和重性抑郁症也可以受益，前提是他们的症状可以通过药物治疗减轻。[5]

茱莉亚·克里斯蒂娃是一位保加利亚的哲学家和精神分析学家，自20世纪60年代以来一直在法国工作。她将精神分析的视角应用于抑郁症的性别比例问题。[6]精神健康工作者几十

[1] John Bowlby, Attachment and Loss, Volume III: Loss (New York: Basic Books, 1980), 261.

[2] Ibid., 247–248.

[3] Silvano Arieti and Jules Bemporad, Severe and Mild Depression: The Psychotherapeutic Approach (New York: Basic Books, 1978), 4 – 5.

[4] Ibid., 128.

[5] Busch et al., Psychodynamic Treatment of Depression, 3 – 5.

[6] Julia Kristeva, Black Sun: Depression and Melancholia (New York: Leon S. Roudiez, trans., Columbia University Press, 1989, originally published 1987), 3–94.

年来一直对抑郁症的性别比例感到困惑。为什么女性比男性更容易被诊断为抑郁症？他们是真的更容易患有抑郁症，还是仅仅因为更容易被诊断出来？如果女人更容易患病，这是为什么？如果只是诊断变多，又是为什么？[1]一些女权主义精神分析学家借鉴内投射的思想，提出女性的抑郁可能与认同感有关：男孩不太容易受到母亲的内投射，因为他们的性别不同。[2]女孩认同母亲，能更深入地代入自我之中，把愤怒转向内投射的客体。

克里斯蒂娃说，幼儿面临的主要困境是实现自主性。在她看来，这需要幼儿在精神上"脱离母亲"。但这对女孩来说更难，因为她们认同母亲。忧郁的女孩如果没能"脱离"母亲，那就必会"脱离"自己。换句话说，母亲是丧失的客体，但丧失得不够多。克里斯蒂娃认为精神分析是一种抗抑郁药，它有机会将经验转化为语言并加以解释。这听起来完全像是一个心理学理论，但克里斯蒂娃也主张使用药物治疗情绪障碍。克里斯蒂娃关于抑郁症的书籍在百忧解获批的同一年出版。[3]

---

[1]我将在第4章详细讨论这些问题。

[2]McWilliams, Psychoanalytic Diagnosis, 239.

[3]斯基耶萨对克里斯蒂娃的抑郁症理论进行了批判性的阐述，理论见 The Gendering of Melancholia, 77–93. 斯基耶萨认为克里斯蒂娃的作品是对母亲的指责，因此是反女权主义的，我不赞同这种解读。斯基耶萨还认为克里斯蒂娃对锂的宣传"让人不安"，但没有说明原因（The Gendering of Melancholia, 78）。

在整合精神分析和生物学方面，最雄心勃勃的尝试是全新的、富有创意的神经精神分析（neuropsychoanalysis）领域。领航人物是南非神经心理学家和精神分析学家马克·索尔姆斯。索尔姆斯思想的核心是，精神分析学和神经学是在用两种方式看待同一事物：精神活动。神经学关注客观生理过程，而精神分析关注主观。[1]在这种思维方式中，心理和大脑并不是完全不同的事物。它们之间相互联系，是看待和思考同一事物的不同方式。

抑郁症的神经精神分析假定情绪具有功能性。索尔姆斯和他的同事认为，大脑有一种"寻找"机制，促使动物寻找食物、性和其他快乐。激发寻找的情感是让动物与世界接触的必要条件。与社会联系相关的特殊快乐在哺乳动物中高度发达。借鉴鲍比的观点，他们认为，缺乏依恋或者社会丧失会导致"抗议"行为。动物会寻找丧失的客体进行重新联结。但如果联结失败，动物就会放弃，导致大脑中的寻找系统减弱，出现空虚、死亡和绝望的感觉。抗抑郁药可能无法弥补社会丧失，但它们之所以有效，是因为它们能解决大脑中发生的问题。一些人对丧失的反应是健康的悲伤，而另一些人是抑郁，这可能是因为丧失令早期未解决的问题重现，导致绝望出现。其中许多观点与早期精神分析学家亚伯拉罕和比布林的观点相呼应，而他们生活

---

[1] Mark Solms, The Brain and the Inner World: An Introduction to the Neuroscience of the Subjective Experience (New York: Other Press, 2003).

在抗抑郁药时代之前。[1]

奥托·克恩伯格也将神经精神分析应用于抑郁症。他从进化的角度考虑抑郁症，同时借鉴了鲍比的观点。抑郁演变为结束分离的痛苦。这种痛苦如果持续下去，对幼年哺乳动物来说是危险的。婴儿与母亲的长期分离首先会引起愤怒，然后会引起绝望。这些情绪会导致血液中皮质醇水平升高，这已经被证明是伴随抑郁症的表现。克恩伯格认为，遗传因素在重度抑郁症中占主导地位，生活状况与轻度抑郁症息息相关。他认为，药物治疗和 ECT 是治疗重度抑郁症的最佳方法，而心理治疗也许可以与药物相结合，用来治疗较轻的抑郁症。克恩伯格说，精神分析为神经生物学提供了一种观察"不能简化为新皮质回路的更高符号功能"的方法，而神经生物学为精神分析提供了一种将其理论建立在生物学基础上的方法。[2]

3.4 一个痛苦的案例：欧舍洛夫的教训

拉斐尔·欧舍洛夫是一位成功的医生。1978 年，他变得极度抑郁。他首先接受了三环类抗抑郁药的治疗。处方来自纳桑·克

[1] Margaret R. Zellner, Douglas F. Watt, Mark Solms, and Jaak Panskepp, "Affective Neuroscientific and Neuropsychoanalytic Approaches to Two Intractable Problems: Why Depression Feels So Bad and What Addicts Really Want," Neuroscience and Biobehavioral Reviews 35 (2011) 2000–2008.

[2] Otto F. Kernberg, "An Integrated Theory of Depression," Neuropsychoanalysis 11 (2009) 76–80.

莱恩，他是抗抑郁药物研发的关键人物。关于三环类药物是否有帮助的说法各不相同。[1]欧舍洛夫决定自行改变剂量，然后病情恶化了。1979年1月初，他住进了板栗小屋（Chestnut Lodge），这是马里兰州罗克维尔市一家受人尊敬的精神卫生机构，位于华盛顿特区附近。

板栗小屋有专门的精神分析方向的治疗。两位著名的精神分析学家——弗洛姆·赖奇曼和哈里·斯塔克·沙利文，都曾在那里工作过。两人都有一种不同寻常的观点，即心理动力学方法可以成功地治疗重病患者，甚至是那些患有精神疾病的患者。弗洛伊德本人对此表示怀疑。在能够使用休克疗法时，板栗小屋没有使用这种方法。药物被认为是一种胁迫，是只会掩盖导致疾病的心理冲突的化学束缚。[2]板栗小屋的医生认为欧舍洛夫的症状来自潜在的自恋型人格障碍。[3]他们只对他进行了几个月的动力谈话治疗。他的病情又恶化了。与此同时，住院治疗让他无法从事赚钱的医疗活动。欧舍洛夫有一份合同，

---

[1] 安妮·哈灵顿说三环类药物有帮助，盖尔·霍恩斯坦声称药物几乎没有效果。Harrington, Mind Fixers, 197; Gail A. Hornstein, To Redeem One Person is to Redeem the World: The Life of Frieda Fromm-Reichmann (New York: The Free Press, 2000), 384.

[2] Sandra G. Boodman, "A Horrible Place, A Wonderful Place," The WashingtonPost,October8,1989,https://www.washingtonpost.com/ archive/lifestyle/magazine/1989/10/08/a-horrible-place-a-wonderful-place/ee4d7572-7ac0-4159-baf8-e8112a983e50/, 2019年10月9日访问。

[3] Harrington, Mind Fixers, 197.

如果他在 6 个月内不回去工作，合同就会作废。板栗小屋的一位医生驳斥了欧舍洛夫对这份合同的担忧，称这象征着"一个巨大的乳房，会复现他对母亲的崇拜场景"。[1]欧舍洛夫向板栗小屋索要药物，但遭到拒绝。

过了一段时间，欧舍洛夫对板栗小屋失去耐心，他的母亲安排他转院到银山（Silver Hill），这是康涅狄格州一家提供抗抑郁药的机构。[2]他的病情迅速好转，但生活受到了伤害。在住院期间，他被宣布无法律行为能力。他在医院工作的权利被取消了，他的孩子们也被禁止与他见面。1982 年，他起诉医院。他在上诉中获胜，并得到庭外和解。作为时代变迁的象征，板栗小屋最终关闭，改建成公寓，最后被夷为平地。[3]

然而，幽灵比孕育它们的建筑的寿命还要长。欧舍洛夫案在法律诉讼后一直困扰着精神病学界。这个案例的教训是什么？著名的精神病学家杰拉尔德·克莱曼是欧舍洛夫的支持者，他认为这是关于证据的案例，具体来说，是什么才算治疗有效的证据。克莱曼并不反对谈话疗法，他也是创造一种新的

---

[1]Peter D. Kramer, Ordinarily Well: The Case for Antidepressants (New York: Farrar, Straus and Giroux, 2016), 44–45.

[2]根据霍恩斯坦的说法，银山医院的整体治疗气氛更加人性化。Hornstein, To Redeem One Person is to Redeem the World, 384–385.

[3]Daniel Barron, "The Rise of Evidence-Based Psychiatry," Scientific American on-line, February 28, 2017, https://blogs.scientificamer ican.com/guest-blog/the-rise-of-evidence-based-psychiatry/, 2019 年 5 月 8 日访问。

人际关系心理疗法的关键人物。但他说，判断一种治疗有效的标准必须是随机对照试验，其他药物也是如此。他认为，板栗小屋玩忽职守，因为它的治疗不是循证的，因此低于保健标准。[1]

另一个可能的经验教训是，生物精神病学是正确的，而精神分析是错误的。当然，许多精神分析学家担心这个结论。[2]不过，更好的教训可能是，教条主义是错误的。板栗小屋的一个重大错误可能不是决定用精神分析的方法来治疗欧舍洛夫，而是只用这种方法来治疗他，尤其是当他患有重度抑郁症，许多精神分析学家却一直坚持单独用谈话疗法来治疗。板栗小屋没有考虑疾病的生理方面，而这与抑郁症的主流精神分析理论背道而驰。克莱曼是对的，仅仅用精神分析来治疗欧舍洛夫的决定低于普通精神病学的保健标准。但这同样也低于精神分析的保健标准。

把欧舍洛夫的职业生涯解释为一个幻想的乳房，这似乎是被严重误导了。金钱和成功除了实际意义，还有象征意义。理解这些含义可能会有治疗作用。在这种情况下，分析师似乎是用这种解释来消除患者的顾虑，而不是理解他们。

欧舍洛夫首先选择去板栗小屋这个决定怎么样呢？他决定

---

[1] Hornstein, To Redeem One Person is to Redeem the World, 386; Healy, The Antidepressant Era, 246–248.

[2] Hornstein, To Redeem One Person is to Redeem the World, 385–386.

违背克莱恩的建议，改变三环类药物的剂量，这是有原因的。他很难忍受副作用吗？患者常常对抗抑郁药感到矛盾，一部分原因是药物的副作用，但也可能是因为药物不能帮助患者理解疾病。欧舍洛夫决定去板栗小屋也是有原因的，也许他是在寻求对自己患病的原因和症状有更多的了解。这其中大部分很可能是从精神分析的角度来探索的。通过生理治疗缓解症状，这种探索可能更有效。

欧舍洛夫案还给我们上了另外一课。自 20 世纪 70 年代以来，抑郁症的诊断急剧上升。许多批评人士看到过度诊断的流行感到震惊。不过，欧舍洛夫案显示了问题的另一面。板栗小屋看到了抑郁症状，但坚持认为主要诊断结果是一种人格障碍——普遍认为任何方法都难以治疗。无论欧舍洛夫是否有人格障碍，将他的痛苦命名为抑郁症是有效治疗的关键。

无论生物方法有什么优点，传统精神分析显示出什么缺点，当它被抛弃时，就会造成一些损失。对抑郁症的体验，对创伤和丧失的探索，以及罪恶感困扰的来源，都被推到了幕后。精神分析为这些探索提供了方法和空间。如果抑郁症的心理内容无关紧要，那么这些探索就无关紧要了。但对抑郁症患者来说，这确实很重要。有些人可能对解决内心冲突不感兴趣，只是想要药物或其他东西。可是还有许多人对其感兴趣。精神分析之所以继续，是因为患者的主观世界依然重要。

抑郁症不是早期精神分析中关注的主要问题。在弗洛伊德的大量著作中，抑郁症只是一小部分。格林、雅各布森和克里斯蒂娃等后来的精神分析人士对抑郁症的关注，表明人们对抑郁症的诊断越来越重视。在《哀伤与忧郁症》之后的一个世纪里，抑郁症逐渐成为心理健康工作的一个主要关注点——对普通公众来说也是如此。

定义抑郁症，设定它的界限，建立关于它是什么和不是什么的共识，这项任务变得更加紧迫。一个相关的挑战是，即使疾病的定义在不断变化，如何找到在个体和群体中测量抑郁症的方法。与此同时，医学越来越依赖随机试验来评估一种疗法的效果。克莱曼抱怨板栗小屋的治疗不是循证的，他和其他人正在创造一种新的心理治疗，这种治疗没有传统的精神分析那么无边无际，因此更容易在试验中研究。医学知识越来越少地关注案例病史，越来越多地关注数据，仔细定义和评估抑郁症成为当务之急。然而，结果好坏参半。

4

第 4 章

诊断率飙升

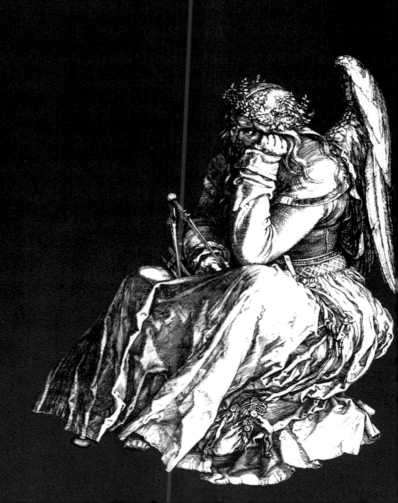

没有比"抑郁"更傲慢的范畴了，它威胁要抹去"痛苦""悲伤""绝望""沮丧""悲观"等语言间的细微差别。

德里克·萨默菲尔德[1]

精神科医生在如何划分以及在何处划分抑郁症和不快乐的分界线上的意见并非总是一致的。

南西·安卓森[2]

[1] Derek Summerfield, "Afterword: Against 'Global Mental Health,'" Transcultural Psychiatry 49, 3–4 (2012) 519–530.

[2] Andreasen, The Broken Brain, 41.

4.1 模糊的边界

1961 年，画家马克·罗斯科成了一个明星。他本是一位默默无闻的艺术家，在成年后的大部分时间里收入不菲。那一年他在现代艺术博物馆（Museum of Modern Art，MOMA）举办了自己的展览。就在他应邀参加肯尼迪总统就职典礼的几天前，他就坐在经济学家华尔特·罗斯托旁边（座位是按字母顺序排列的，可悲的是，罗斯科和罗斯托之间的对话没有任何记录）。罗斯科已经形成了一种标志性的风格，即堆叠的矩形色域，边界模糊，他的画风立刻被称为"罗斯科派"。在从事了多年不安稳的教学工作之后，他现在卖着几千美元一张的个人画，从泰特美术馆和哈佛大学拿着佣金。在现代艺术博物馆（MOMA）展览的开幕式上，他看上去很高兴、很开朗。但第二天早上 5 点，他绝望地出现在一个朋友家里。他确信这场展览暴露了他毫无价值、内心空虚。[1]

---

[1] Biographical information on Rothko is from James E. B. Breslin, Mark Rothko: A Biography (Chicago: University of Chicago Press, 1993).

骗子综合征很常见。成功和失败、丧失一样会带给人压力。而且罗斯科总是有着阴郁的一面，无论是因为他童年是大屠杀时代东欧的犹太难民，还是因为他作为移民的外人身份，又或是因为他天生的气质。虽然他性格开朗，总是高朋满座，但他常常感到孤独。他身边的人说他很容易陷入绝望。他可能是一个疑病患者。他脾气暴躁，容易阴郁沉思。他认为自己是一个艺术天才，但是他对自己的作品却有着严重的怀疑。一位密友谈到，"在他生命的中心有一个巨大的空洞。"[1]

在 20 世纪 60 年代，他身边的人开始注意到他的"抑郁症"。在 MOMA 展览会前的几周，他酗酒，体重增加，血压高得惊人。很难知道罗斯科和其他人究竟是什么时候开始认识到这是临床问题而不是坏情绪的。在这个疑问中，罗斯科也反映出了一种更广泛的社会趋势：我们看到了更多的临床抑郁症，但我们是否还有更多的患者，或者我们只是简单学会了如何去看到它？

近几年来，他的作品风格开始变得灰暗。他的作品曾经以其光彩夺目的色彩让人眼花缭乱，但最后的一些作品主要使用的是黑色和灰色（见图 4-1）。有些人认为这是抑郁症的表现。罗斯科否认他的画表达了他的内心状态。他讨厌对自己作品的简单解读，也许是讨厌对自己作品的所有解读。一位想买画的女士很不高兴，因为罗斯科给了她一幅深色的。她想要快乐的颜色，

---

[1]他的朋友是诗人斯坦利·库尼茨。Breslin, Mark Rothko, 267.

像红色、黄色和橙色。罗斯科回答说："红、黄、橙，那不是地狱的颜色吗？"[1]他说，晚期的绘画并不是他黑暗心灵的窗户。

图 4-1　马克·罗斯科后期的绘画避免了多姿的色彩。许多人想知道这些晚期绘画是否表达了抑郁，这一推测显示了 20 世纪后半叶人们对抑郁症的逐步认识。

资料来源：Untitled, 1969 (acrylic on canvas), Rothko, Mark (1903–70)/Saint Louis Art Museum/Gift of the Mark Rothko Foundation/Bridgeman Images

---

[1] Hilarie M. Sheets, "Mark Rothko's Dark Palette Illuminated,"The New York Times, November 2, 2016. 感谢卡罗琳·斯莱博德尼克的介绍，让我更全面地了解罗斯科。

到了 20 世纪 60 年代末，罗斯科面临着几个新的压力源。波普艺术的新运动吸引了罗斯科和他那一代画家的注意力。罗斯科并不看好这些新艺术家，但他知道他们是接下来的潮流。在 1968 年，他被诊断患有动脉瘤，这可能与高血压有关。医生建议他戒烟戒酒，注意饮食。这些对罗斯科来说都是艰难的改变。他胃口很大，而且烟酒都很重。他在性方面变得无能，同年晚些时候，他与第二任妻子分居。1970 年初，一位名叫伯纳德·勋伯格的精神科医生认为罗斯科患有严重的抑郁症，于是建议他进行心理治疗。罗斯科拒绝了。

在他成名的鼎盛时期，罗斯科在曼哈顿市中心的工作室距离精神病学家纳桑·克莱恩的办公室只有两个街区。克莱恩没有罗斯科那么出名，但他在专业上也做得很好。克莱恩出生在新泽西州一个拥有连锁杂货店的家庭，母亲是一名医生，当时女医生很少。克莱恩在哈佛大学学习心理学，之后在 1943 年获得医学学位。不同于罗斯科的沉郁，克莱恩的气质很乐观。一位历史学家曾说过："在通常是灰暗色调的学院派精神病学世界中，克莱恩塑造了一个异常多彩的人物。"他像早期的罗斯科一样，在之后的时代脱颖而出。克莱恩的一位同事说，他的私人诊所看起来"像是在好莱坞电影中一样"[1]。他的高能量水平与乐观治疗相符，激励他成为抗精神病药物和抗抑郁药兴起时的

---

[1]Edward Shorter, A Historical Dictionary of Psychiatry (Oxford: Oxford University Press, 2005), 155.

关键角色。在寻求大型精神病院的惨淡状态和冗长的精神分析的替代物方面，克莱恩对药物的力量寄予了希望。他成了精神药理学史上的杰出人物之一。

克莱恩（和卡尔·荣格一样）认为抑郁症源于"心理能量"的枯竭。荣格认为这种枯竭状态恰恰是人们转向内部对抗"心中恶魔"的机会。克莱恩不反对心理治疗或者内省，但他想要更轻松的健康之路。当他听说一种治疗结核病的药物会引发患者兴奋而在病房里跳舞时，克莱恩认为这可能是一种治疗方法。他为第一类抗抑郁药物之一的单胺氧化酶抑制剂（MAOI 类药物）的创造做出了贡献。克莱恩用这些药物和另一种新研发的三环类抗抑郁药治疗了许多抑郁症患者。到 1974 年，克莱恩已经治疗了 5000 名抑郁症患者，成功率为 85%。[1]

MAOI 类药物并没有像百忧解那样成为一种文化知觉，但人们对抑郁症的认识正在增长。临床医生和外行人学会了看懂它的症状。抑郁症变得像罗斯科一样为人所知，也同样具有市场价值。

精神病学必须进行一些自我反省。到底什么样的人在临床上是患有抑郁症的，这个问题变得越来越紧迫，但没有一个简单的答案。病患和正常人之间的界限就像围绕在一个经典的罗斯科矩形的边界上一样模糊。如果一个人在职业生涯中感觉到

---

[1] Breslin, Mark Rothko, 533.

被超越，然后患上了动脉瘤，那么此时悲观的情绪是否就是人们所期望的悲伤？如果药物可以帮助人们感觉更好，那是否证明他们"真的"一直患有抑郁症？

MAOI 类药物和三环类药物有一些严重的副作用，但它们确实帮助人们感觉更好。一些专家认为它们和百忧解以及后来出现的其他 SSRI 类药物有同样的效果，甚至效果可能更好。[1]不过，罗斯科并不是成功案例之一。多位医生敦促他接受精神科治疗，其中一位医生开了三环类药物，但罗斯科停止了使用。在 1970 年 2 月的一个早晨，人们发现他在自己的工作室自杀身亡。在服用了大量三环类药物后，他切断了自己的动脉，而这些药物正是由纳桑·克莱恩开出的。[2]

4.2 小词征服大世界

小说家威廉·斯泰伦在他的回忆录《看得见的黑暗》（*Darkness Visible*）中抱怨了"抑郁症"这个词的弱点，他发现这个词与它所命名的"怪物"不符。[3]虽然它看起来平淡无奇，但在过

---

[1]如 J. Alexander Bodkin and Jessica L. Green, "Not Obsolete: Continuing Roles for TCAs and MAOIs," Psychiatric Times 10, 24 (September 15, 2007).

[2]克莱恩在没有咨询罗斯科其他医生的情况下开了三环类药物神宁健。他们中至少有一人认为，在罗斯科的案例中，这是一个不明智的选择，因为它可能导致心律变化，而且似乎实际上会恶化罗斯科的情绪。Breslin, Mark Rothko, 534.

[3]William Styron, Darkness Visible: A Memoir of Madness (New York: Vintage Books, 1990), 7, 37.

去的一个世纪里，它已成为医学中最常见的词之一。斯泰伦认为这个词虽然弱小却变成了一股势不可挡的全球力量。

英语虽然不是阿道夫·迈耶的母语，但他作为一个瑞士精神病学家、美国移民和约翰·霍普金斯大学精神病学系主任，他成了这个国家最有影响力的精神病学家之一。他提倡对患者采用多维方法。他们的生理、个人心理和社会环境都需要关注。当他敦促临床医生停止使用"忧郁症"一词并开始使用"抑郁症"时，迈耶发起了临床语言上的重大但渐进的变化。到 20 世纪后期，"忧郁症"已经成了一个边缘术语。[1] 在成功根除西方话语中的"忧郁症"之后，"抑郁症"在伊朗和日本等不同语境中潜入临床和其他语言中，影响（或者感染）了全球范围内的医学、道德和宗教俗语。

许多人开始将抑郁症与普通感冒进行比较，来强调抑郁症的普遍性。[2] 这是一个糟糕的比较。首先，抑郁症，顾名思义，会持续几天以上。虽然它也有轻型，但它的重型会造成巨大的痛苦和虚弱。任何使用这种比较来提高人们对抑郁症认识的人，都可能会让原本就困惑于这个词是情绪还是疾病的这种混淆变得更加严重。

---

[1] 直到 20 世纪 50 年代，一些临床医生仍在用忧郁症来指代我们现在所说的抑郁症。见 Theodore T. Stone, "Melancholia: Clinical Study of Fifty Selected Cases," Journal of the American Medical Association 142, 3 (1950) 165–168.

[2] Laura D. Hirshbein, American Melancholy: Constructions of Depression in the Twentieth Century (New Brunswick: Rutgers University Press, 2014), 68.

正如我们所看到的，抑郁症发病率的上升有不同的解释。由于疾病的诊断标准经常受到争议，这项任务变得更加困难。本章回顾了伴随着诊断率的上升和对抑郁症关注度的提高而出现的一些过程。抑郁症新的生理治疗方法的发明，特别是抗抑郁药的兴起，与这些变化有关，但这个故事主要留给下一章。在这里，我研究了与手册标准化相关的各种实践，包括抑郁的数据评分量表的建立，更容易用统计学研究的新的心理疗法，哪些人群有更大抑郁风险以及为什么的相关研究。无论在诊断手册、评估测试还是统计措施的范围内，所有这些都是为了遏制这种模糊的疾病，就好像在罗斯科矩形的模糊边界上做一个永久性的标记，并试图严格区分。

4.3　迈耶之后：抑郁症飙升

尽管自20世纪中叶以来，抑郁症的诊断呈上升趋势。但在过去的几十年中，抑郁症是一个众所周知的概念，它被越来越多地使用。亚伯拉罕在他的精神分析工作中使用了它。更广泛的精神病学专业逐渐跟随迈耶的领导，开始采用它。这也许是亚伯拉罕这样做的部分原因。弗洛伊德不是精神病学家，他用忧郁症来讨论同样的症状群。在一些用法中，忧郁症是特定类型的抑郁症（通常是严重的和有明显生理原因的），但一些医生在20世纪继续将忧郁症与抑郁症交替使用。

1925年，约翰·麦考迪，一位在约翰·霍普金斯大学培训的医生，像我们现在一样描述了抑郁症：悲伤、倦怠、感觉自己一无是处，以及对别人毫无缘由的强烈内疚。[1]"太阳不再像过去那样闪耀，森林不再那么绿，甚至身体功能也不再敏锐，他们的腿和胳膊都是麻木的……"[2]麦考迪看到了普通的情绪低落和医学问题之间的界限。他认为，临床抑郁症的绝望程度更高，而且缺乏改变的意愿。麦考迪还区分了精神病性抑郁症、妄想和神经症性抑郁症，后者对现实的把握是完整的，但被悲观的解释所掩蔽。他抱怨说抑郁症没有得到足够的研究关注。他于 1947 年去世，几十年后他所希望得到的关注如愿以偿。

克雷佩林和 20 世纪早期的大多数其他人都把重点放在重型抑郁症上面。他开发了几种不同的方法对严重的情绪障碍进行分组。[3]他还创造了一个有影响力的术语"更年期忧郁症"，是指在后天的生活中获得的严重抑郁症，而不是天生的。[4]斯泰伦可能会哀叹"抑郁症"这个词很单调，但是，对那些希望自

---

[1] John T. MacCurdy, The Psychology of the Emotions: Morbid and Normal (New York: Harcourt, Brace & Company, 1925), 337–379. 这样的文字让我想知道，为什么历史学家们如此普遍地坚持认为，抑郁症这一术语的当前医学用法非常新。

[2] MacCurdy, The Psychology of the Emotions, 342.

[3] 关于克雷佩林不断变化的分类系统，Berrios, The History of Mental Symptoms, 300–313. 克雷佩林的分类系统有时被称为是对现代精神病学的一个重大贡献，也许是唯一重大。然而，他的分类一直在变化，其中许多已不再使用。正如贝里奥斯所说，他可能制造的问题和解决的同样多。作为现代精神病学关键创造者，克雷佩林的名誉似乎也遗漏了一点：他对治疗学没有做出重大贡献。

[4] Shorter, A Historical Dictionary, 82.

己的词为世界各地众多文化所采用，在世俗文化中广为人知的人来说，这里有一个建议：不要使用"更年期忧郁症"这样的术语，更简单的语言效果会更好。[1]

随着人们对抑郁症兴趣的增加，抑郁症亚型的分类也有了新的尝试。20世纪中叶，一种常见的分类是"内源性"抑郁症（可能是遗传性的）和"反应性"抑郁症（对外部事件的反应）。[2]自杀念头和失眠通常被认为是内源性抑郁症的特征。[3]这种分类方式一直存在，但没有70年前的地位了。我对此表示怀疑，要知道任何特定的抑郁症病例中有多少是内源性的或者反应性的，这一点从来都不容易。[4]即使在抑郁症的全盛时期，精神病学界也对这种分类方式提出了质疑。[5]

波士顿著名的精神病学家亚伯拉罕·迈尔森写了一本关于轻型抑郁症的书。他既不称之为抑郁症，也不称之为忧郁症，

---

[1]克雷佩林本人放弃了更年期忧郁症，转而选择了"抑郁症"。Shorter, A Historical Dictionary, 175.

[2]肖特认为内源性抑郁症基本上就是所谓的忧郁症。Edward Shorter, Before Prozac, 14–15.

[3]Teja et al., "Depression Across Cultures."

[4]例如，V. A. Kral, "Masked Depression in Middle Aged Men," Canadian Medical Association Journal 79, 1 (July 1, 1958) 1–5; Arieti and Bemporad, Severe and Mild Depression, 58. 与美国相比，英国的内源性/反应性区分的持续时间更长，并且根据至少一位美国精神科医生在20世纪60年代的评论，也从来没有经验基础；见 Hirshbein, American Melancholy, 35. 一些精神科医生仍然使用这种区分。一位 ECT 提供者曾经告诉我，ECT 不应该用于反应性抑郁症患者。

[5]Radden, Melancholy Habits, 104.

而是称之为"快感缺乏"（anhedonia），指代一种丧失享受生活能力的症状。现在"快感缺乏"这个词有时指的是抑郁症的症状。不过，以 21 世纪的标准衡量，迈尔森的快感缺乏就是抑郁症。这些症状包括对活动失去兴趣、食欲不振、失眠、注意力不集中和感觉缺乏目标。[1]但他忽略了悲伤。[2]他认为快感缺乏是由现代生活的紧张造成的，但他的治疗方法和希波克拉底一样古老：多运动、多休息、多饮食。迈尔森说，他并不是在谈论一种需要治疗的"疾病"（disease），不过他也警告说，重型抑郁症才是真正的医学问题，需要医生的注意。[3]他尝试使用安非他明进行治疗，他也是美国最早使用 ECT 的精神科医生之一。

很难确定人们对抑郁症的兴趣是从什么时候开始增加的。1980 年，第三版 DSM 问世，7 年后，百忧解获准上市。尽管这些都很重要，但在过去的几十年里，人们对抑郁症的兴趣与日俱增。在 20 世纪 50 年代，MAOI 类药物和三环类药物是第一批被称为"抗抑郁剂"的药物，也许精神病学一旦有了"锤子"就开始发现很多钉子。但在 1954 年，在任何抗抑郁药被广泛使用之前，两位著名的精神病学家就已经将焦虑症和抑郁症列为那个时代主要的精神病学挑战。[4]

---

[1]Abraham Myerson, When Life Loses its Zest (Boston: Little, Brown, and Company, 1925), 1–5.

[2]Ibid., 6.

[3]Ibid., 162.

[4]Paul H. Hoch and Joseph Zubin, eds., Depression (New York: Grune and Stratton, 1954).

一个可能的因素是个人执业业务的兴起。当时精神病学工作主要在精神病院，医生看到的大多数患者都有严重的精神障碍，包括精神病性妄想或者紧张症导致的致残性抑郁症。许多患者是非自愿的，由他们的家人或者工作人员强制带到精神病院。门诊心理治疗在20世纪变得很普遍，成为一种自愿又受欢迎的服务。虽然精神分析从来都不是唯一的谈话治疗，但精神分析的成功在这方面起了很大的作用。精神科医生看到了更多的人有抑郁症状，但身体还很健康，无须接受精神病院的治疗。

这些改变很容易被认为是"疑病症"（指那些身体本身很健康，但是总担心得病，所以时常服用一些药物防病的人）而被置之不理。当然，随着对治疗的需求增加，一些以前可能不会被认为是病的患者也前来寻求治疗了。他们中的一些人可能根本没有患病，即使是在广义的定义上，但是他们同样以寻求帮助来解决严重的生活问题。有些人可能只是在寻求个人成长，心理学家亚伯拉罕·马斯洛称之为"自我实现"。毫无疑问，人们得到了帮助。但其他许多人都有严重的症状。例如，由卡尔·亚伯拉罕或者伊迪丝·雅各布森呈现的病例都是十分痛苦的患者。幸运的是，他们不必在精神病院和无人关怀之间做出选择。

4.4 评估量表和治疗：抑郁的量化

20世纪50年代末，随着抗抑郁药的应用，英国精神病学家马克斯·汉密尔顿开发了汉密尔顿抑郁量表。[1]患者会根据各种症状的严重程度给出数据评分。这些数据用于患者治疗前后的比较和统计分析。汉密尔顿曾在皇家空军服役，在那里，他认识的人在战斗中精神崩溃，被认为"意志品质较低"。[2]这种污名化可能促使他寻求精确的测量方法。汉密尔顿的意思是这个量表仅作为严重程度的测量标准，但它也被用于诊断。[3]其他量表后续也被开发出来，但汉密尔顿量表仍在广泛使用。

汉密尔顿承认自己的量表存在一些缺陷。[4]他希望量表关注最清晰、最容易识别的症状。[5]用量表测量的严重程度可能与全面的临床判断所测量的严重程度不符。但随着医学研究中患者之间的大规模比较变得越来越重要，测量变得更加必要。

新的心理治疗方法也必须适应临床证据的修正。从 20 世纪 60 年代开始，许多新形式的心理疗法被开发出来，其中许多是作为精神分析的替代品。精神分析是开放式的，它没有提前确定完成日期，完成的标准也并不总是明确的。在某些方面，这可能是一种优势，在症状得到缓解后，可以对冲突进行深入的

---

[1] Per Bach and Alec Coppen, eds., The Hamilton Scales (Berlin: Springer Verlag, 1990).

[2] M. Roth, "Max Hamilton: A Life Devoted to Science," in Bach and Coppen, eds., The Hamilton Scales, 2.

[3] Callahan and Berrios, Reinventing Depression, 130.

[4] C.B. Pull, "French Experience with the Hamilton Scales," in Bach and Coppen, eds., The Hamilton Scales, 36.

[5] Roth, "Max Hamilton," 4.

探索。不过，这也可能让人望而生畏，它不太适合由统计数据驱动的医疗文化，也不适合寻求限制治疗次数的第三方保险支付系统。这些变化促进了新的治疗方法，包括人本主义疗法（关注人的自我实现需要）和格式塔疗法（关注人的当下处境，而不是长期隐藏的内心冲突）。心理治疗太多了，不可能涵盖所有的疗法。两个对抑郁症很重要的治疗方法是认知行为疗法（CBT）和人际关系疗法（ITP）。简短的缩写一直是加分项。

认知行为疗法融合了两种方法：一种侧重于改变思维模式，另一种侧重于改变行为模式。CBT 的推动者经常强调它的新颖性。[1]然而，通过改变思维和行为来治疗抑郁症可以追溯到古代。CBT 对其进行了新的系统性研究。

阿伦·贝克是一位受过精神分析训练的精神科医生，他创立了认知疗法。[2]在 20 世纪 50 年代末和 60 年代初，他开始认为抑郁症源于错误的推理和逻辑错误。典型的例子包括：全或无的思维，患者认为他们必须是完美的，否则他们就没有价值；过度概括化，认为一次失败就定义了他们；读心术，认为人们对他们的看法不好；否定积极，因为他们忽略了曾经拥有的美好事物。一个学生可能考试不及格，然后对治疗师说："我是个

---

[1] 例如，贝克的一位学生对认知疗法通俗介绍的副标题是：David D. Burns, Feeling Good: The New Mood Therapy (New York: Signet, 1980).

[2] Rachael I. Rosner, "Manualizing Psychotherapy: Aaron T. Beck and the Origins of Cognitive Therapy of Depression," European Journal of Psychotherapy and Counseling 20, 1 (2018) 25–47.

失败者，我的老师一定对我失去了所有的尊重。"然后治疗师可以指出，一次考试并不能让一个人失败，并且他们也不知道老师的尊重程度。为什么抑郁症患者会犯这些逻辑错误，治疗师可能会对这个问题很感兴趣，但治疗的重点是帮助患者学会纠正他们的错误。[1]

贝克想要明确的抑郁指标、明确的治疗有效的证据，以及可验证的理论。他创建了自己的量表测量严重程度——贝克抑郁量表，至今仍在使用。他不喜欢精神分析学家经常求助于这个领域创始人的权威，而不是用实验和观察来解决问题。他试图将抑郁症的主要精神分析理论(愤怒转向内部)进行实证检验，并与一位同事研究了抑郁症患者的梦的内容。[2]他们发现，梦中充满的是丧失和拒绝，而不是愤怒，他们称这些梦为"受虐狂"。这本是为了反驳精神分析，但从精神分析的角度来看，受虐狂就是：愤怒或者攻击转向内部。

精神分析学家反对贝克的测试，他们认为这遗漏了复杂性和个体性。贝克被拒绝加入美国精神分析协会。他对此很反感，但他从未完全放弃弗洛伊德的理论。只不过，美国的精神病学部门正在偏离精神分析。在他个人和职业生活发生巨变的时候，他用认知疗法来治疗自己，就像弗洛伊德通过分析自己的梦来

---

[1]详细介绍了认知疗法在实践中的作用，见 Burns, Feeling Good.

[2]Rachael I. Rosner, "The 'Splendid Isolation' of Aaron T. Beck," Isis, 105 (2014) 734–758.

发展早期的精神分析一样。到了20世纪70年代，贝克完善了自己的想法，并推广了这些想法。与此同时，许多行为分析学家发现行为主义严格的刺激——反应模型是不可取的，但也不喜欢精神分析学说。他们发现贝克的方法很有吸引力，于是合并产生了CBT。

CBT迎来了属于它的时代。精神分析的威望正在逐渐减弱，人们对它费时和高费用的耐心也在减弱。整个医学文化也在改变。第二次世界大战后，医学研究开始依赖随机对照试验（RCT）。在RCT中，大量患者接受治疗，与一组接受不同治疗或者根本不接受治疗的群体进行对照。RCT有缺陷，完全依赖它们也有坏处。但这种大规模比较的吸引力显而易见。随着时间的推移，无须任何治疗，抑郁症会好转，这对医学界有着特别的吸引力。如果经过治疗好转的人数远远大于没有治疗就好转的，那么这种治疗方案就会看起来更可取。RCT成了临床证据的标准。CBT适应这种不断变化的文化，因为它是一种可以标准化的谈话治疗，但是贝克还坚持CBT是一种学习技能，"你不能按照手册去做治疗，就像你不能按照手册进行手术一样。"[1] CBT也适合随机试验的文化，因为它有明确的目标和测量成功的量表。

CBT也是一种实用的乐观主义，这非常美国化，而不像弗

---

[1] Rosner, "Manualizing Psychotherapy." The Beck quote is from Barry L. Duncan and Scott Miller, "Treatment Manuals Do Not Improve Outcomes," https://www.scottdmiller. com/wp-content/ uploads/Treatment_Manuals.pdf, 2020年2月17日访问。

洛伊德的悲观主义观点。弗洛伊德认为所有人都被内心的冲突所困扰。精神分析的工作不是为了净化邪恶，而是为了控制它们，冲突造成的痛苦可以减少。CBT有一个更乐观的观点：正确的思考会带来更快乐的感觉。

贝克明白这一点的吸引力，并用它来改变人们去相信他的观点。他私下里继续与精神分析流派的观点合作，试图理解人们为什么有负面想法，并在如何完全克服它们这方面保留一些弗洛伊德式的悲观主义。[1] 在精明的营销中，贝克始终保持着自己与精神分析流派间的联系。

一些反对抗抑郁药物的批评者称它为一种快速疗法，不能解决抑郁症的潜在心理或者社会原因。一些人补充说，这些药物很适合当代资本主义——抗抑郁药是一种你可以购买的商品，心情的改善会带来工作表现的改善和旷工的减少。社会得到了一个更好的工人和更好的消费者。然后不再需要与疏离或者社会不公进行对抗！如果你认为这也适用于CBT，那么考虑一下，这就是它的一些支持者所说的。在2014年，英国政府宣布，残疾人如果拒绝参加CBT治疗，将会失去福利。[2]

但是，虽然CBT可以被视为一种管控形式，但我们不应该将它降低到这种程度。各种形式的精神治疗都有社会控制成分，

---

[1]Rosner, "The 'Splendid Isolation' of Aaron T. Beck."

[2]William Davies, The Happiness Industry: How the Government and Big Business Sold Us Well-Being (London: Verso, 2015), 111.

但还有真正的治疗价值。[1] CBT 可能适合我们当前文化、政治和经济时代，它仍然是有益的治疗。不过，它已经被过度炒作，可能并不比其他心理治疗方法更为有效。[2]

即使在最坏的情况下，CBT 可能也是无害的，但有些人声称 CBT 会产生副作用，例如焦虑增加和关系恶化。[3] 在一种希望快速康复和具有成本意识的保险企业文化中，CBT 所承诺的快速有效很有吸引力。但抑郁症可能是一个顽固的问题，通常需要的不仅仅是一个快速的解决方案。纠正逻辑错误可能会帮助许多人，但那些因疾病而对逻辑产生抵抗的人又要怎么办呢？弗洛伊德认为，如果消极思想是由无意识冲突引起的，理性说服将非常有限。不管他说的原因正确与否，理性说服确实不会总是在抑郁症患者身上有效。在一本关于抑郁症的回忆录中，作者翠西·汤普森写道，医生对抑郁症患者进行理性推理可能没用："这是抑郁症最不被理解的地方之一，重度抑郁症患者的这种固执坚持最扭曲的观念。"[4] 对精神分析师来说，这是抑郁

---

[1] 我在这里借鉴"治疗学科"的概念，深刻表述见 Joel Braslow's Mental Ills and Bodily Cures: Psychiatric Treatment in the First Half of the Twentieth Century (Berkeley: University of California Press, 1997); 我详细阐述了布拉斯洛的观点，见 Electroconvulsive Therapy in America, ch. 3.

[2] Kramer, Ordinarily Well, 120.

[3] Marie-Luise Schermuly-Haupt, Michael Linden, and A. John Rush, "Unwanted Events and Side Effects in Cognitive Behavior Therapy," Cognitive Therapy and Research 42, 3 (June 2018) 219–229.

[4] Tracy Thompson, The Beast: A Journey Through Depression (New York: Penguin Books, 1996), 145–146.

症最容易理解的方面之一。

人际关系疗法发展于 20 世纪 60 年代末和 70 年代。和 CBT 一样，它也有时间限制。它不关注不合逻辑的想法，而是强调人际关系。[1] 根据 ITP 理论，抑郁症状出现在人际关系受到损害或者威胁时。这是亚伯拉罕理论的一部分，他认为，现在关系的破坏重新激活了过去的丧失感。ITP 旨在帮助患者发展更好的沟通能力和得到更多的社会支持，从而建立更好的人际关系。

杰拉尔德·克莱曼于 1969 年初在耶鲁大学创立了 ITP。克莱曼之前曾做过一项研究，显示了三环类抗抑郁药的功效，并随后进行了一项大型研究，似乎表明了抑郁症的发病率正在上升。[2] 他是拉斐尔·欧舍洛夫的拥护者，认为板栗小屋提供的治疗不是循证的。20 世纪 60 年代末，克莱曼与同事们一起研究三环类抗抑郁药单独使用时的效果，并把它们与心理治疗相结合时的效果进行比较。[3] 当时，心理治疗的临床试验很少。克莱曼和他的同事想要一个有明确目标的限时心理治疗。他们使用 CBT 作为模型，虽然他们对抑郁症的病因和治疗有不同的看法。

因此，ITP 的创立并不是因为临床医生先有一个什么是有效的理论，然后检验这个理论是否正确。相反，ITP 是为了在

---

[1] Scott Stuart, "Interpersonal Psychotherapy: A Guide to the Basics," Psychiatric Annals 36, 8 (2006) 542–550.

[2] Shorter, A Historical Dictionary, 154.

[3] Myrna Weissman, "A Brief History of Interpersonal Psychotherapy," Psychiatric Annals 36, 8 (2006) 553–557.

临床试验中进行研究而建立的。只有在设定了这个目标之后，它的创造者才开始思考什么是可行的。克莱曼是一位精神药理学家，他认为抑郁症有生物学基础。不过，他并不认为这意味着只有 ECT 或者药物等生理治疗才有效。例如，他认为药物可以帮助恢复正常的睡眠模式，但心理治疗可能对受损的关系更有帮助。

虽然 ITP 有时间限制，更关注当下而非过去，但 ITP 的支持者对 ITP 借鉴精神分析流派持开放态度。在 ITP 中最受重视的精神分析学家是那些强调人际关系的人，如哈里·斯塔克·沙利文（在板栗小屋工作的最著名的医生之一）和约翰·鲍比。迈耶将患者置于社会环境中的兴趣也影响了 ITP。[1]

另一种新疗法源于马丁·塞利格曼的思想。在电击狗实验让他得出习得性无助理论后，塞利格曼开始对探索精神生活中光明的一面感兴趣。他不再问是什么让人抑郁，开始探寻是什么让他们快乐。在治疗中，这种重心的转移可能意味着这样，例如，对问题的重视要少于对促进积极情绪（如希望和感激）的重视。但积极心理学对"正常"心理的影响可能比治疗疾病的作用更大。它是社会评论家威廉·戴维斯称为"幸福产业"的基石，这是一种对积极性的推动，通常通过商业产品进行货币化。戴维斯认为这是避免让人担忧的社会问题的一种方式。[2]

---

[1] Ibid.

[2] Davies, The Happiness Industry.

与幸福密切相关的行业是感恩行业。例如，近年来，我们经常看到有人鼓励我们写感恩日记来增进我们的幸福感。如果你因为生活中的困难而不能感受到感激，也许无论如何你都可以试着去感激，像锻炼肌肉一样锻炼它。亚瑟·布鲁克斯2015年在《纽约时报》的一篇专栏文章中这样说道。[1]他说，先是私下表达谢意，然后是公开表达，最后学会对琐事心存感激，他以鳟鱼身上的斑点为例。这听起来不错。是的，如果我们能更多地欣赏日常生活的奇妙，我们都会更快乐。不过，如果你正在与贫困作斗争，这可能更具挑战性。

4.5 效果的测量

心理治疗是有效的；这是有充分记录的。[2]在20世纪中叶，一些著名言论是，从心理治疗中好转的人数并不比不经任何治疗症状就会消失的人数更多。但是，这种说法是基于很少量没有严格选择的研究。通过更好的元分析方法（聚集分析多种研

---

[1]Arthur Brooks,"Choose to be Grateful. It Will Make You Happier," New York Times, November 21, 2015.

[2]Myrna M. Weissman, "The Psychological Treatment of Depression: Evidence for the Efficacy of Psychotherapy Alone, in Comparison With, and in Combination with Pharmacotherapy," Archives of General Psychiatry 36 (1979) 1261–1269; Jürgen Barth, Thomas Munder, Heike Gerger, Eveline Nüesch, Sven Trelle, Hansjörg Znoj, Peter Jüni, and Pim Cuijpers, "Comparative Efficacy of Seven Psychotherapeutic Interventions for Patients with Depression: A Network Meta-Analysis," PLoS Med 10, 5 (May 2010) e1001454; Irving Kirsch, The Emperor's New Drugs: Exploding the Antidepressant Myth (New York: Basic Books, 2010), 158–163.

究），心理治疗得到了更多的支持。[1] CBT 和 ITP 是在研究中表现良好的心理治疗方法；二者在急性期的有效率至少与抗抑郁药一样高。[2] 在治疗结束后，心理治疗的效果持续时间也比那些药物要长，并且与抗抑郁药的治疗相比，患者从心理治疗中脱落的可能性似乎要更小。[3] 这并不奇怪，因为虽然心理治疗的效果可能很差，但你很少听到治疗中的副作用。心理治疗和药物治疗共同使用也比单独一种治疗更有效。[4]

尚不清楚是否存在一种比其他形式的治疗都更有效的心理治疗。一些研究发现，不同种类心理疗法之间存在着微小的差异，而其他的研究中并没有发现。CBT 和 IPT 可在临床试验中进行检验。这样检验后，他们可以说，他们不像精神分析那样，他们是循证的。但心理动力学疗法目前也在试验中进行研究，

[1] Mary Lee Smith, Gene V. Glass, and Thomas I. Miller, The Benefits of Psychotherapy (Baltimore: The Johns Hopkins University Press, 1980).

[2] Lotte H. J. M. Lemans, Suzanne C. van Brunswick, Frenk Peeters, Arnoud Arntz, Steven D. Hollon, and Marcus J. H. Huibers, "Long- term Outcomes of Acute Treatment with Cognitive Therapy v. Interpersonal Psychotherapy for Adult Depression: Follow-up of a Randomized Controlled Trial," Psychological Medicine 49 (May 24, 2018) 465– 473.

[3] Pim Cuijpers, Steven D. Hollon, Annemieke van Straten, Claudi Bockting, Matthias Berking, and Gerhard Andersson, "Does Cognitive Behaviour Therapy Have an Enduring Effect that is Superior to Keeping Patients on Continuation Pharmacotherapy? A Meta-Analysis," BMJ Open 3 (2013) e002542; Kirsch, The Emperor's New Drugs, 161.

[4] Kirsch, The Emperor's New Drugs, 162–163.

而且似乎与其他治疗方法一样有效。[1]最近的一项元分析甚至发现，是否进行面对面、电话或通过互联网进行治疗并不重要。作者说，心理治疗对抑郁症的效果非常强烈，以至于在试验中将人们设置为对照组，拒绝对其进行心理治疗是不道德的。[2]

各种心理治疗效果的类似性让人们很难确切地知道是什么在起作用，虽然对抗抑郁药或其他药物也可以这样说。也许只要有一个训练有素的专业人士来倾听你的问题，在一个空间你可以畅所欲言，说任何你需要说的话，这就足够了。类似的效果也反映了治疗师在实践中兼收并蓄的倾向。很少有心理动力学的从业者会忽视错误想法或者人际关系。例如，抑郁症精神分析疗法指南建议，要向有内疚想法的患者展示其错误的推理。[3]很少有治疗师不去帮助患者内省，他们甚至可能对无意识冲突作出解释。不同的心理治疗方法可能对不同的患者产生不同的作用，就像不同的抗抑郁药一样。

[1]Christiane Steinert, Thomas Munder, Sven Rabung, Jurgen Hoyer, and Falk Leichsenring, "Psychodynamic Therapy: As Efficacious as Other Empirically Supported Treatments? A Meta-Analysis Testing Equivalence of Outcomes," American Journal of Psychiatry (May, 2017); Barth et al., "Comparative Efficacy of Seven Psychotherapeutic Interventions for Patients with Depression." 另见 Busch et al., Psychodynamic Treatment of Depression, 4. 史密斯等在 1980 年的概述中，也包括心理动力学疗法，见 The Benefits of Psychotherapy.

[2]Barth et al., "Comparative Efficacy of Seven Psychotherapeutic Interventions for Patients with Depression."

[3]Busch et al., Psychodynamic Treatment of Depression, 100.

就像抑郁症本身一样，心理治疗充斥着难以捉摸的东西。它的本质像抑郁症一样是难以定义的，而且有很多不同的类型。在量化时代出现的新疗法增加了临床治疗可选择的技能，允许多元化的方法。但在测量和标准化方面的努力总是面临内在的限制。评估患者治疗前后感觉的措施并不完善，通常你无法观察治疗过程中发生的情况，因为隐私和保密是患者成功的基础。

4.6　谁会得抑郁症

评估社会中抑郁症的一个原因是，它对不同人群的影响并不平等。抑郁症似乎有政治在其中，导致有不平等的政治。

爵士贝斯手查尔斯·明格斯充满活力和创造力。但除了有坏脾气，他还经常想死，甚至有过一些自杀的情景。他住在纽约时，看见一位名叫埃德蒙·波洛克的心理治疗师。1958年，在他感觉有急迫应激的时候，他自己住进了纽约市贝尔维尤精神医院，希望能有个休息和喘息的地方。一位医生诊断他患有偏执型精神分裂症，明格斯认为这一标签来自种族偏见。他有充分的理由：历史学家乔纳森·梅茨尔已经证明，当时黑人的诊断比例非常异常，尤其是如果他们表达了社会不满，明格斯当然也有这种行为。[1]明格斯报告说，一位医生认为黑人总体

---

[1] Jonathan Metzl, The Protest Psychosis: How Schizophrenia Became a Black Disease (Boston: Beacon Press, 2009).

上是"偏执狂",并提议为明格斯做一个脑叶白质切除术,但他幸免于此。[1]爵士乐评论家纳特·亨托夫是明格斯的密友,他认为明格斯患上了"典型的临床抑郁症"。[2]

住院后,明格斯让波洛克为他的下一张专辑《黑人圣徒和罪人夫人》写下封面简介。波洛克写道,这张专辑"呈现出一种沉思、哀叹偏见、仇恨和迫害的强烈情绪……那种痛苦只是听上去就非常可怕"。[3]波洛克说,音乐是对任何限制自由和人权进行社会革命的呼吁。

除了任何可能的情绪障碍,明格斯的才华、创造力和名望都被艰苦的生活所遮蔽。例如,在他的自传中,他描述了自己年轻时生活在对种族主义帮派欺凌的恐惧中。他告诉波洛克,他的名声是生活给予的虚假奖励:"他们让我出名,给我起了名字(什么这个国王、那个伯爵、那个公爵的!怎么说我们都是不名一文),有时候我觉得,比起面对苍白的世界,我更喜欢死亡。"[4]

明格斯和波洛克似乎都没有划清迫害和偏见结束、疾病开始之间的界限,我们应该也没有。明格斯情绪的政治因素与疾病有关,但不能归结为疾病。另外,反过来说:疾病与情绪有关,但不应该掩盖政治因素。

---

[1]Charles Mingus, Beneath the Underdog (New York: Vintage Books, 1971), 328–329.

[2]Gene Santoro, Myself When I Am Real: The Life and Music of Charles Mingus (New York: Oxford University Press, 2000), 268.

[3]http://aln2.albumlinernotes.com/The_Black_Saint.html, 2020 年 5 月 1 日访问。

[4]Mingus, Beneath the Underdog, 6.

西尔维娅·普拉斯对生活也有强烈的欲望。有关她众多传记的其中一位作者说，她有一种罕见的"兴高采烈的能力……这是上天赐予她狂喜的天赋"。[1]但她也容易抑郁。普拉斯和明格斯一样，也是抑郁症患者志愿者。她接受了两个疗程的ECT，其中一个疗程她觉得很可怕，另一个疗程她觉得很有疗效。[2]多年后，当她发现自己孤独地生活在异国他乡，与一个男人婚姻破裂，而这个男人为了另一个女人离开了她，她最终自杀了。在她死后，她成了一个标志性人物，不仅因为她作品中语言的精确性，还因为她是女权主义抗议的象征。理由很充分，普拉斯在政治上并不活跃，但她的作品中充满了对女性面临障碍的尖锐评论，尤其是像她这样有雄心壮志的女性。

普拉斯想了很多她为什么会有抑郁症。脑化学模型正在临床科学中酝酿，但尚未在更广泛的公众中出现。普拉斯用松散的弗洛伊德的方式指出了她童年的烦恼。不管她的童年和大脑化学反应是怎样的，她的文章清楚地表明，充满性别歧视的社会构成了她不快乐的一部分。再重复一遍，政治和疾病既不能分开，也不能混为一谈。

明格斯和普拉斯的故事提出了更广泛的关于逆境、不平等和抑郁症的观点。抑郁症的统计可能很难，但这是一项必要的

---

［1］Anne Stevenson, Bitter Fame: A Life of Sylvia Plath (Boston: Houghton Mifflin, 1989), 15.

［2］见我的讨论，Plath in Sadowsky, Electroconvulsive Therapy in America.

努力。与任何疾病一样，我们需要知道什么样的人群患这种疾病的风险最大，以及为什么。这就是努力将抑郁症手册化这件事很重要的原因之一，虽然这些努力一直让人担忧。抑郁症的生物学原因在研究中引人注目，而对生物原因的探究很重要。但我们对社会因素的了解程度往往被忽视，它们可能比现在的生物学研究更为确定。生活中的逆境会增加患抑郁症的风险，这一点在专家中是没有争议的。[1]

性别问题一直受到很多关注和争议。被诊断为抑郁症的女性多于男性。[2]这个结论在不同的文化中都是如此。一项研究通过比较 15 个国家的人群比例发现了这一点，这些国家分布在不同大洲。[3]

---

[1]Levinson and Nichols, "Genetics of Depression," 303.

[2]虽然女性在抑郁症诊断中占主导地位，但总体而言，她们似乎没有遭受更多的精神疾病。Dena T. Smith, Dawne M. Mouzon, and Marta Elliott, "Reviewing the Assumptions about Men's Mental Health: An Exploration of the Gender Binary," American Journal of Men's Health 12, 1 (2018) 78–89.

[3]S. Seedat, K. M. Scott, M. C. Angermeyer et al., "Cross-National Associations between Gender and Mental Disorders in the WHO World Mental Health Surveys," Archives of General Psychiatry 66, 7 (July 2009) 785–795. 对巴西的巴伊亚州的阶级、种族和性别的研究发现，性别是最强烈的抑郁预测因子。Naomar Almeida-Filho, Ines Lessa, Lucélia Magalhães, Maria Jenny Araujo, Estela Aquino, Sherman A. James, and Ichiro Kawachi, "Social Inequality and Depressive Disorders in Bahia, Brazil: Interactions of Gender, Ethnicity, and Social Class," Social Science and Medicine 59 (2004) 1339–1353.

性别差异的原因还不太清楚。各种各样的解释眼花缭乱。[1]
其中之一就是生物学。生理上的性别差异，比如荷尔蒙的差异
会让女性更容易患有抑郁症吗？考虑到医学界长期以来对女性
身体的病理学研究的惨淡历史，这种说法值得怀疑。不过，谨
慎并不等于对待所有关于这个问题的探究都要忌讳，这一领域
的研究仍在继续。[2]一些与抑郁症相关的生活事件只能发生在
女性身上，包括分娩期和更年期。但是，如果生物学确实发挥
了作用，那它就不太可能是唯一的因素。

社会的性别歧视可能要负更大的责任。女性面临的不利条
件和不良事件可能会导致更多的抑郁。这很复杂，因为男人和
女人面对的压力往往不同。例如，男性有更多的非性方面的侵
犯、伤害、车祸、抢劫、财产犯罪和住院疾病。而女性则遭受
更多的性侵犯和家庭暴力，往往收入较低，在什么时候做必要
的重复性家务上的选择也更少。[3]离婚增加了两性的心理健康
问题，但原因不同。对男人来说，离婚往往感觉是失去了社会
支持，而对女人来说，离婚往往意味着经济困难。

[1] Some of the possibilities outlined below are assessed in Marta Elliott, "Gender
Differences in the Determinants of Distress, Alcohol Misuse, and Related Psychiatric
Disorders," Sociology and Mental Health 3, 2 (2013) 96 – 113.

[2] Jill M. Goldstein, L. Holsen, S. Cherkerzian, M. Misra, and R. J. Handra, "Neuroendocrine
Mechanisms of Depression," in Charney et al., Charney and Nestler's Neurobiology
of Mental Illness.

[3] Sarah Rosenfield and Dawne Mouzon, "Gender and Mental Health," in Carol S.
Aneshensel, Jo C. Phelan, and Alex Bierman, eds., Handbook of the Sociology of
Mental Health (2nd edn, Dordrecht: Springer, 2013), 282–283.

有些人质疑女性是否真的会更容易抑郁。临床医生是否简单地更倾向于看到女性的抑郁，而不是男性的？[1]还是不同的工作求助模式？女性更倾向于得到帮助，因为承认抑郁情绪对女性更容易接受？或者，男性的抑郁症看起来不同，更容易与喝酒相联系，或者更容易被标记为受刺激易怒。这会导致男性抑郁症的统计数据不足。由此就提出了一个跨文化研究抑郁症的问题——在得出结论说你看到了一种不同的疾病之前，疾病的表现会有多大的不同？

日本是少数几个男性抑郁症人数超过女性的国家之一。这种差异很小，但在文化上，这种疾病也被视为男性的疾病。类似的困惑也出现了———一些日本精神病专家认为这种差异是男性社会压力水平较高导致，而另一些人则认为，女性地位较低导致女性抑郁症的人数不足。[2]

女性在抑郁症的描述中更多，而男性在忧郁症的描述中更多。[3]这反映了文化意象的变化，但可能不会反映疾病的真正变化。在忧郁症的年代，女性也可能被低估了，因为她们的工

---

[1] 赫什拜因极大地发展了这一观点。她认为，性别比例是一个循环产物：心理健康工作者（通常是出于非常想要帮助女性的意图）将抑郁症定义为女性的问题，从而让她们倾向于看到女性的抑郁症。她还指出，许多关于抑郁症的研究都是专门针对女性患者进行的，但都是用来概括这种疾病的。Hirshbein, American Melancholy, ch. 4.

[2] Junko Kitanaka, Depression in Japan: Psychiatric Cures for a Society in Distress (Princeton: Princeton University Press, 2012), 129–130.

[3] Radden, Moody Minds, 47.

作没有被认为有足够的价值，以至于她们的悲伤不足以证明她们患病了。忧郁症男性的魅力，与天才之间的联系，这些美好的词并没有授予抑郁症的女性。[1]

20世纪初，生物学解释主导了精神病学。当时的职员大多是男性，医生们用激素来寻求答案。随着第二波女性主义运动的兴起，人们对社会解释的寻求也随之兴起，并关注女性面临的困难。

至少现在可能不存在有关性别比例的明确解释，而寻找单一因素的研究可能是误入歧途。社会身份，如阶级、性别和种族，并不是彼此孤立的。[2]我们先看看其他一些社会类别，然后再回归性别。

压力事件增加了抑郁的风险，而弱势群体更容易患抑郁症。[3]许多例子显示了这两点。儿童时期的虐待导致日后患抑郁症的可能性。[4]海外部署军人的孩子会有更多的抑郁

[1] Schiesari, The Gendering of Melancholia.

[2] 这是交叉性的，也强调身份是相互构成的。交叉性在疾病研究中才刚刚开始受到广泛关注，见 Olena Hankivsky, "Women's Health, Men's Health, and Gender and Health: Implications of Intersectionality," Social Science and Medicine 74 (2012) 1712–1720.

[3] G. E. Kraus, J. O'Loughlin, I. Karp, N. C. Low, "High Depressive Symptoms during Adolescence Increases the Effect of Stressful Life Events on Depression in a Population-based Sample of Young Adults," Comprehensive Psychiatry 54, 8 (2013) e25.

[4] Jutta Lindert, Ondine von Ehrenstein, and Marc Weisskopf, "Long Term Effects of Abuse in Early Life on Depression and Anxiety over the Life Course," Comprehensive Psychiatry 54, 8 (2013) e28.

症。[1]恐怖袭击后，重度抑郁症的风险上升，直接受害者中的抑郁症比例比受袭击地区的一般比例要高。[2]身患残疾和身体疾病的儿童也是患抑郁症的高风险群体。[3]政治流亡者、难民、战争时期性暴力的平民受害者都面临着抑郁症风险的增加。[4]青春期的抑郁症经历增加了成年早期对压力事件的易感性。[5]

逆境和抑郁症之间的联系似乎明显直观。但是在生物精神病学时代，很多人都说抑郁症主要是一种神经化学过程，或者是基因的结果。生物学很重要，但排除社会力量明摆着是错误的。

[1] Walter Forrest, Ben Edwards, and Galina Daraganova, "The Intergenerational Consequences of War: Anxiety, Depression, Suicidality, and Mental Health among the Children of War Veterans," International Journal of Epidemiology 47, 4 (2018) 1060 – 1067.

[2] José M. Salguero, Pablo Fernández-Berrocal, Itiar Iruarrizaga, Antonio Cano-Vindel, and Sandro Galea, "Major Depressive Disorder following Terrorist Attacks: A Systematic Review of Prevalence, Course, and Correlates," BMC Psychiatry 11, 96 (2011), 1–16.

[3] Andrew Solomon, The Noonday Demon: An Atlas of Depression (2nd edn, New York: Scribner, 2015, originally published 2001), 187.

[4] Janis H. Jenkins, Arthur Kleinman, and Byron Good, "Cross – cultural Studies of Depression,"in Becker and Kleinman,Psychosocial Studies of Depression, 81; I. Ba and R. S. Bhopal, "Physical, Mental and Social Consequences in Civilians Who Have Experienced War-Related Sexual Violence: A Systematic Review (1981–2014)," Public Health 142 (2017) 121–35. 这项研究发现，创伤后应激障碍比抑郁症更可能发生。

[5] Kraus et al. "High Depressive Symptoms during Adolescence."

以阶层为例。[1]伯顿认为在 17 世纪的英国，较低的社会阶层导致了抑郁症。他没有提供证据，但我们现在有了。较低社会阶层的贫困和其他逆境会导致更高的抑郁症患病率。其他一些精神疾病，包括精神分裂症，也是如此。同样，这似乎也是一个直觉性的观点——为什么经济困难不会导致抑郁症？不过奇怪的是，这确实违反了直觉。在一次关于抑郁症的演讲中，安德鲁·所罗门回忆说，他曾告诉《纽约客》的编辑，他在穷人中发现了不少抑郁症患者。他的编辑对此持怀疑态度，因为他以前从未听说过这一点。所罗门回答说，是的，这就是它可以作为新闻的原因。[2]不过，我想知道编辑的惊讶是否不仅仅表明他缺乏知识。相称标准剥夺了很多人容易被视为临床抑郁症的资格。毕竟,穷人有理由情绪低落；这真的应该叫作疾病吗？

---

[1]我所使用的阶层是一个宽泛的概念，指的是在经济等级制度中的地位。大多数精神病社会学使用"社会经济地位"（SES）一词，它指的是一组包括收入、声望和教育水平在内的事物。塔马尔·沃尔法特认为，阶层在马克思主义意义上被理解为与生产资料的关系，对包括抑郁症在内的几种精神疾病的分布有着特殊的影响，这些影响与社会经济地位不同。她进一步指出，其中一个原因可能是，在这种精确意义上使用的阶层更能预测一个人在生活中感受到的控制程度，这可能与一个人的声望或收入大相径庭。但是关于精神疾病和以这种方式定义阶级的文献仍然没有发展起来。Tamar Wohlfarth, "Socioeconomic Inequality and Psychopathology: Are Socioeconomic Status and Social Class Interchangeable?" Social Science and Medicine 45, 3 (1997) 399 – 410.

[2]Andrew Solomon, "Depression, The Secret We Share," https:// www.ted.com/talks/ andrew_solomon_depression_the_secret_we_ share?language=en, 2019 年 5 月 16 日访问。

这就是相称标准的问题所在。并非所有面临逆境，甚至是极端逆境的人都会患上临床抑郁症。事实恰恰相反，只有一小部分处于严重逆境中的人会如此。[1] 从其他例子中了解到这种因果关系逻辑：吸烟会让你更容易患肺癌，但并不保证你会患肺癌，不吸烟也不能保证你不会患肺癌。但这个逻辑在抑郁症中变得模糊，因为在抑郁症中，疾病状态和正常人类情绪之间的界限是模糊的。肺癌不是人类普遍经历的一部分，要么有，要么没有，你不会患了它，然后没几天又没有了。

所罗门的编辑可能会感到惊讶，但社会底层与抑郁症之间的联系至少从 20 世纪 70 年代就开始形成。人们一直在争论因果关系的走向：是较低的社会阶层导致了抑郁症，还是抑郁症是形成社会阶层的原因？虽然这两者可能相互影响，但大量证据表明，社会阶层较低是导致抑郁症的一个因素。[2] 社会阶层较低的人往往有更严重的生活压力事件。他们也有更多的易感性，如社会孤立，这会加重压力事件的影响。[3] 社会地位较低

[1] Becker and Kleinman, Psychosocial Aspects of Depression, xi.

[2] 例如，2005 年的一项元分析得出结论（一般针对精神疾病），"社会经济状况与精神疾病之间存在着非常强烈且一致的负相关关系，这一关系无法用地理或者经济向下流动来解释。" Gregory G. Hudson, "Socioeconomic Status and Mental Illness: Tests of the Social Causation and Selection Hypothesis," American Journal of Orthopsychiatry 75, 1 (2005) 3–18, 引用自 16 页。

[3] George W. Brown and Tirril Harris, Social Origins of Depression: A Study of Psychiatric Disorder in Women (New York: The Free Press, 1978), 276–277.

的抑郁症患者的预后也较差。[1]高等教育水平对抑郁症有一定的保护作用，即使每多受一年教育，风险也会降低。[2]贫困人口持续接受教育的机会要更少。

种族和民族也很重要，虽然研究结果各不相同。早期对美国黑人的研究发现，黑人抑郁症的患病率低于白人。[3]但临床医生的偏见让黑人的抑郁症诊断过低，精神分裂症诊断过高。[4]黑人似乎不太可能得到像抑郁症这样"安静"的诊断。最近的研究发现，黑人的抑郁症患病率可能更高。[5]原因包括存在威

[1]V. Lorant. D. Deliège, W. Eaton, A. Robert, P. Philippot, and M. Ansseau, "Socioeconomic Inequalities in Depression: A Meta-Analysis," American Journal of Epidemiology 157, 2 (2003) 98–112.

[2]Aislinne Freeman, Stefanos Tyrovolas, Ai Koyanagi et al., "The Role of Scio-Economic Status in Depression: Results from the COURAGE (aging survey in Europe)," BMC Public Health 16 (2016) 1098.

[3]Stephanie A. Riolo, Tuan Anh Nguyen, John F. Greden, and Cheryl A. King, "Prevalence of Depression by Race/Ethnicity: Findings from the National Health and Nutrition Examination Survey III," American Journal of Public Health 95, 6 (June 2005) 998–1000.

[4]Marti Loring and Brian Powell, "Gender, Race, and DSM-III: A Study of the Objectivity of Psychiatric Behavior," Journal of Health and Social Behavior 29, 1 (March 1988) 1–22; Sarah Rosenfield, "Race Differences in Involuntary Hospitalization: Psychiatric vs. Labeling Perspectives," Journal of Health and Social Behavior 25 (March 1984) 14 – 23; Metzl, The Protest Psychosis.

[5]David B. Williams, Hector M. Gonzales, Harold Neighbors et al., "Prevalence and Distribution of Major Depressive Disorder in African Americans, Caribbean Blacks, and Non-Hispanic Whites: Results from the National Survey of American Life," Archives of General Psychiatry 64 (March 2007) 305–315; Dorothy D. Dunlop, Jing Song, John S. Lyons, Larry Manheim, and Rowland W. Chang, "Racial/Ethnic Differences in Depression Among Preretirement Adults," American Journal of Public Health 93, 11 (November 2003) 1945–1952. 最后一项是不依赖治疗率的社区研究。

胁生命的疾病、缺乏健康保险、生活方式（吸烟和缺乏锻炼）和较高的失业率。诊断上的偏差也会导致治疗上的偏差。当抑郁症的严重程度与白人患者相当时，黑人不太可能会得到抗抑郁药。一些人还发现拉丁美洲人比黑人更多有抑郁症。拉丁美洲移民比当地出生的人患抑郁症的概率更低，但他们患抑郁症时不太可能会去寻求治疗。[1] 由于诊断歧视，拉丁美洲人也不太可能比白人更容易得到诊断和治疗。[2] 美洲土著社区的抑郁症发病率也很高。[3] 对美国亚裔发病率的研究发现各不相同，有些研究发现他们的发病率低于白人，有些研究发现他们发病率高于白人。[4] 这可能是另一个领域，寻求帮助的行为比实际患病数更能决定患病率。这些都不是同质群体，包括美国白人，但对这些群体中抑郁症变化的研究才刚刚开始。

LGBT 群体比异性恋和无性别（不是跨性别）群体患抑郁症的风险更高。LGBT 群体报告有双倍的自杀意念可能性，实

[1] Igda E. Martinez Pincay and Peter J. Guarnaccia, "'It's Like Going Through an Earthquake': Anthropological Perspectives on Depression among Latino Immigrants," Journal of Immigrant and Minority Health 9, 17 (2007) 17–28.

[2] Leopoldo J. Cabassa, Rebecca Lester, and Luis H. Zayas, "'It's Like Being in a Labyrinth': Hispanic Immigrants' Perceptions of Depression and Attitudes Toward Treatments," Journal of Immigrant and Minority Health 9, 1 (January 2007) 1–16.

[3] Theresa DeLeane O'Nell, Disciplined Hearts: History, Identity, and Depression in an American Indian Community (Berkeley: University of California Press, 1996), 4.

[4] Zornitsa Kalibatseva and Frederick T. L. Leiong, "Depression among Asian Americans: Review and Recommendations," Depression Research and Treatment July 2011, Article ID 320902.

际企图自杀的比率更高。[1] 他们的压力源包括歧视和迫害、更高程度的虐待儿童、不稳定的住房、内在的污名化。[2] 面对家庭的拒绝行为，这类 LGBT 群体自杀企图的风险高出 8 倍。[3] 双性恋群体的焦虑和抑郁症状尤其严重。[4] 有色人种的 LGBT 群体比白人面临更多的抑郁症风险。[5] LGBT 群体中的受害群体又以年轻人最为严重，他们对自己的社会背景和同伴的选择较少。高中时期提供的支持可以减少"性少数群体"的精神病症状。[6] 跨性别者也是抑郁症和自杀的高风险群体，虽然关于

---

[1] Megan Sutter and Paul B. Perrin, "Discrimination, Mental Health, and Suicidal Ideation Among LGBT People of Color," Journal of Counseling Psychology 63, 1 (2016) 98–105.

[2] Brian Mustanski, Rebecca Andrews, and Jae Puckett, "The Effects of Cumulative Victimization on Mental Health among Lesbian, Gay, Bisexual, and Transgender Adolescents and Young Adults," American Journal of Public Health 106, 3 (March 2016), 527–533.

[3] Sutter and Perrin, "Discrimination, Mental Health, and Suicidal Ideation Among LGBT People of Color," 98.

[4] Dianne L. Kerr, Laura Santurri, and Patricia Peters,"A Comparison of Lesbian, Bisexual, and Heterosexual College Undergraduate Women on Selected Mental Health Issues," Journal of American College Health 61, 4 (2013) 185–194; Meg John Barker, "Depression and/or Oppression? Bisexuality and Mental Health," Journal of Bisexuality 15 (2015) 369–384.

[5] Sutter and Perrin, "Discrimination, Mental Health, and Suicidal Ideation Among LGBT People of Color," 102.

[6] Simon Denny, Mathijs F. G. Lucassen, Jaimee Stuart et al., "The Association between Supportive High School Environments and Depressive Symptoms and Suicidality Among Sexual Minority Students," Journal of Clinical Child and Adolescent Psychology 45, 3 (2016) 248–261.

跨性别者和抑郁症的文献没有 LGBT 群体那么发达。[1]跨性别者确实面临着让人担忧的受害风险，包括就业歧视和暴力。被家人拒绝的创伤是抑郁症的一个原因。[2]在所有种族群体中，跨性别青少年受害率很高，而且往往会催生自杀意念。[3]跨性别者也遭遇了偏见，认为他们的性别认同不是主流形式中的一种，它本身就是一种精神疾病。[4]

　　抑郁症还与其他慢性疾病有关，如糖尿病、癌症和心脏病。[5]早在 1684 年，医生托马斯·威廉斯就提出糖尿病来自"悲伤或

[1]Carmen H. Logie, Ashley Lacombe-Duncan, Tonia Poteat, and Anne C. Wagner, "Syndemic Factors Mediate the Relationship between Sexual Stigma and Depression among Sexual Minority Women and Gender Minorities," Women's Health Issues 217, 5 (2017) 592–599.

[2]M. Yadegarfard, Mallika E. Meinhold-Bergmann, and Robert Ho, "Family Rejection, Social Isolation, and Loneliness as Predictors of Negative Health Outcomes (Depression, Suicidal Ideation, and Sexual Risk Behavior) among Thai Male-to-Female Transgender Adolescents," Journal of LGBT Youth 11, 4 (2014) 347–363.

[3]Tyler Hatchel, Alberto Valido, Kris T. De Pedro, Yuanhong Huang, and Dorothy L. Espelage, "Minority Stress among Transgender Adolescents: The Role of Peer Victimization, School Belonging, and Ethnicity," Journal of Child and Family Studies 28 (2019) 2467–2476.

[4]Charles P.Hoy-Ellis,and Karen I.Fredriksen-Goldsen,"Depression among Transgender Older Adults: General and Minority Stress," American Journal of Community Psychology 59, 3–4 (2017) 295–305.

[5]Tiziana Leone, Ernestina Coast, Shilpa Narayanan, and Ama de Graft Aikins, "Diabetes and Depression Comorbidity and Socioeconomic Status in Low and Middle Income Countries (LMICs): A Mapping of the Evidence," Globalization and Health 8, 39 (2012) 1–10; Emily Mendenhall, Syndemic Suffering: Social Distress, Depression, and Diabetes among Mexican Immigrant Women (London: Routledge, 2012); David W. Kissane, Mario Maj, and Norman Sartorius, eds., Depression and Cancer (Oxford: Wiley- Blackwell, 2011); Alexander Glassman, Mario Maj, and Norman Sartorius, eds., Depression and Heart Disease (Oxford: Wiley- Blackwell, 2011).

者长期哀伤"。[1]在所有这 3 种疾病中,这种联系似乎是双向的。严重的慢性病是压力的主要来源。抑郁症同样会导致身体不活动、吸烟、不服药以及其他导致或者加重慢性疾病的行为。抑郁症也可能以更直接的方式导致慢性疾病,例如通过对特定激素进行影响,但这一点尚未证实。在糖尿病的患者中,阶层也是一个因素,贫困更可能导致共同患病。[2]抑郁症和其他慢性病的共病率很高,但不是全部。例如,并不是每个心脏病发作的人都会出现抑郁症状。

回归到性别:许多专家说,不同性别患病比例的原因还不完全清楚。[3]但是,逆境是抑郁症主要危险因素的证据是压倒性的。女性面临更大逆境的证据也是如此。面对贫困、边缘化、虐待、迫害、歧视(因为他们的阶层、民族或者种族、国籍、难民身份)都更有可能遭受压迫。这是有据可查的,没有争议。性别比较研究还表明,女性更容易面临贫穷、边缘化、虐待、迫害和歧视。比起女性,婚姻更保护男性免受压力。[4]说逆境

---

[1]Leone et al. "Diabetes and Depression Comorbidity and Socioeconomic Status in Low and Middle Income Countries," 1.

[2]Ibid., 6–8.

[3]Marco Piccinelli and Greg Wilkinson, "Gender Differences in Depression," British Journal of Psychiatry 177 (2000) 486 – 492. 皮奇内利和威尔金森支持逆境是性别差异的原因,一部分原因是他们发现支持其他一些解释的证据更弱。

[4]至少在 20 世纪 70 年代的研究中发现了这一点;最近的资料来源见 Elliott, "Gender Differences in the Determinants of Distress." 婚姻对男性的保护作用在不同文化中表现出一定的差异;见 Almeida-Filho et al., "Social Inequality and Depressive Disorders in Bahia, Brazil," 1350.

是造就抑郁症性别比例的主要原因，这似乎不太可能。逆境也有助于理解跨文化性别失衡的一致性。[1]性别因素的准确构成差异很大，但在全球范围内，女性面临更多的逆境是普遍存在的。随着在两性平等方面取得的一些进展，男女之间在抑郁症发病率方面的差距似乎正在缩小。[2]但对女性抑郁症的研究比男性多，低估男性抑郁症也有风险。[3]将抑郁症视为"女性疾病"可能会阻止男性寻求治疗。[4]无论如何，男性抑郁症的诊断率正在上升。[5]

抑郁症有时被称为机会均等罪犯。事实并非如此。没有任何社会地位可以绝对防止抑郁，而社会特权阶层可以得到这种保护。社会逆境也不会自动导致抑郁。健康不佳的社会来源很少这样简单，但社会地位通常对健康不佳很重要。如果你在互联网上搜索任何疾病的社会起源，可能会找到显示社会地位作用的好研究。对许多疾病来说，来自受到压迫、边缘化或者遭受迫害的群体会增加患病的机会。艾滋病和肺结核在穷人中猖

[1]Jenkins et al., "Cross-cultural Studies of Depression," 79.

[2]S. Seedat et al., "Cross-National Associations between Gender and Mental Disorders in the WHO World Mental Health Surveys."

[3]Elliott, "Gender Differences in the Determinants of Distress."

[4]Carol Emslie, Damien Ridge, Sue Ziebland, and Kate Hunt, "Men's Accounts of Depression: Reconstructing or Resisting Hegemonic Masculinity?" Social Science & Medicine 62 (2006) 2246 – 2257.

[5]Smith, Mouzon, and Elliott, "Reviewing the Assumptions about Men's Mental Health."

獗，当然富人也能感染。也有富人的疾病，如痛风。有种观点认为抑郁症是不同的，是因为有完全的生物学原因，这种想法似乎是错误的，甚至是奇怪的。

评论家安·克维特科维奇用"政治性抑郁症"一词来指由压迫和不平等造成的绝望情绪，或是结束压迫和不平等努力时的挫败感。政治性抑郁症的概念凸显了抑郁症医学模式的局限性。政治性抑郁症与临床抑郁症并不完全相同，也不是临床抑郁症的唯一病因，但不能与临床抑郁症撇清关系。这一概念的力量在于突出了社会不平等和迫害的作用，这种作用可能被隐藏在生物化学方法中。[1]

但是，政治性抑郁症的概念可以补充医学模型，而不是反对它。纯粹的医学模型可能无法捕捉到抑郁症的社会和政治因素，它们不适用于任何疾病。看到这一点并不能将抑郁症从医学领域排除。回到目前流行的新冠肺炎病毒（COVID-19）的例子：如果社会的不平等更少些，社会支持更好些，病毒的影响无疑会减弱。但是，我们会因为新冠肺炎疫情暴露了社会系统中的问题，而将它从医学领域中移除吗？我们不必在政治理解和医学理解之间做出选择，正如不必在生理理解和心理理解之间做出选择一样。

人类学家特雷莎·德莱恩·奥内尔通过观察蒙大拿州印第

[1]Ann Cvetkovich, Depression: A Public Feeling (Durham: Duke University Press, 2012).

164

安部落的土著美国人的抑郁症，也发现了一个纯粹的医学模型。奥内尔说，DSM 关于抑郁症的概念不能反映压迫的长期影响，也不能反映当地对痛苦根源的理解。[1] 不过，这一论点的力量提出了一个更广泛的问题。DSM 能很好地反映任何人的抑郁症吗？当安卓森说精神科医生自己也不能达成一致时，可以相信她客气的描述。

4.7 手册化及引发的不满: DSM 的战争

如果说新的评估量表和新的治疗方法一部分是努力将抑郁症手册化，那么从 19 世纪 70 年代开始，随着 DSM 的修订，这种努力得到了充分的体现。越来越多地感觉到精神病学诊断存在的缺陷困扰着精神健康领域。一些精神分析学家回避诊断，认为诊断是一种僵化的分类，忽视了痛苦患者的个体独特性。[2] 在精神分析之外，迈耶甚至在他提倡"抑郁症"这个词的时候，担心所有的精神病学诊断都有可能缩小患者整个人格和环境的临床视野。[3] 但是没有了可靠诊断的医疗实践是什么？精神病学又是什么呢？

英国和美国的精神科医生在录像带上看到相同的病例时给

---

[1] O'Nell, Disciplined Hearts.

[2] 其中包括有影响力的卡尔·门林格尔。Hannah S. Decker, The Making of DSM-III: A Diagnostic Manual's Conquest of American Psychiatry (Oxford: Oxford University Press, 2013).

[3] Harrington, Mind Fixers, 43.

出了不同的诊断。[1]在美国，精神科医生对同一患者的诊断只有大约 30% 的时候是一致的。[2]最名誉扫地的是，心理学家大卫·罗森汉和他的研究小组假装精神错乱，很容易就得到了精神分裂症的诊断住进精神病院治疗。[3]精神科医生竟然不能分辨出患有精神病和假装精神病的人吗？罗森汉的研究在方法论上很薄弱，也许是彻头彻尾的欺骗。[4]撇开欺骗不谈，罗森汉所要展示的就是你可以假装患病。[5]没完成家庭作业的学生一直都知道这一点。但罗森汉是在精神病学已经很脆弱的时候发起攻击。由托马斯·沙茨等领导的一个颇具影响力的反精神病学运动声称，整个精神病学领域都是一派胡言，不是医学的一部分。

诊断危机给 DSM 第三版的修订蒙上了阴影。DSM 经过了

---

[1] Allen Frances, Saving Normal: An Insider's Revolt Against Out- of-Control Psychiatric Diagnosis, DSM-V, Big Pharma, and the Medicalization of Ordinary Life (New York: William Morrow, 2013), 61–62.

[2] Harrington, Mind Fixers, 127.

[3] D. L. Rosenhan, "On Being Sane in Insane Places," Science 179, 70 (January 1973), 250–258.

[4] Susannah Cahalan, The Great Pretender: The Undercover Mission That Changed Our Understanding of Madness (New York: Grand Central Publishing, 2019); Alison Abbott, "On the Troubling Trail of Psychiatry's Pseudopatients Stunt," Nature, October 29, 2019.

[5] Mark Ruffalo, "The Rosenhan Study Never Proved Anything Anyway," https://www.psychologytoday.com/us/blog/freud-fluo xetine/201911/the-rosenhan-study-never-proved-anything-any way, 2020 年 3 月 6 日发表。

多次修订，但 DSM-II 和 DSM-III 之间的变化最大，对抑郁症的诊断产生了巨大的影响。其中的关键人物是受过精神分析训练的精神科医生罗伯特·斯皮策。斯皮策对自己的精神分析师，也是威廉·赖希的追随者之一，不再抱有幻想。[1]赖希在职业生涯早期就写过一本书，里面对性格形成和政治心理学有深刻的见解。但后来他有了一些古怪的想法，在斯皮策从事分析时，赖希是精神分析学的边缘人物。斯皮策后来试图清除 DSM 中有关精神分析的假设。但更重要的是，他想要一本没有推测精神障碍原因的手册，一本坚持每个人都能观察到症状的手册。

DSM-III 的修订受到了广泛批评。[2]作者希望找到精神病学家能够达成一致的意见，或者至少避免那些会疏远许多人的争议举动。不过，这些会议十分混乱，往往是最响亮但不一定是最具科学价值的声音胜出。[3]不幸的是这一过程充满了混乱和钩心斗角。但是，更有序的过程可能也不会产生更好的手册，因为现有的知识还不足以让人信服。

精神分析学家和迈耶的追随者可能不太愿意给每个患者都贴上标签，他们更愿意关注经历痛苦的独特群体。但保险公司

[1] Decker, The Making of DSM-III, 赖希的边缘思想包括最臭名昭著的"奥根"，一种性生命力。这些想法可能是他自己心理健康恶化的症状，因为他陷入了精神疾病。斯皮策检验了赖希的理论，认为奥根不存在。

[2] Greenberg, The Book of Woe; Kutchins and Kirk, Making Us Crazy.

[3] Farhad Dalal, CBT: The Cognitive Behavioural Tsunami (London: Routledge, 2018), 54; Frances, Saving Normal, 64; Greenberg, The Book of Woe, 44 – 45.

对这些痛苦的独特群体不太感兴趣。20世纪70年代，用于支付门诊精神病治疗费用的保险越来越多。[1]为了支付费用，这些公司需要一个特定的诊断，斯皮策此时帮了大忙。他希望通过强调临床医生的共识，让诊断统一起来。

在早期的研究中，斯皮策已经扩充了抑郁症的标准。[2]当他和同事修订DSM时，他们将当时使用的多种类型的抑郁症纳入一个单一的类别。他们想要一个大到足以涵盖抑郁症复发的类别，但不希望生活中的每一次消沉都被称为抑郁症。[3]他们的成果是重性抑郁障碍。DSM-III还使用术语"心境恶劣（dysthymia）"［最近更名为"持续性抑郁障碍（Persistent Depressive Disorder）"］来表示持续时间较长的轻度抑郁症。根据DSM-III，如果你"心境恶劣"，然后经历了重度抑郁症的急性发作，那么你就患有了"双重抑郁症"。

1987年，DSM-III更新为DSM-IIIR，抑郁症有了新的改变。在DSM-IIIR中，抑郁情绪首次不是必需的症状。在一定的时间内，患者需要一些症状，但抑郁情绪不是必需的。如果不存在，那么必须存在"兴趣丧失"。[4]这似乎是一个奇怪的举动，没有

［1］Kutchins and Kirk, Making Us Crazy, 42.
［2］我指的是斯皮策关于研究诊断标准（RDC）的工作；见Hirshbein, American Melancholy, 40–41.
［3］Ibid., 43.
［4］Ibid., 44–45.

抑郁情绪的"抑郁症"是什么？无论这种改变是否有必要，这种掩盖抑郁的做法在过去已有先例。

DSM-III 的架构者希望清除手册中的"理论"，主要是指在没有证据证明的情况下，忽略有关疾病的因果关系。不过在实践中，刻意的中立最终往往会偏向其中一方。精神病学家艾伦·弗朗西斯监督了 DSM-IV 的修订。他并不反对生物精神病学，他认为 DSM-III 对表面症状的强调提升了生物方法的地位。[1]

这本手册与 DSM-V 之间还有更多争议，它不只是将标题中的罗马数据改为阿拉伯数据。经过 10 年的努力，DSM-V 于 2013 年出版，它将"排除居丧反应"（bereavement exclusion）从抑郁症诊断中删除。排除居丧反应意味着，如果你最近失去了心爱的人，即使符合诊断标准，你也不会得到抑郁症诊断。而在 DSM-V 中，悲伤的人不会因为他们的反应是正常的而被排除在诊断之外。DSM-IV 规定的"正常的"哀悼期只有两个月。[2]

甚至在 DSM-V 问世之前，许多人就担心终结居丧反应的排除标准。[3] 弗朗西斯警告说，对正常生活的一部分进行药物治疗，是在根除"几千年来流传下来的神圣哀悼仪式。"[4] 但是其他人认为丧亲之痛和其他压力源之间的相似性是取消排除标

---

［1］Frances, Saving Normal, 65.

［2］Arthur Kleinman, "Culture, Bereavement, and Psychiatry," The Lancet, February 18, 2012.

［3］Frances, Saving Normal, 186.

［4］引用自 Greenberg, The Book of Woe, 155.

准的充分理由：抑郁症就是抑郁症，即使是一个明确的生活事件导致了抑郁症。[1]无论如何，DSM-V 的变化是，不允许仅仅因为一个人悲伤而被诊断为抑郁症，重性抑郁障碍（MDD）的所有其他标准都必须要满足。[2]

生活事件应该有多重要，以及是什么让他们对这些事件的反应正常或不正常，这些并不是从 DSM 甚至现代精神病学中产生的两难问题。抑郁症一直是一个经久不衰的问题。当一个人有自杀倾向，或者连续数年严重嗜睡和绝望时，即使是一个明确的事件导致了抑郁症，也似乎很容易会说他应该得到诊断和治疗。但是，还不存在一个客观的衡量标准，来衡量离距离完全不符合标准的情况有多远才能去掉疾病标签。[3]适当的哀悼时间有多长，在不同的文化之间和文化之中都是不同的。[4]在早期，这可能是在医生和患者会面之间，根据个人情况决定的。不过，个人判断是无法手册化的。

生活事件中没有明确原因的抑郁能单独被手册化吗？包括历史学家和精神科医生在内的一个多元化、让人印象深刻的专

---

[1]Ibid., 161–163.

[2]Ronald W. Pies, "The Bereavement Exclusion and DSM-5: An Update and Commentary," Innovations in Clinical Neuroscience 11, 7–8 (July–August 2014) 19–22.

[3]正如弗朗西斯所承认的："没有明确的界限来区分那些正在以自己必要的、特殊的方式经历丧失的人，以及那些除非得到专门的精神病治疗否则仍会陷于抑郁症的人。" Frances, Saving Normal, 187.

[4]Kleinman，"文化、丧亲之痛和精神病学"。

家小组（包括斯皮策）给出了肯定的回答，并写了一篇文章，呼吁把它作为一种单独的疾病诊断列入 DSM-V，命名为……忧郁症。[1] 他们认为这是一种自古以来就知道的疾病，以沮丧、内疚为特征，不是由已知的生活事件引起的。他们说，忧郁症也有已知且能测量的生物学特征，包括深度睡眠和快速眼动时间减少；皮质醇（一种应激激素）增加；对 ECT 和三环类药物的反应更强，对安慰剂、SSRI 类药物和 CBT 的反应更弱。他们希望能够在 DSM-V 中至少有一种抑郁症的诊断具有生物学基础。这项努力没有成功。在 DSM-V 中，可以在 MDD 中进行标记，这样就可以进行诊断，例如伴有焦虑痛苦的抑郁症，或者伴有精神病特征的抑郁症。伴有忧郁症特征的抑郁症是其中一个标注，但忧郁症并没有被列为另一种障碍。

将忧郁症单独纳入研究的捍卫者很可能已经确定了一种独特的疾病。但他们诉诸历史长河，把"忧郁症"当作一个稳定的类别，几个世纪以来都没有改变。事实并非如此。许多关于

---

[1] Gordon Parker, Max Fink, Edward Shorter et al., "Issues for DSM-V: Whither Melancholia? The Case for its Classification as a Distinct Mood Disorder," American Journal of Psychiatry 167, 7 (July 2010) 745–747; Radden, Melancholy Habits, 143–149. 另见 Greenberg, The Book of Woe, 335–336. 格林伯格认为这项努力失败了，因为在 DSM 中存在已知生物学的疾病会让没有生物学的其他疾病引发让人尴尬的注意，但他也只是猜测。不过这也很容易，因为在精神病学中，人们并没有一致认为忧郁症是抑郁症的一种独特形式。

忧郁症的古老描述中，妄想的特征远远超过了他们所支持的那样。更重要的是，忧郁症在任何时候都不是专门指代重度或者内源性抑郁症的。

对 DSM 的一些批评是由那些根本不希望有任何诊断标签或者同样不希望有任何精神病学的人提出的。但其他一些批评则是善意的。DSM 充满问题，并不完善。但问题不在于 DSM 来自社会过程。科学文献总是有社会背景的，科学真理总是最接近专家共识的。但 DSM-III 并不代表真正的共识，而是一部分作者的倾向。斯皮策的革命确实带来了一些好处。例如，他坚持认为，在将任何事情称为疾病之前，都应该要求"主观痛苦"，这有助于将同性恋性行为从精神病诊断中排除。[1]

安卓森提倡生物精神病学，她是 DSM-III 的早期支持者，但并没有不对 DSM-III 进行批评。[2] 大约 25 年后，她对它的结果感到惋惜——缺乏对患者的整体关注。她说，整个临床的详细描述被标签所取代，使精神病学丧失了人性。[3] 这一结果正

---

[1]同性恋已经从 DSM-II 中删除，但它作为一种疾病的地位在精神病学中仍然存在争议。Decker, The Making of DSM-III, 154–161.

[2]Andreasen, The Broken Brain, 156–161. 安卓森批评 DSM-II 没有具体说明诊断需要多少症状，而且也不可靠。也就是说，不同的医生可以使用相同的手册，得出不同的诊断。但她承认，DSM-III 可靠性的提高可能是以有效性为代价的，也就是诊断精确确定疾病状况的程度。

[3]Nancy Andreasen, "DSM and the Death of Phenomenology in America: An Example of Unintended Consequences," Schizophrenia Bulletin 33, 1 (2007) 108–112.

是迈耶和许多心理分析师所预测的。他们担心过分强调诊断标签会掩盖患者个体的深度和复杂性。

当然，精神病学可以在厌恶诊断和将患者从症状清单，精简为标签之间找到一个中间地带。

有些人查看了 DSM 在各个版本中不断变化的标准，并得出结论说，包括抑郁症在内的精神病学诊断没有意义。治疗师可以指出这种推理中的错误：全或无的思维，过滤掉积极的，然后夸大。DSM 及其创建过程存在缺陷，心理健康专业人员使用不精确的知识进行工作。精神病诊断往往缺乏医生为其他医学领域提供的精确性，但这并不意味着精神病学诊断根本没有意义或者价值。

4.8　为什么会有这么多的抑郁症

我曾强调，解释抑郁症的诊断率上升困难重重。无论如何，我将冒险使用我认为合理的模型。它是一种螺旋式上升模型，在更广泛的政治和文化变革的推动下，更好的检测和诊断漂移相互促进。

真实的患病率不太可能是罪魁祸首，至少从直观的角度来看是这样。一些主张真实患病率上升的人指出，世界的大环境让人抑郁，社会角色或者期望迅速变化，或社会孤立度增加（例如因为互联网），甚至人类饮食状况恶化。[1]引起人们对导致疾病的社会因素的关注是很重要的，但这些理论让人想起20世纪早期的社会科学也将精神疾病发病率的明显上升归因于快速的社会变化和疏远。那时所使用的疾病标签是神经衰弱或歇斯底里，或者简称为"神经质"。[2]虽然我们生活的世界动荡不安，但显然与20世纪上半叶的世界相比，精神疾病应该不会更容易滋生。

我设想的螺旋上升是这样的：在20世纪初，门诊精神病学的发展导致接受抑郁症治疗的人数增加。不再只对最严重的抑郁症患者保留治疗。对抑郁症的兴趣与日俱增，促使更多的专业人士和非专业人士学会将病症称为抑郁症。在抗抑郁药问世之前，抑郁症是一个日益流行的痛苦的术语。这就是有些药物被称为抗抑郁药的部分原因。不过，这些药物为多个参与者（制药公司、医生、患者和患者家属）提供了识别抑郁症病例的新的激励，医生、患者及其家属对有效且相对安全的治疗有了新的希望。人们不必考虑ECT，这一疗法让许多人感到害怕，既

---

[1]疏远社会的引用自见 Blazer, The Age of Melancholy。社会角色的变化是作为一种解释而提出的，见 Alain Ehrenberg, The Weariness of the Self: Diagnosing the History of Depression in the Contemporary Age (Enrico Caouette, Jacob Homel, David Homel, and Don Winkler, trans., Montreal and Kingston: McGill Queen's University Press, 2010, originally published 1998).

[2]早在20世纪70年代，英国的研究人员就发现，被诊断患有临床抑郁症的女性更可能将自己的问题称为"神经质"。Brown and Harris, Social Origins of Depression, 22.

因为耸人听闻的媒体报道，也因为对其风险的现实评估。制药公司站着就把钱赚到了，它们确实做到了。

还有一个谜题仍然存在。在抗抑郁药问世的同时，缓解焦虑的药物开始流行，如眠尔通，比抗抑郁药更受欢迎。甲丙氨酯和相关药物也用于治疗抑郁症，但它们主要用于治疗焦虑症。第二次世界大战后早期的社会被命名为"焦虑时代"。[1]为什么首先是焦虑时代，然后为什么又让位于抑郁时代呢？

社会学家艾伦·霍维茨指出，到了 20 世纪 70 年代，人们越来越担心镇静剂会上瘾。[2]霍维茨认为，对特定诊断需求的增加是抑郁症兴起的主要驱动力，焦虑症更多是一种状态而不是特定疾病。但重度抑郁症并不是一个有高度特异性的诊断。正如霍维茨指出的那样，MDD 捕捉到了非常多与压力相关的痛苦，因为它涵盖了大量的症状和经历。更有力的解释可能不仅来自精神病学或制药业的变化，还可能来自更大的文化转变。

我们需要问两个问题。首先，焦虑和抑郁这两个密切相关的情绪有何不同？焦虑是对即将到来的危险的预期，抑郁是一种已经感受到的丧失感。第二个问题是，20 世纪 70 年代发生了什么变化？ 20 世纪 70 年代通常被认为是两个大转变的时期。

---

[1] Andrea Tone, The Age of Anxiety: America's Turbulent Affair with Tranquilizers (New York: Basic Books, 2008).

[2] Allan V. Horwitz, "How an Age of Anxiety Became an Age of Depression," The Milbank Quarterly 88, 1 (2010) 112–138.

它们的名字是我勉强使用的。这两种用法都过于频繁，没有精确的定义，或者使用过于随意，但我认为它们在这里可能有用。它们是新自由主义和后现代主义。

新自由主义是第二次世界大战后高福利国家政治经济秩序的终结。这些转变包括减少公共服务和社会福利以利于政府的紧缩政策，减少对经济精英的税收，以及攻击削弱组织工会的行为。新自由主义是一种极端个人主义，正如撒切尔夫人的口号所表达的那样，社会不存在，只有个人和家庭。在实践中，它导致了不平等的扩大，财富稳步地向已经富裕的人转移。地理学家大卫·哈维指出，这种财富分布向上的变化有着广泛的记录，但人们很少被问这是否是政策一开始的目的。[1]

后现代性意味着许多事情，跨越不同的领域。在知识生产中，它指的是对科学确定性的信心减弱，对理性改善治理能力的信念减弱，越来越多的人认为，知识主张反映的是力量和叙事结构，而不是客观的真理，以及对语言的不稳定性如何破坏连贯性的关注。[2]

在战后初期，进步更容易被相信。财富分配不均，但工业化国家中产阶级的增长、雄心勃勃的社会福利项目，以及民权

---

[1]David Harvey, A Brief History of Neo-Liberalism (Oxford: Oxford University Press, 2007), 119.

[2]Jean-François Lyotard, The Postmodern Condition: A Report on Knowledge (University of Minnesota Press, 1984).

运动让人们对未来共同繁荣抱有一定的希望。许多不发达国家都是刚刚独立，对快速发展抱有很大的期望。科学技术受到高度重视，甚至被理想化，似乎在预示着一个更美好的世界。国家尽管有种种缺陷，但被看作是可能带来积极变化的因素，甚至对意识形态截然不同的人来说也是如此。焦虑也是可以理解的。冷战和武力威胁着全人类的生命。对经济发展的环境成本的认识正在增加。而人人都能实现繁荣的承诺与严重的社会阶层分化的现实之间的对比，引发了严重且往往是暴力的冲突。

新自由主义、后现代主义和临床抑郁症有着共同点：缺乏希望。虽然人们对焦虑时代最严重的恐惧尚未变成现实，但到了20世纪70年代，人们对社会进步的信心已经下降，对国家的失望情绪正在增长。在新自由主义的极端个人主义中，唯一的好处在于个人家庭的经济利益，即使工人的工资进入长期停滞期。发展中国家被迫实施结构调整方案，不得不缩减公共部门，接受外国援助。这种指导思想是大型公共部门阻碍了经济增长。方案的结果是社会服务减少，如医疗健康保障，承诺的经济增长更难达到了。

集体改善项目越来越多地引发集体辞职的叹息。对"宏大叙事"的后现代批评与对宏大社会理想的怀疑相差无几。作为精神病学历史学家，我发现米歇尔·福柯对权力与知识关系的探索有深刻的见解，虽然许多人在他的作品中发现了经验上的缺陷。但我怀疑福柯或任何其他被认为是后现代主义的思想家，怀疑他们是否让许多人对集体改善满怀期望。与此同时，新自由主义却没有任何集体利益，只有私人利益。抑郁症是一种私人绝望和社会关系破裂的疾病。

一项分析认为，在新自由主义文化中，人们并不认为自己是对立阶级的成员——对被剥削阶级来说，这至少有促进团结的优点。相反，每个人都是一个为了自己的自我企业家。随之而来的是无情的内部压力，要求自我提升，不断要求积极思考，清除消极想法。我们参加了"无数的自我管理工作坊，关于个性或者心理训练的动机静修和研讨会，它们承诺无限的自我优化和提高效率……"[1]在这种"自我剥削"下，人们并没有解决他们对社会制度的不满，而是"将攻击转向自己"。[2]愤怒转向内部了。

很难说是否是这些更广泛的社会背景因素直接导致了精神疾病。几乎没有证据表明，历史上任何时候的精神疾病总数比其他时候更多。但是文化趋势和情绪会影响人们如何理解他们所感受到的精神痛苦。后现代主义和新自由主义给我们的启示与此大同小异。

推测整个时代的情绪及其与个人情绪状态的关系是有风险的。像许多历史学家一样，我更喜欢那些可以清楚地记录下来

---

[1] Byung-Chul Han, Psychopolitics: Neoliberalism and the New Technologies of Power (Erik Butler, trans., London: Verso, 2017), 29.

[2] Ibid., 6–7, emphasis in original.

的说法。不过，用吉米·卡特的话来说，这种不愿大声宣扬的态度或许也是我们当前不满情绪的一部分。

弗朗西斯领导创建了 DSM-IV，和其他许多人一样，他认为现在太容易得到抑郁症的诊断了。霍维茨和杰罗姆·韦克菲尔德认为我们正面临"丧失悲伤"的危险，正常的人类悲伤已经被认为是一种医疗疾病。[1]弗朗西斯承认，多达 1/3 的重度抑郁症患者根本得不到治疗。但他也担心，对那些不好的事情发生之后，两周内仍然感觉不好的人，DSM 会让抑郁症标签像口香糖一样，分发给任何有这样感觉的人。他说，对那些症状轻微、短暂的人来说，SSRI 类药物是昂贵的，而且可能也是有害的安慰剂。[2]像阿迪奇埃的《美国佬》中的伊菲麦露一样，批评者们担心我们治疗痛苦太快了。他们是有道理的。

但阿迪奇埃的故事之所以有力量，一部分原因是来自她的姑妈乌珠。伊菲麦露正面临真正的逆境，没有医生，她的病情确实有所好转。她或者其他人也可能并没有说对。普拉斯也面临着真正的逆境。如果接受更多的精神治疗，她可能会更好些。

当担心悲伤的情绪被药物化时，还必须记住，成功治疗抑

---

[1]Allan Horwitz and Jerome Wakefield, The Loss of Sadness: How Psychiatry Transformed Normal Sorrow into Depressive Disorder (New York: Oxford University Press, 2007).

[2]Frances, Saving Normal, 155 –157.

郁症的人，无论通过心理治疗、药物治疗还是其他治疗，他们都能感受到全部的情绪。抗抑郁药的俗称"快乐药"是不准确的，这对抑郁症患者来说是一种贬低。治疗可以使人们从不必要的痛苦中解脱出来，但单凭治疗本身并不能使任何人快乐。如果你失去了工作或者你爱的人，你仍然会感到悲伤。如果你不是临床抑郁症患者，悲伤可能不会那么绝望。

大多数关于抑郁症诊断上升的报道都在悲叹。这件事情好的一面同样值得我们关注，即更多的人接受了治疗。也许那些早先认为自己的问题是"神经病""神经衰弱"，或者只是情绪低落和嗜睡的人，现在称之为抑郁症患者。如果他们现在被称为抑郁症患者，并得到了有帮助的治疗，这难道有什么问题吗？

但这篇关于抑郁症扩大的文章到目前为止只触及了一个主要因素，它与某种药物有关。

4.9 命名一个时代的药物

到了 20 世纪 80 年代，生物精神病学的文化力量正在上升。相比之下，科学进步不大。氟西汀、百忧解被大张旗鼓地推出，但较老的抗抑郁药、MAOI 类药物和三环类药物从 20 世纪 50 年代就出现了，却没有带来"抗抑郁药时代"。SSRI 类药物并不比早期的药物更有效。许多人希望 SSRI 类药物的不良反应会更少或者更温和，但事实证明，它们本身也有负面影响。不过，SSRI 类药物的推广可谓恰逢其时。几十年来，临床对抑郁症的关注越来越多，对其他抗抑郁药物的关注要少几十年。20 世纪 70 年代对抑郁症的研究热潮兴起，DSM-III 删除了精神分析流派的影响。

我们开始听说服用抗抑郁药的人和需要每天服用胰岛素的糖尿病患者没有区别。值得赞美的意图是要表明抑郁症不是意志的失败，也不是性格的缺陷。至少从文艺复兴时期的蒂莫西·布莱特开始，人们就认为把抑郁症当作身体疾病进行治疗可能会减轻患者的病耻感。而可能相比于文艺复兴时期，在现代社会中更会将"身体"疾病等同于"真正的"疾病。

SSRI 类药物不仅改变了精神病治疗，而且改变了人们对疾病的普遍看法，甚至改变了自我和身体的本质。SSRI 类药物带来的这些变化超出了它们在临床进展上所声称的。文化的影响是深刻的、戏剧性的，也是全球性的。希波克拉底、以弗所的鲁弗斯、盖伦、宾根的希尔德加德、马尔西利奥·费奇诺、马丁·路德、帕拉塞尔苏斯、罗伯特·伯顿、菲利普·皮内尔、埃米尔·克莱佩林、卡尔·亚伯拉罕、西格蒙德·弗洛伊德、梅兰妮·克莱因、阿道夫·迈耶、亚伯拉罕·迈尔森和伊迪丝·雅各布森，他们对氟西汀及其作用的血清素一无所知。现在全世界每天都有数百万人服用它。一个历史时代获得一个商业品牌之名：百忧解。

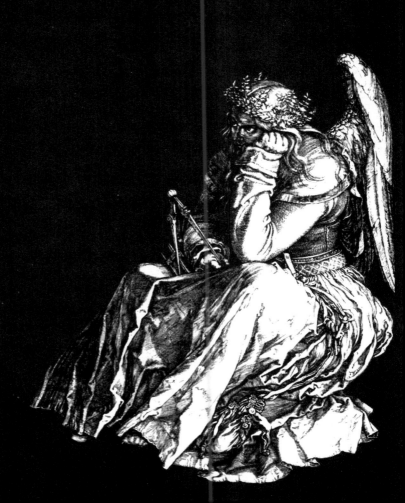

5

第5章

只是化学性的

抑郁症周围极度阴暗的环境——包括生理因素和心理因素——让它成为一个……持续存在的先天论/后天论的替罪羊……它成了我们清教徒传统和当代快乐时刻最糟糕投射的磁石，结果非常不幸，它既诊断不足，又治疗过度。

达芙妮·默尔金[1]

我也不否认，有时是医生的治疗改善甚至治愈了这种痛苦。但是有些人因为痛苦是可以通过药物治愈，就把这种精神上的痛苦归咎于是自然原因，他们不知道撒旦的力量，也不知道上帝比恶魔更强大。

马丁·路德[2]

---

[1]Daphne Merkin, This Close to Happy: A Reckoning with Depression (New York: Farrar, Straus and Giroux, 2017), 16.

[2]引用自 Midelfort, A History of Madness in Sixteenth-Century Germany, 91.

5.1　失　衡

弗吉尼亚·伍尔芙有句名言："1910 年 12 月左右，人类的性格发生了变化。"[1] 当然，她因为文学效果做出了夸大，或者她只是把时间搞错了。也许是在 1987 年 12 月左右，当美国食品药品监督管理局（FDA）允许礼来公司在美国市场投放百忧解时，人类的性格就发生了变化。在此后的几十年里，全世界数百万人开始服用 80 年前难以想象的药物。

突然间，抑郁症的话题中充斥着"化学失衡"一词。1985年，在百忧解上市的前两年，美国允许制药公司直接向消费者投放广告。辉瑞制药公司很快就将左洛复推广为纠正"化学失衡"的药物。[2] 公司们很喜欢这种方法，这种方法可以将抑郁症视

[1] Virginia Woolf, "Mr. Bennett and Mrs. Brown," http:// www.columbia.edu/ ~ em36/Mr. Bennett And. Mrs Brown.pdf, accessed October 31, 2019, originally published 1924.

[2] Mark Ruffalo, "The Story of Prozac: A Landmark Drug in Psychiatry," Psychology Today (March 1, 2020).

为一种"真正的"疾病。也就是说，抑郁症需要药物。医生有时会发现，说服患者吃药很容易。患者们也使用了这种说法——它成了一种"痛苦常用语"。[1]"化学失衡"既不出现在心理、药理学教科书上，也不为大多数与科学研究密切相关的人所使用。不过，和百忧解一样，它也成了一个被广泛服用的胶囊（见图5-1）。

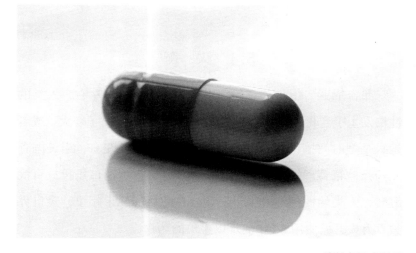

图5-1　百忧解：一种命名了一个时代的药物。女演员凯丽·费雪用智慧和勇气撰写了一篇关于精神疾病的文章，她被埋在一个用这种药物制成的骨灰盒里。

当百忧解成为一种文化知觉时，一些人开始说，抑郁症只是一种生理上的疾病。有些医生告诉患者：你有病，这种病和糖尿病没什么区别，你可以吃药治好它。对制药公司来说，糖尿病的类比是一个很好的类比，因为这会让药物不像抗生素或

[1]我喜欢这个观点，但这不是我提出的，而是凯蒂·基尔罗伊·马拉克。

者阿司匹林那样根据需要服用，而是你每天都需要、终生都需要的东西。患者们接受这样的比喻，说，"我有抑郁症，但这只是化学性的"，这就好像在说，不要为我的童年自找麻烦，也不要以为我还有很多其他问题。作家安德鲁·所罗门采访了许多抑郁症患者，他们中的许多人说他们的抑郁症"只是化学性的"。尽管如此，正如所罗门所反驳的那样，"如果一个人想用这些术语来思考，那么他身上的一切都是化学性的。"[1]他指出，身体在不被看见时也是有用的。例如，心理治疗不被称为生理治疗，但它肯定会改变大脑。[2]（为什么不这样称呼呢？）现在将抑郁症描述为"化学性的"掩盖了它所揭示的一切。它掩盖了我们对抑郁症的化学知识了解是多么的有限，也掩盖了我们对不完全是化学的东西所知有限。

有时不精准的比较会很有帮助。想象一下，你是一个上文学课的大学生，被要求分析伍尔芙的名著《到灯塔去》。你花了一个星期左右的时间报告说，这本书是由墨水和纸组成的，所以这本书是由碳，一些有机化合物和无机化合物混合而成。从技术上说你是对的。但会少了点什么。

许多专业人士质疑"化学失衡"的比喻。他们担心心理因素和社会因素会被忽略，担心"失衡"证据的有力性，以及担

---

[1] Solomon, The Noonday Demon, 22.
[2] 如 Carol P. Weingarten and Timothy J. Strauman, "Neuroimaging for Psychotherapy Research: Current Trends," Psychotherapy Research 25, 2 (March 2015) 185–213.

心过度依赖药品的危险性。虽然这个比喻很受欢迎，但患者们还是坚持对抑郁症进行其他解释。在美国的墨西哥裔美国人和伦敦的英国白人等不同的人群中，许多人继续支持社会和心理方面的解释。[1]

这种比喻的吸引力还是显而易见的，父母不会受到指责。患者可以从污名化中解脱出来。抑郁症患者有机会患上真正的疾病，因为许多人认为真正的疾病需要生理基础。一直站在生物精神病学一边的医生们正在迎来属于他们文化胜利的时刻。

忧郁症本质上是生理性的，虽然很少有体液主义者认为忧郁症纯粹是生理性的，没有心理或者社会方面的因素。精神分析学家相信抑郁症有天生的倾向，虽然他们也坚称有心理方面的因素。抗抑郁药时代并没有结束几个世纪以来人们对生物过程的心理解读。新出现的声音声称心理和社会因素不重要。

因为生理治疗的突然出现，心理治疗方法变得过时，抗抑郁药时代并没有到来。生物精神病学的大部分关键性创新出现于精神分析占主导地位之时，而不是之后。[2]自 20 世纪 20 年

［1］Alison Karasz and Liza Watkins,"Conceptual Models of Treatment in Depressed Hispanic Patients," Annals of Family Medicine 4, 6 (November/December 2006) 527–533; Sushrut Jadhav, Mitchell G. Weiss, and Roland Littlewood, "Cultural Experience of Depression among White Britons in London," Anthropology and Medicine 8, 1 (2001) 47–69.

［2］Sadowsky, Electroconvulsive Therapy in America; Sadowsky,"Somatic Treatments."

代以来，治疗精神疾病的一系列生理疗法不断增加，百忧解是这些生理疗法的一个新型补充。

5.2 在抗抑郁剂之前

大约从 1850 年到 1950 年，对医学来说这是个激动人心的时代。病原病菌学说得到了科学证明和广泛接受。随后，公共卫生、疾病预防和疾病治疗随之都有了显著改善。精神科医生希望在大脑知识的基础上取得类似的成果。一系列用生理方法治疗精神疾病的实验始于 20 世纪初。大脑知识的增长对这些新疗法贡献不大。有些是意外发现的，有些是基于错误的假设，大多数有严重的副作用。他们还未经知情同意，在脱离我们的研究文化中，对小样本患者进行了实验。但它们的共同作用是提高了人们对精神疾病可以用生理手段进行治疗的信心。[1]

使用疟疾热疗法治疗神经梅毒对提高人们的信心至关重要，这在很大程度上被普通公众遗忘了。19 世纪 80 年代，奥地利医生朱利叶斯·瓦格纳·贾雷格的一名精神病患者因传染病发了高烧。退烧后，患者的精神病症状似乎也减轻了。瓦格纳·贾雷格开始用传染源引发发烧，希望找到治疗精神疾病的方法。

---

[1] 关于精神药物广泛使用之前，精神疾病物理治疗的更多信息，包括这里介绍的和其他一些内容，见 Braslow, Mental Ills and Bodily Cures; Sadowsky, "Somatic Treatments."

1917 年，他成功患上了"麻痹性痴呆"，现在称之为"神经梅毒"。这项治疗对许多患者有效。许多困在精神病院的人现在可以得到治愈和释放，这是去住院化的早期浪潮。瓦格纳·贾雷格是第一位获得诺贝尔奖的精神科医生。[1]

在公众记忆中，更生动的是脑叶白质切除术，虽然现在用得不多了。[2] 1927 年，葡萄牙神经学家埃加斯·莫尼斯参加了一次学术会议，讨论了关于猴子在大脑额叶被部分切除后变得顺从的问题。莫尼斯想知道是否可以用类似的方法来治疗精神疾病中的激越等症状。莫尼斯还获得了诺贝尔奖，但在脑叶白质切除术方面贡献最多的是美国神经学家沃尔特·弗里曼。在 20 世纪中叶，脑叶白质切除术被广泛应用于成千上万的患者。它糟糕的公众形象在一定程度上是应得的。脑叶白质切除术对认知能力造成了严重的长期损伤。医生、患者和患者家属通常都很重视这项手术，因为它确实缓解症状，通常是在那些患病多年的患者身上产生作用。脑叶白质切除术对认知功能的损伤

［1］Harrington, Mind Fixers, 57–59.

［2］关于脑叶白质切除术有大量的历史记载。见 Elliott S. Valenstein, Great and Desperate Cures: The Rise and Decline of Psychosurgery and Other Radical Treatments for Mental Illness (New York: Basic Books, 1986); Braslow, Mental Ills and Bodily Cures, chs. 6 and 7; Jack D. Pressman, Last Resort: Psychosurgery and the Limits of Medicine (Cambridge: Cambridge University Press, 1998); Mical Raz, The Lobotomy Letters: The Making of American Psychosurgery (Rochester: University of Rochester Press, 2013); Jenell Johnson, American Lobotomy: A Rhetorical History (Ann Arbor: University of Michigan Press, 2014).

起初并没有完全显现。当许多新的精神病治疗方法刚刚诞生之时，其中的副作用往往不会被专业人士发现或者承认。

在现代抗抑郁药时代到来之前，一种抗抑郁药——安非他命出现了。安非他命是由一位找寻过敏药物的化学家开发的。这是一种传统的精神病治疗方法，是由想找到其他药物的人所创造。安非他命的刺激作用在 20 世纪初就已被人所知。写过快感缺乏症的精神科医生迈尔森自己也尝试过安非他命，发现服用后演讲更有乐趣。在 20 世纪 30 年代，他开始给抑郁症患者服用，迈尔森认为这样有效果。更广泛的临床观点认为，安非他命对重度抑郁症和精神症无效，但对轻度抑郁症可能有帮助。也是花了很长时间来观察注意，安非他命的副作用才显现出来。[1]

20 世纪 20 年代和 30 年代发明了许多治疗精神疾病的新方法。瑞士精神病学家雅各布·克莱西发明了长期睡眠疗法。药物可以让患者一次睡上几天，当他们最终醒来时，症状会有所缓解。不久之后，一些被归为"休克疗法"的治疗方法也被开发出来用于治疗精神病，虽然为什么它们都被归为一组，以及为什么它们都是"休克疗法"还有些模糊不清。其中一种是胰岛素昏迷疗法，或许因为它在电影《美丽心灵》中有所描述而知名，用于治疗数学家约翰·纳什的精神分裂症。这个疗法是维也纳精神病

---

[1] Nicolas Rasmussen, On Speed: The Many Lives of Amphetamine(New York: New York University Press, 2008).

学家曼弗雷德·萨克尔发明的。萨克尔使用胰岛素让精神病患者昏迷，并发现患者醒来后症状消除。胰岛素昏迷疗法是否有效，以及如何起效都存在争议，但它确实得到了广泛应用。大约在同一时间，一些人认为精神分裂症和癫痫是对立存在的——如果你患有其中一种疾病，那么你就不太可能患有另一种。接下来，匈牙利精神病学家拉迪斯拉斯·梅杜纳想知道，诱使癫痫发作是否能消除精神分裂症。这就是抽搐疗法背后的观点。在疗法早期，癫痫发作是由患者饮用的一种化学物质所引起的。精神分裂症和癫痫不再被认为是对立的，但意外的是，治疗还是起效了。也许同样奇怪的是，抽搐疗法并不是主要用于治疗精神病，而是用于情绪障碍。化学惊厥疗法也得到广泛应用。治疗慢性精神病患者的医生急于尝试新的似乎有效的治疗方法，尤其是在精神病院变得越来越拥挤的情况下。但胰岛素昏迷疗法和化学惊厥疗法都有严重的缺点。患者非常讨厌化学抽搐疗法，他们往往在服用药物和抽搐发作之间的时间里感到极度恐惧。电抽搐治疗（ECT）成为替代。这种可怕的疗法是医学中最可怕的疗法之一，是为了找寻一种不那么可怕的方法来引发抽搐。[1]

---

[1]关于 ECT 的讨论主要借鉴了我的书籍，Electroconvulsive Therapy in America. 另见 Timothy Kneeland and Carol A. B. Warren, Pushbutton Psychiatry: A History of Electroshock in America (Westport: Praeger Publishers, 2002)，以及 Edward Shorter and David Healy, Shock Therapy: A History of Electroconvulsive Treatment in Mental Illness (New Brunswick: Rutgers University Press, 2007).

ECT 是 20 世纪上半叶以来治疗精神疾病主要的物理疗法，至今仍被广泛使用。许多精神科医生认为，ECT 不仅是治疗抑郁症最有效的方法，而且是所有精神病学中最有效的方法。ECT 用电流通过大脑，诱发患者抽搐。为什么抽搐对情绪障碍起作用仍是个谜。早年，医生给患者做了一种 ECT（现在称为"未改良的"），不需要麻醉来缓解电疼痛，也不需要肌肉松弛剂来防止身体完全抽搐。未改良的 ECT 非常可怕。这些改进是在 ECT 发明后不久加入的，但要像现在一样成为保健标准还需要时间。

ECT 的历史意义有很大的争议，因为治疗本身就有很大的争议。ECT 的批评者经常暗指 ECT 起源于法西斯意大利，它的创造者之一卢西奥·比尼，是在屠宰场看到猪被电昏迷的时候想出的这个观点。ECT 的历史有着残忍的一面，对其副作用的合理担忧仍然存在，但这些起源之争是误导性的。发明 ECT 的意大利精神病学家乌戈·塞莱蒂和比尼并不是法西斯主义者。团队中向其他国家推广传播 ECT、做出最大贡献的成员洛萨·卡利诺夫斯基，是一个逃离法西斯主义的犹太人。屠宰场的形象耸人听闻，但是用电的原因不是想屠杀任何人，而是想找到一种更能被人们所接受的方式来诱发癫痫。

几乎 ECT 历史的每个方面都有着截然不同的解读。当塞莱蒂和他的团队在第一个患者身上进行试验时，一个患有精神疾病的流浪汉被罗马警察带到了他们面前，在第一次电击之后，流浪汉大叫着像是"别再这样了！这是谋杀！"这样的话。一些 ECT 倡导者认为，塞莱蒂决定再进行一次电击是他勇敢的表现，而 ECT 批评者则认为这是医生不听患者话的残酷例子。后果也模糊不清。治疗后，患者的症状有所好转，但不久就复发了。从我们目前的视角来看，这并不奇怪。ECT 很少能根治任何精神疾病，在减轻症状方面，一次短暂的 ECT 不如持续几周的 ECT 有效。

ECT 的使用曲线呈现上升、下降、再上升的态势。在 20 世纪 40 ~ 50 年代，ECT 在工业化国家迅速传播，并传播至非工业化国家的部分地区。因为不知道起效的原因，ECT 曾被用于治疗多种精神疾病。它也曾用于治疗我们不再认为是疾病的同性恋。毫不奇怪的是，从我们目前的视角来看，它并没有改变任何人的性取向，同性恋者也受到了创伤，ECT 的公众形象更差了。在许多精神病院 ECT 也被用于训练患者——ECT 的刻板印象源于现实。

在 20 世纪六七十年代，ECT 的使用有所下降。第一批抗精神病药和抗抑郁药成了替代品。人们对精神病学的不信任与日俱增，部分原因是精神病院条件恶劣。这种不信任在反精神病学运动中达到了顶峰，它们认为整个行业都是压迫性的。ECT 的滥用成为该运动的主要证据。小说和电影《飞越疯人院》淋漓尽致地表现了人们对 ECT 作为社会控制工具的恐惧。一个活生生的、不守规矩的人为了逃避牢狱之灾，最终被送入了精神病院。

ECT 被用来惩罚犯人，包括这个人。他被施以未改良的 ECT；观众看到他不情愿地被绑在桌子上，尖叫着，扭动着。在故事的结尾，他接受了惩罚性的脑叶白质切除术。也许，历史上没有任何其他虚构故事会与医疗有着如此强烈的联系。我在克利夫兰大学附属医院为精神科住院医师教授一个历史单元。每年我都会问那里的医师，在接触 ECT 时，是否会因联想到《飞越疯人院》而感觉非常恐慌。虽然这部电影上映于 1975 年，但每年大多数医师都会说是的，甚至包括年轻的医师。ECT 被广泛用于治疗精神病院的患者。即使是出于更纯粹的治疗目的，在早期的几十年里，许多医院仍使用未改良的 ECT。这部电影的背景设定于 20 世纪 60 年代初，这种描绘并不是纯粹的幻想。ECT 在历史上的残忍一面不应该被粉饰起来。

到了 20 世纪 70 年代末，精神科医生发现许多人，尤其是重度抑郁症患者，可能得不到抗抑郁药和心理治疗的帮助。这时，ECT 主要用于治疗情绪障碍，它得到了另一种关注。自 20 世纪 80 年代初以来，ECT 的使用在不断增长，虽然它仍旧主要用于其他治疗方法都失败的少数群体。

早期精神分析对 ECT 的反应是混合的。几乎没有分析师怀疑 ECT 的效果。临床结果太引人注目了。一些人担心大脑受损，还有一些人甚至认为使用 ECT 是对患者的无意识虐待。但是许多分析师使用了 ECT，一些人认为在动力疗法中使用 ECT 切实可行，能够让患者恢复健康。分析师试图找到它起效的心理原因。许多人认为，精神病患者之所以遭受痛苦，是因为他们受到了来自惩罚性良心的无意识攻击（愤怒转向内心），而 ECT 的惩罚起到了替代作用。这一理论已渗透到一些患者身上。西尔维娅·普拉斯是最著名的 ECT 患者之一，她在接受 ECT 治疗后的日记中写道："为什么在经历了大约三次'惊人短暂'的休克疗法后，我的情绪突然飙升？为什么我感觉到我需要被惩罚，需要惩罚我自己。"[1]她的小说《钟形罩》中，叙述者埃斯特·格林伍德在接受 ECT 治疗后评论道："我想知道我做了什么可怕的事情。"[2]在 20 世纪 50 年代末，研究人员表示，电流必须足够强，才能诱发抽搐，ECT 才能发挥作用。这种观点可能削弱了 ECT 的理论。这种疗法有效果是因为它具有惩罚性，因为很难理解如果电击没有引起抽搐，为什么电击看起来不具有惩罚性。

在 ECT 60 年的历史中，临床医生和患者都看到了它强大的治疗效果。大多数疗法批评者都承认这一点。近几十年来，越来越多的人（无论是临床医生还是患者）都在描绘它的治疗效果，甚至有拯救生命的力量。然而，在副作用方面，特别是记忆力减退的争论仍然存在。ECT 通常会导致丧失一些临近治疗时期的短时记忆，之后通常会恢复过来。不过，有些患者会

---

［1］Karen V. Kukil, ed., The Unabridged Journals of Sylvia Plath, 1950 –1962 (New York: Anchor Books, 2000), 455.

［2］Sylvia Plath, The Bell Jar (New York: Bantam Books, 1971, originally published 1963), 118.

丧失长时记忆和永久记忆，这种是创伤性的。在接受 ECT 治疗的患者的回忆录中，甚至许多重视治疗的人，都对记忆丧失满是哀伤。有很多关于 ECT 和记忆丧失的科学文献，但没有定论。永久记忆丧失的风险程度仍未可知。如果你正在考虑接受这种治疗，知道这一点会好些。ECT 的支持者抱怨这一疗法被不公平地妖魔化。许多批评者确实提出了不公平的言论，并拒绝承认治疗的好处。但是，许多支持者也把 ECT 理想化了，淡化了 ECT 历史中丑陋的一面以及有严重副作用的可能性。

20 世纪 20 年代和 30 年代针对精神疾病的物理治疗形成了先例，但大多数都没有持续下去。在随后的几十年里，出现了更持久的治疗方法。1949 年，澳大利亚医生约翰·凯德展示了锂盐治疗双相情感障碍的效果，不过这种方法直到 20 世纪 70 年代才得到广泛应用。在 20 世纪 50 年代，第一种现在被称为"抗精神病药"和"抗抑郁药"的药物被发明出来。抗抑郁药物部分起源于抗精神病药物。但是抗精神病药物本身来自探索治疗其他医学问题。

法国外科医生亨利·拉博里希望减少术后休克。他认为这种休克类似于过敏反应的症状，希望过敏药物能对此有所帮助。隆·普朗克公司一直在研发一组抗组胺药，并给了拉博里一些。这些药物可以让患者对手术不那么焦虑。这种药物会产生氯丙嗪，这是第一种被称为抗精神病药的药物，不过在非西方医学传统中，它们长期以来一直使用化学成分相似的植物来治疗精神疾病。内森·克莱恩认为氯丙嗪通过减少"心理能量"，减少对"不可接受冲动的防御"的需求而产生效果。[1]

与百忧解产生之后的几十年一样，属于文化知觉的弱镇静剂也是以类似的方式产生的。一位名叫弗兰克·伯格的医生想要一种肌肉松弛剂，于是研制出甲丙氨酯，发现它比镇静剂更具镇静作用。它以眠尔通的名义出售。[2]

这些治疗方法及历史有几个共同点，这些共同点和 20 世纪 50 年代研发的抗抑郁药相同。这些方法很少治愈任何精神疾病，虽然它们减轻了症状。[3]精神病学界以兴奋的心情迎接它们，因为他们希望能治疗可怕的慢性病，但这往往有些过度了。在一些病例中，这些治疗一开始就受到重视，因为它们似乎比早期的治疗更加安全。在大多数情况下，严重的副作用是在多年之后才知道的。例如，氯丙嗪会引起一种称为迟发性运动障碍的永久性运动障碍，而精神病学对此很晚才承认。[4]

副作用在医学上很常见。决定效果是否值得，需要对风险和好处进行复杂的权衡。副作用的严重程度、发生的可能性、疾病的严重程度以及治疗的可能疗效都会有所影响。有时很难

---

［1］Harrington, Mind Fixers, 102.

［2］Ibid., 102–104.

［3］Malaria Fever Therapy is the only truly curative one.

［4］Sheldon Gelman, Medicating Schizophrenia: A History (New Brunswick: Rutgers University Press, 1999).

判断疾病的严重程度或者对个体的副作用。副作用的可能性和治疗改善的可能性是群体研究问题，而且数据往往不如我们所希望的那样具有决定性。

5.3　走近抗抑郁药

20 世纪 50 年代开始出现了一种新的抑郁症模型。抑郁症与某些神经递质的供应有关——这些化学物质在神经元之间传递信息，包括大脑中的神经元。这个故事的总结如下：新的药物，原本是用来解决其他问题的，但看起来似乎会影响情绪。人们在摸索其他疾病的治疗方法时，却发现他们手中有抗抑郁剂。从一种结核病药物和一种精神分裂症药物中，偶然观察到情绪上的变化，这些为几十年来的抑郁症研究指明了方向。这些新药似乎增加了大脑中特定神经递质的可用性。一种新的理论认为，抑郁的原因可能是神经递质供应不足。[1] 有些神经递质属于儿茶酚胺类，它们在早期的科学研究中得到了广泛的关注——抑郁症的"儿茶酚胺假说"。顺序很重要——先观察发现了药物会影响情绪，之后才了解它们在体内的作用。[2]

---

[1] 最近的研究关注神经递质受体异常的可能性，而不仅仅是递质的可用性。Stephen M. Stahl, Stahl's Essential Psychopharmacology (Cambridge: Cambridge University Press), 262–266.

[2] 精神药理学史上最详细的记载见 David Healy's The Creation of Psychopharmacology (Cambridge: Harvard University Press, 1992)，以及 The Anti-Depressant Era (Cambridge: Harvard University Press, 1997).

与抑郁症治疗最相关的神经递质是去甲肾上腺素、多巴胺和血清素，它们都属于单胺类（组胺和褪黑素也是单胺类物质）。单胺类物质和其他神经递质从发送神经元的地方释放到一个叫作突触间隙的空间。在那里，它们通过与传入神经元上的受体相互作用来发送信号。一旦信号传递完成，神经递质就会从突触间隙中消除（见图 5-2）。它们被消除的一种方式是通过再摄取，即神经递质被重新吸收到传入神经元中。再摄取越多，留在突触间隙的神经递质就越少。一旦单胺类物质被重新吸收就可以再次使用，或者它们被一种名为单胺氧化酶的酶分解，这是第二种消除它们的方法。单胺氧化酶的作用和再摄取都影响神经递质水平。

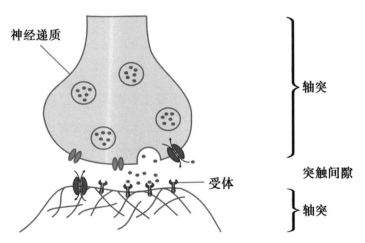

资料来源：改编自托马斯·斯普利特的"突触示意图"

图 5-2　神经递质如何在大脑神经元之间传递信息

这种酶分解神经递质的作用以及再摄取，都是健康大脑中正常的自然过程。但是，一种新兴的理论认为，如果这些过程在抑郁症患者身上能够被抑制，那么抑郁症也许会好转。单胺氧化酶抑制剂（MAOI 类药物）抑制这种酶。大多数其他抗抑郁药，包括三环类药物和五羟色胺再摄取抑制剂（SSRI 类药物），都会抑制再摄取。

单胺氧化酶抑制剂改善了肺结核治疗。肺结核患者在服用了罗氏制药公司的一种异丙烟肼药物之后会很开心，甚至会很兴奋。一些人在病房里跳舞，这种药对肺结核没有那么好的疗效。异丙烟肼是第一个单胺氧化酶抑制剂。罗氏制药公司并没有在找寻一种情绪药物，也没有对此太多关注。[1] 不过，一些精神病学研究人员会特别关注。内森·克莱恩就是其中之一，他后来治疗了拉斐尔·欧舍洛夫、马克·罗斯科和许多其他患者。[2]

克莱恩对精神分析和生理方法都很支持，他和一位精神分析学家合作寻找一种"心理增能剂"。克莱恩自己服用了异丙烟肼，看到自己每晚只需要睡眠 3 个小时，他很兴奋。克莱恩从弗洛伊德和荣格的心理动力学传统中汲取了"心理能量"这一概念，因此，这种药物治疗的创新在一定程度上是精神分析的

---

[1] Harrington, Mind Fixers, 191–192.

[2] 纳桑·克莱恩通常因使用 MAOI 类药物作为抗抑郁药而获得大部分赞誉，但对此存在一些争议。Healy, The Antidepressant Era, 68–71.

产物。[1]部分功劳可能也要归功于亚伯拉罕·迈尔森。安非他明是一种单胺氧化酶抑制剂，虽然是一种较弱的单胺氧化酶抑制剂。[2]

单胺氧化酶抑制剂过去和现在都是有效的。单胺氧化酶抑制剂也有风险，这就是为什么它不会被过多使用。副作用包括便秘、头晕、排尿困难、黄疸，以及奶酪和巧克力所引起的可怕致命性反应。[3]现在使用它们没有那么危险，但在那时很自然会去寻找替代品。[4]

三环类抗抑郁药源于对精神病患者的观察。抗精神病药物变得有利可图，精神病院里挤满了慢性病患者。瑞士的嘉基公司希望其中一种化合物能治疗精神分裂症。克莱西的一名学生罗纳德·库恩20世纪50年代初在瑞士工作，他在找寻一种能够诱导长期睡眠疗法的新药。[5]库恩的医院没有足够的氯丙嗪。他曾和嘉基公司一起研发过某些抗组胺药，并认为这些药在精神病学界有发展。

最终，库恩尝试了一种叫丙咪嗪的药物，它是第一个三环类抗抑郁药。它并没有对所有的精神病患者都有效果。但它对

［1］Harrington, Mind Fixers, 192–193.

［2］Stahl, Stahl's Essential Psychopharmacology, 327.

［3］Harrington, Mind Fixers, 194.

［4］自 MAOI 类药物早期以来的几项改变使其风险降低，包括患者可以佩戴贴片以减轻副作用。

［5］Valenstein, Blaming the Brain, 39.

患有精神病和抑郁情绪的患者在情绪方面的问题有所改善。随后，他给那些只患有抑郁症的患者服用三环类抗抑郁药，结果不错。[1]库恩治疗了数百名患者，发现他们变得更有活力，对以前喜欢的活动重新感兴趣，更多参与社交活动。[2]卡尔的孙女希尔达·亚伯拉罕进行了一项早期的丙咪嗪临床试验，她本人是一名心理分析师。[3]其他一些三环类抗抑郁药试验紧随其后，有些药物比丙咪嗪耐受性更好。[4]三环类抗抑郁药也有安全风险问题。最重要的是，过量服用会致命，因此给自杀患者大量服用是不明智的。

接下来是要弄清楚为什么MAOI类药物和三环类抗抑郁药会有效果。关于大脑的知识可能来自药物的作用，反应也可能产生更好的药物。[5]

一个主要进展源自给兔子使用利血平，利血平是一种用于治疗高血压和精神分裂症的药物。兔子会有一段时间兴奋，接着是有一段时间不活动，有弓背姿势，静止不动。第二阶段看起来像抑郁症。利血平导致单胺类物质渗入突触中，在第一阶

[1]Harrington, Mind Fixers, 194–195. As with Kline and MAOIs, there is some question as to whether Kuhn deserves all or most of the credit for identifying imipramine as an antidepressant. Healy, The Antidepressant Era, 52.

[2]Healy, The Antidepressant Era, 53.

[3]Shorter, Before Prozac.

[4]J. Alexander and Jessica Gören, "Not Obsolete: Continuing Roles for TCAs and MAOIs," Psychiatric Times 24, 10 (September 15, 2007).

[5]Ibid.

段引起兔子兴奋。单胺氧化酶分解神经递质,引起第二阶段的"抑郁"。不过如果在使用利血平之前给兔子使用异丙烟肼,第二阶段就不存在了——大概是因为单胺类物质的分解受到了阻碍。于是抑郁症理论诞生了:神经递质水平的降低会导致抑郁症。[1]

但三环类抗抑郁药并不会抑制单胺氧化酶,这意味着神经递质水平可以通过其他方式提高。20 世纪 60 年代初,美国生物化学学家朱利叶斯·阿克塞尔罗德发现,三环类抗抑郁药阻止神经递质再摄取进入神经细胞体。这似乎证实了低水平的神经递质可能导致抑郁症这一说法。去甲肾上腺素成为最重要神经递质的主要参与者,三环药物同样也抑制了五羟色胺的再摄取。[2] MAOI 类药物提升了去甲肾上腺素、五羟色胺和多巴胺的水平。[3]

新兴的理论得到了一个精炼的名字:"儿茶酚胺假说"。

多巴胺和去甲肾上腺素(不是血清素)都是儿茶酚胺类物质。精神病学家约瑟夫·希尔德克劳特在 1965 年发表了一篇著名的论文。[4] 希尔德克劳特在哈佛接受过精神病学培训,希望成为一名精神分析师。但当他开始实习时,他被 MAOI 类药物

[1]Valenstein, Blaming the Brain, 71.

[2]Ibid., 72; Alexander and Gören, "Not Obsolete."

[3]Alexander and Gören, "Not Obsolete."

[4]Joseph Schildkraut, "The Catecholamine Hypothesis of Affective Disorders: A Review of the Supporting Evidence," American Journal of Psychiatry 122, 5 (November 1965) 509–522.

和三环类抗抑郁药的治疗能力迷住了。他和杰拉尔德·克莱曼合作，研究 MAOI 类药物对去甲肾上腺素的影响。克莱曼和希尔德克劳特检查了患者的尿液。尿液显示，MAOI 类药物和三环类抗抑郁药都能提升儿茶酚胺水平。[1]希尔德克劳特得出结论，有些抑郁症，或许所有抑郁症，都与儿茶酚胺的降低有关。他希望这些试验性的观点能为新药的产生提供一些想法。

希尔德克劳特强调去甲肾上腺素的作用。瑞典药理学家阿尔维德·卡尔森发现，三环类抗抑郁药比去甲肾上腺素更有效地阻止了五羟色胺的再摄取。[2]血清素降低会是抑郁症的成因吗？研究人员开始研究那些只阻止血清素摄取的药物。一种有更具体作用的药物可能会避免其他药物所带来的不想要的副作用。

与许多基于偶然观察情绪的抑郁症生理治疗不同，SSRI 类药物来自先前关于抑郁症原因的理论。卡尔森对苯吡烯胺申请了专利，这是第一个 SSRI 类药物，但它会导致可能致命的神经疾病。[3]礼来公司进行了血清素研究，并于 1972 年研发了氟

---

[1]Joseph J. Schildkraut, "The Catecholamine Hypothesis: Before and Thereafter," http://inhn.org/fileadmin/user_upload/User_Up.loads/INHN/FILES/BAN_OF_ BULLETIN_14_-_2_THE_CA TECHOLAMINE_HYPOTHESIS 1_.pdf, accessed October 26, 2019.

[2]Valenstein, Blaming the Brain, 72.

[3]Lauren Slater, Blue Dreams: The Science and the Story of the Drugs That Changed Our Minds (New York: Little, Brown & Co., 2018), 159.

西汀——百忧解。在批准出售满 15 年后，它迅速超越了三环类抗抑郁药地昔帕明（去甲替林），成为最常用的处方抗抑郁剂。几年后，另一个 SSRI 类药物左洛复的销量开始超越百忧解。相关新的药物紧随其后：五羟色胺受体拮抗剂和再摄取抑制剂（SARI 类药物），以及五羟色胺 - 去甲肾上腺素再摄取抑制剂（SNRI 类药物）。安非他酮（威博隽）是 1969 年发明的，它能抑制多巴胺和去甲肾上腺素的再摄取，但不抑制血清素，威博隽直到 1985 年才被批准出售。由于它不具有 SSRI 类药物常见的性方面副作用，因此得到广泛应用。

抑郁症的化学理论并不是胡乱猜测。这些理论是有依据的，它们基于已知的信息，有充分的理由引人兴奋。不过极具讽刺的是，儿茶酚胺假说是抗抑郁药时代决定性的科学理论。定义那个时代文化的药物，如百忧解和左洛复，能对血清素产生效果，但是血清素并不是儿茶酚胺。

没有任何化学理论表明抑郁症只是化学性的。当百忧解在 20 世纪 90 年代成为一个文化奇迹时，许多人声称，在 1939 年已经去世的弗洛伊德，现在真的死了。推论竟然是这样的：如果我们能用口服药治疗抑郁症，那么无意识冲突又有多重要呢？这根本不是个很好的推论。无论你对抑郁症或者药物的精神分析有何看法，神经递质的缺乏在逻辑上可能是由内部冲突引起的，并通过口服药改善。然而，人们对儿茶酚胺水平降低的原因却知之甚少。某些神经递质水平的降低可能是因为愤怒向内部转化，或者客体丧失，就像是处于化学水平上一样。毕竟它们需要看起来像什么东西。任何心理事件都是大脑中的事件。如果你从阅读《到灯塔去》中获得乐趣，那只是因为书上的字迹图案被眼睛接收后，会向大脑发送信息。正如约翰·鲍比在他有关丧失的经典著作中指出的那样，抑郁症患者大脑中的化学变化并不一定意味着化学变化是抑郁症的病因。

弗洛伊德知晓并且接受能够改变情绪的物质力量。如果有效的生理治疗在逻辑上与他的观点相反的话，那么在 20 世纪 30 年代使用安非他明，在 40 年代使用惊厥疗法，在 50 年代使用第一批抗抑郁药，或者在六七十年代越来越多地使用弱安定剂，他就不再被人相信。导致宣告弗洛伊德死亡迟迟未来的原因是文化转变的标志，而不是科学发现。我们现在也知道，童年时期的创伤和忽视会引起大脑的变化，这会让成年后的压力更容易引起抑郁症。[1] 这正是卡尔·亚伯拉罕和他的追随者们的理论所预测的，而他们并没有大脑研究。

克莱恩的精神分析前辈认为抗抑郁药可以补充"心理能量"，这一观点就像是这个领域进化到不再需要它之后，残留在精神病学身体上的一个退化器官。从逻辑上讲，它可以看作是一种

---

[1] Stahl, Stahl's Essential Psychopharmacology, 269; Cathy Spatz Wilson, Kimberly DuMont, and Sally J. Czaja, "A Prospective Investigation of Major Depressive Disorder and Comorbidity in Abused and Neglected Children Grown Up," Archives of General Psychiatry 64 (2007) 49–56.

克莱恩所认为的动力精神病学和生物精神病学之间的联系。但是在 DSM-III 中不再强调心理原因和精神分析声望下降之前，儿茶酚胺理论开始成为核心。

当基因研究证实了许多人长期以来的怀疑——抑郁症的遗传性，这时化学理论也蓬勃发展起来。单相抑郁症的遗传性低于精神分裂症或者双相情感障碍，但遗传具有显著性。[1] 抑郁症的双胞胎研究表明，遗传相似性越大，二者都患有抑郁症的可能性越大。即使是在同卵双胞胎中，也不完全会同时发生抑郁症，因此可以推断出抑郁症虽然具有某种程度的遗传性，但也可能有其他原因。我们关于基因细节的知识仍然有限。[2]

很难找到基因组成和神经化学图像之间的特殊联系。尽管如此，抑郁症似乎在本质上更具生理性。这一变化带来了许多希望。有时这种希望会被大肆宣传。

5.4 时代之书

两本由精神科医生为非专业读者撰写的书籍展示了 20 世纪末生物精神病学领域有关情绪的繁荣，南西·安卓森的《破碎的大脑：精神病学的生物革命》(*The Broken Brain: The Biological*

[1] Levinson and Nichols, "Genetics of Depression," 301–302; Falk W. Lohoff, "Overview of the Genetics of Major Depressive Disorder," Current Psychiatry Reports 12, 6 (2010) 539–546.

[2] Douglas F. Levinson, "The Genetics of Depression: A Review," Biological Psychiatry 60, 2 (2006) 84–92.

Revolution in Psychiatry）于 1984 年问世，当时正值 DSM-III
（1980）和百忧解（1987）问世之际。彼得·克拉玛的《神奇百
忧解》（*Listening to Prozac*）出版于 1993 年，当时 SSRI 类药物
正在普及。二者都以不同的方式提升了人们对生物精神病学的
热情。同时二者也都表达了合理的担忧和警告。

安卓森开始号召"这种疾病和其他疾病一样"这句口号。
她说，精神疾病是身体上的疾病，大脑是承受痛苦的器官。她
希望精神疾病不再与医学和公众想象中的其他疾病分开。污名
化可能会减少，因为人们不会因自己的疾病受到指责。抑郁症
会褪去不良性格的污点。精神病学不再是医学界不受欢迎的继
子，缺乏那些备受欢迎的"兄弟姐妹们"所具有的威望，它们
能成功治愈真正的疾病。生物学将是精神病学的"仙女教母"，
药物则是证明它适合的玻璃鞋。

但是说抑郁症（或者其他精神疾病）"这种疾病和其他疾病
一样"是什么意思？这是否意味着抑郁症只是"化学的"？只
有当其他疾病没有心理或者社会方面的原因，没有文化背景因
素，这时这些疾病才是化学性的。事实并不是这样的。这是否
意味着我们要去除对心理意义的探究？这不是所有疾病的真实
情况，当然也不是抑郁症的真实情况。那这是否意味着没有了
道德污名？克莱恩希望抑郁症的污名化能够减少，他认为，一
旦你有了能够治病的药物，人们就会认为这是一种真正的疾

病。[1]生物学模型可能减少了一些抑郁症的污名化，比精神分裂症更为明显。[2]精神疾病的生物学模型已经渗透到了大众的理解之中，它们也可能帮助人们接受医疗。但是污名化是一个顽强的、形态多变的野兽，不容易被生物事实杀死。而关于抑郁症的真实状况是，有关需要药物的人与不需要药物的人之间的边界仍然存在争议。努力结束对疾病患者进行道德判断是值得的，但是让疾病生物化并不值得。可以问问那些因为自己的"生活方式"而被指责患有癌症和心脏病等慢性疾病的人。

但偏离"这种疾病和其他疾病一样"含义的解读并不是要批评安卓森。当时可能是文化情绪的增长让人更倾向于认为这"只是化学性的"，但安卓森却很谨慎。她说抗抑郁药很有用，但作用很慢。同时还她认为心理状态不能被还原为先天的大脑。大脑不是一个静止的器官，而是一个人对生命经历变化的反应。患者仍然需要心理治疗来观察他们的想法和生活。虽然安卓森把精神疾病视为大脑的疾病，这样就可以让精神病学更像其他专业，但她希望这个领域能够令患者更为广泛的被世界持续关

[1]Meredith Platt, Storming the Gates of Bedlam: How Dr. Nathan Kline Transformed the Treatment of Mental Illness (Dumont, NJ: DePew Publishing, 2012), 8.

[2]Jason Schnittker, "An Uncertain Revolution: Why the Rise of a Genetic Model of Mental Illness Has Not Increased Tolerance," Social Science & Medicine 67, 9 (November 2008), 1370–1381; Patrick W. Corrigan and Amy C. Watson, "At Issue: Stop the Stigma: Call Mental Illness a Brian Disease," Schizophrenia Bulletin 30, 3 (2004) 477– 479.

注，那些有着太过狭隘生物学性质的其他药物更加人性化。精神病学面向个人和社会经历的特殊窗口将长期存在，部分原因是那些被专业吸引的人会关注这些事情。

安卓森概述了儿茶酚胺假说，儿茶酚胺假说在 1984 年仍只是一个假设。它从来没有成为一个固定的科学知识。但这并不是唯一的生理解释。她说，儿茶酚胺假说已经与另一种假说相结合："血清素假说"。

大约 10 年后，血清素假说成为热门观点。克拉玛的《神奇百忧解》也同样畅销。克拉玛本人说，大肆宣传大脑对人类事件（包括精神疾病，也包括其他事情）的解释是文化奇观，与科学知识的进步并不相称。[1]

《神奇百忧解》被指责导致了抗抑郁药物的过度炒作，也在后来遭到强烈抵制。[2]克拉玛描述了患者戏剧性的康复。有人说，他们最终感受到了真实的自我，这肯定会对读者产生深刻的影响——许多人可能购买了这本书，想知道这个新出名的药物是否能帮助他们。克拉玛不是唯一一个观察这些影响的人，患者或者说医生。这本书可能确实增加了对抗抑郁药的需求。但这本书很矛盾。

后来对 SSRI 类药物的批判集中在利弊得失上。克拉玛没

---

［1］Peter Kramer, Listening to Prozac: A Psychiatrist Explores Antidepressant Drugs and the Remaking of the Self (New York: Penguin Books, 1993), xiv.

［2］Callahan and Berrios, Reinventing Depression, 147.

有把重点放在副作用上——很多副作用还没有被广泛发现。克拉玛的怀疑围绕自我的意义展开。如果化学物质能改变自我，那自我本身又是什么？许多患者也在想同样的问题。

《神奇百忧解》提出了一个争议性术语："美容药物学"。就像整容手术一样，它在医学上不是必要的，而是可以让你的生活更美好。一个很重要的关键词是"只有更好"（better than well）。是否百忧解在工作场所中带给人们的优势超过了它本身对疾病的影响？它能让人更有魅力、更外向吗？如果是这样，那么百忧解是否应该用于改善那些没有真正生病的人，或者只是有点抑郁的人？当百忧解刚刚出现时，伦理学家和记者们对这些问题给予了很大的关注。所有有关改善方面的争议问题呈现如下：一方面，如果百忧解能让人们的生活更美好，为什么不使用？另一方面,百忧解是否会让一些人有不公平优势。例如，有些人可以用更多的钱购买药物？价格是多少？

《神奇百忧解》有很多读者，就像几个世纪前《忧郁症的解剖》一样，弗洛伊德和荣格几十年前的书也是如此。这本书可能在治疗需求方面有类似精神分析著作的效果。人们常常寻求精神分析作为解决日常生活问题的手段，而不仅仅是治疗实际疾病的方法。人们可能也听说过美容心理药理学，也曾求助于百忧解。如果可能，谁不想更好？精神分析需要人们长时间痛苦地与想法进行接触，导致人们宁肯忽视掉这些想法。

美容心理药理学的争议早在问题解决前就已经消失了。没有人再担心百忧解或者其他抗抑郁药是否有改善效果。克拉玛自己也把抑郁症的防御写作一种疾病类别，并把抗抑郁药作为一种治疗方法。美容心理药理学的争议一部分是因为百忧解的成本变得更加清晰。只有在药品价格适中的情况下，争论才有意义。但现在大多数人都同意，如果可能的话，抗抑郁药的有些作用可以避免。服用抗抑郁药并不能提升健康人群的情绪水平。[1]

　　一些百忧解的批评人士担心百忧解会破坏人们的情感力量。SSRIs 类药物会造成人格退化，丧失对生命中无法避免的灾祸进行抗击的能力。[2]一位伦理学家虽然承认治疗严重抑郁症的必要性，但是他将百忧解视为一种幼稚的文化，在这种文化下，人们穿着运动鞋和休闲服而不是西装上班。[3]（不关心人们穿什么工作可能比穿西装更能衡量是否成熟）。根据这一系列对抗抑郁药的批评，我们现在会为每一个情绪上的小问题向精神科医生哭诉，这与我们的斯多葛祖先大为不同。就像许多关于抗

［1］Eric J. Nestler, "New Approaches for Treating Depression," in Charney et al., Charney and Nestler's Neurobiology of Mental Illness, 378.

［2］这方面的工作见 Ian Dowbiggin, The Quest for Mental Health (Cambridge: Cambridge University Press, 2011), and some of the essays in Carl Elliott and Tod Chambers, eds., Prozac As A Way of Life (Chapel Hill: University of North Carolina Press, 2004).

［3］Laurie Zoloth, "Care of the Dying in America," in Elliott and Chambers, Prozac As A Way of Life.

抑郁药有邪恶文化效应的说法一样,这一点往往是被宣扬而不是展示出来。

百忧解和其他 SSRIs 类药物引发了很多有关自我本质的困惑。如果我对世界的情绪和态度可以通过一片药改变的话,那么我是谁?然而,其他治疗情感类疾病的生理疗法包括老年抗抑郁药并没有引起太多哲学思考。这可能是因为它们没有得到如此广泛的应用。我还没有看过像《我和我的异丙肼》或者《去甲替林民族》这样标题的回忆录,也没有看到过任何有关 CBT 生活改变效果的回忆录。唯一像 SSRIs 一样激发回忆录写作灵感的抑郁症治疗方法是 ECT。

在这个因药物产生作用而宣告弗洛伊德死亡的时代,没有人会说 CBT 已经死亡。同样的推理也可以应用——如果疾病是化学性的,那么为什么要修正不合逻辑的想法?为什么在你能够吃药的时候还要花时间进行治疗呢?然而,CBT 和百忧解这两者是一样的。它们适应不断变化的文化,因为不需要深入的自省,它们容易进行补充,并且很适合临床试验。而我们之后会知道,这些试验本身就有问题。

5.5 强烈抵制:临床试验以及其他磨难

抑郁症的生物精神病学吸引的不仅有科学,还有心理学。许多人认为抑郁症纯粹是生理上的。现在这个观点有些弱化了,药物的不良反应更为人所知。这些药物有时会有"功能丧失"

的效果，一段时间后药效就会减弱。这些药还很难停止服用。脑科学并没有以许多人所希望的速度发展。药物并不能让人"变得更好"。大量服用药物的人本身也可能会幻想破灭——如果药物真这么厉害，而且有那么多人服用，为什么我们还会这么抑郁，更不用说有那么多普通的悲伤情绪？我们不应该轻视生物精神病学在 20 世纪末的希望。知识和治疗方面的真正进步导致了一些不太谨慎的观点。一些作者被认为会发表不谨慎的观点，但这些人其实比许多读者意识到的要谨慎很多。

科学和政治批评提出了很有说服力的观点。这些批评关注那些持续存在的谜题，包括抑郁症的生物学基础、副作用的担忧、证明药物治疗正确的临床试验结果和完整的挑战。

描述大脑活动和知道这些活动对情绪意味着什么是两回事。[1]化学变化和情绪之间的精确联系并不容易找到。例如，许多抑郁症患者的单胺氧化酶水平不高，但许多不抑郁的人也表现出这种水平。许多患者可能对"化学失衡"的观点表示欢迎，但后来发现它是一维的，它缺少重要的人生经历。[2]

现在，蔑视有时被用在"化学失衡"一词上。不过蔑视很少是一种好的历史态度。在科学史上，蔑视主要是针对那些伪

---

[1] Valenstein, Blaming the Brain, 96.

[2] 例 如，Kelli Maria Korducki, "It's Not Just a Chemical Imbalance," The New York Times July 27, 2019, https://www.nytimes.com/2019/07/27/opinion/sunday/its-not-just-a-chemical-imbalance.html?action=click&module=Opinion&pgtype=Ho mepage, 2019 年 7 月 28 日访问。

科学的例子，它们的结果是故意伪造的，不是可以经受时间检验的合理观点。不管怎样，"化学失衡"和早期流行语"愤怒内指"一样，是复杂观点的简略表达。

"化学失衡"一词很吸引那些批评用药物治疗精神疾病的人。对那些敌视生物精神病学的人来说，揭穿"化学失衡"是意外收获。如果说导致抑郁的"化学失衡"建立在薄弱科学的基础之上，那么用药物治疗抑郁症的全部理论基础不就崩塌了吗？

不是这样的。这就是为什么科学的顺序很重要。医生开始使用抗抑郁药是因为他们观察到了抗抑郁药对情绪的影响，不是因为他们充分了解了生理过程。大脑化学的观察随后出现。如果一种治疗疾病的方法产生了效果，那么从反应去推理疾病成因是有道理的。如果这种努力失败了，治疗也不会停止。科学进步是没有计划的，无法解开所有的谜团。期待也是在用另一种方式通向幻灭。

如果抗抑郁药没有效果，那么数百万人正在花大量的钱购买无效药品。批评者查验了临床试验，发现试验有严重的问题。其中许多与 SSRI 试验结果有关。

抗抑郁药试验的一个问题是阳性结果的发表偏倚。[1]更为

[1] Erick H. Turner, Annette M. Matthews, Eftihia Linardatos, Robert A. Tell, and Robert Rosenthal, "Selective Publication of Antidepressant Trials and Its Influence on Apparent Efficacy," New England Journal of Medicine 358 (January 17, 2008) 252–260.

糟糕的是，制药产业不发表阴性结果。[1]FDA规定只要试验产生两个阳性结果，允许隐藏试验的阴性结果。[2]研究必须表明，这种药物比安慰剂效果更好，在这种情况下，改善产生于对治疗的预期，而非治疗中某些固有的事物。大多数已发表的试验表明，抗抑郁药的效果好于安慰剂，但不是很多，有的情况下二者甚至相差无几，有的情况下药物的效果更差。[3]药物的非治疗性反应（副作用）可以让试验中的患者知道自己是否在服用安慰剂。那么实验就不是真正的双盲试验。如果你知道自己在服用安慰剂，安慰剂效应就不会起作用，所以服用真正药物的人可能会产生"放大的安慰剂效应"。[4]

近年来，抗抑郁药（以及其他精神疾病药物）的安慰剂效应也在不断上升。没人知道为什么。也许随着抗抑郁药的广为人知，人们对药物效果的期望会更高。相比于在试验之外服用药物，患者会对试验更为关注，因此他们可能会获得治疗关系带来的好处和支持。[5]研究时长也会增加，而安慰剂效应在

［1］Hirshbein, American Melancholy, 37.

［2］Greenberg, Manufacturing Depression, 215–226.

［3］Joana Moncrieff, The Myth of the Chemical Cure: A Critique of Psychiatric Drug Treatment (Houndmills: Palgrave Macmillan, 2008), 139. See also Greenberg, Manufacturing Depression, 8.

［4］Moncrieff, Myth of the Chemical Cure, 20, 138.

［5］Stahl, Stahl's Essential Psychopharmacology, 285.

更长的研究中也会更大。[1] 抗抑郁药试验研究的主要人物丹尼尔·派恩认为，正在进行的研究都比较差，而安慰剂反应在设计不当的研究中会更大。[2]

服用药物总是有代价的——生理和经济上的代价。如果你只得到了安慰剂效应或者是类似的效应，为什么还要遭受这些呢？如果试验不能证明这些药物能让人真正地变好，那么我们还能怎么说这些药物是有效的呢。[3]

但请记住，MAOI 类药物和三环类抗抑郁药在情绪方面的效果，最初是由那些根本没有寻找治疗情绪药物的人发现的，它们是给不会预测有情绪变化的患者所服用的，因此这种效果不太可能是由安慰剂引起的。另外，精神科医生也不太能轻易预测谁会对哪种抗抑郁药有反应。医生试图让治疗计划与患者相匹配，但也包括了一些猜测性的工作。一个特定的患者对某些抗抑郁药反应良好，而对其他药物反应不好。这就是所谓的迎合效应（tailoring effect）。安慰剂效应并不能很好地解释这一点。如果药物起效的原因是期望它有效果，那么为什么在同一

---

[1] B. Timothy Walsh, Stuart N. Seidman, Robyn Sysko, and Madelyn Gould, "Placebo Response in Studies of Major Depression: Variable, Substantial, and Growing," Journal of the American Medical Association 287, 14 (April 10, 2002) 1840–1847.

[2] Personal Communication, August 14, 2019.

[3] 在我看来，这些都是文章中生动的问题，是对抗抑郁药试验最明智的批评之一，见 Irving Kirsch, The Emperor's New Drugs. 虽然基尔希在书中大部分的内容都致力于证明安慰剂效应是真实的，但我认为这个问题并不严重。

个患者中，有些药物的效果会比其他药物好呢？迎合效应可能有助于解释试验数据的缺点以及医生和患者的用药经验之间存在差距的问题。[1]

数百万人正服用抗抑郁药并从中受益。在世界各地，临床医生用这些药开处方，看到了患者的改善。这是测试效果的另一个标准。我们有临床试验，因为临床医生和患者的日常经验是主观的，可能是安慰剂引起的。对像抑郁症这样的疾病来说，这个问题很严重，它们的成因不明，治疗方法也不清楚。不过，将试验作为测试治疗效果的唯一方法也有风险。这些药物会比试验数据显示的结果更有效吗？进行研究的重点是需要支持性的氛围，否则就会失去研究对象。这种支持可能会改善安慰剂组的结果。通常使用汉密尔顿量表或者类似的工具测量康复效果。在这些量表中，一些症状会比其他症状分数增加得更多，这可能会拉低康复率。在最近的试验中，许多患者可能已经对一种抗抑郁药没有反应，因此他们可能是更难治疗的患者。研究中的平均得分也可能掩盖

---

[1]在《皇帝的新药》中，基尔希承认剪裁效应可能解释了这一差距，但合理的反驳是，药品生产商的职责是证明其产品有效，而不是毫无疑问地证明无效。临床试验很少用一系列不同的药物对个别患者进行测试。一项名为 STAR*D 的大型研究跟踪了服用不同药物的患者，发现如果尝试增加不同的治疗，抗药性更强的抑郁症患者可以得到改善。但是，每增加一种治疗策略，成功的概率就会下降。有些抑郁症很难治疗。https://www.nimh.nih.gov/funding/clinical-research/practical/stard/allmedicationlevels. shtml, 2019 年 10 月 14 日访问。

了那些确实受益的患者的受益程度。抗抑郁药试验的缺陷可能并非都朝着一个方向发展。[1]许多医疗实践并没有得到激动人心的阳性临床试验的结果支持。临床经验也很重要。[2]对这一问题深入研究的学生中，没有人认为抗抑郁药试验的数据让人印象深刻。

当如此多的医生和患者说抗抑郁药有效时，得出的结论是抗抑郁药毫无用处，这就产生了一种非常大的错觉。

另一个对抗抑郁药文化的批评是药物依赖，即便抗抑郁药真的有效果，也不能代替其他治疗。我们首先需要的是进行社会变革来预防抑郁症。一个不那么不平等、不那么孤立、不那么不稳定、不那么无情的社会制度很可能会降低发病率。但是抑郁症患者不应该在等待社会进步的同时忍受痛苦。

的确，大型制药公司追求利润大于健康，我们的社会过度药物化，但药物帮助了有痛苦的人也是事实。你不用非要像大型制药公司一样为你的孩子接种疫苗。这些病例是不同的，因为支持疫苗接种的数据非常庞大，而且大多数疫苗都是针对有

---

[1]这一观点见 Ordinarily Well: The Case for Antidepressants, Peter Kramer. 克拉玛还指出，其他研究者对基尔希的数据进行了自己的分析，得出了不同的结果。基尔希进行了一系列奈法唑酮药物的试验，该药效果不佳，目前尚未使用。克拉玛同意安慰剂效应情况复杂化，并说我们需要更多关于安慰剂起效的研究——安慰剂有效果，抗抑郁药没有。
[2]这一点在百忧解前的较短时间内也得到强调，但只是为了支持 MAOI 类药物和三环类药物的使用，而不是 SSRI 类药物。

明确定义和已知生理基础的疾病。虽然如此,这些公司的利润并不能自动表现出药物是不好的。

对抗抑郁药的批评也接近对有非常多问题的抑郁症患者的药物羞辱。许多抗抑郁药批评者都很谨慎和敏感。也有许多人不是。很容易几分钟内在网络上就能找到一些流量大的人(比如有大量推特粉丝)说抗抑郁药是一根"拐杖",甚至毒药。这种说法往往与一种内隐的判断有关,即抑郁不是一种疾病。我们不会告诉那些因耳朵感染而使用抗生素的人不要抱怨而且要忍受痛苦,也不会告诉他们这是在毒害自己。人们用抗生素治疗感染是要减轻痛苦。请叫我守旧派,但我认为减轻痛苦是好事。使用抗生素在某些方面对人有害,过度使用也是个问题。人们不应该在健康的时候服用抗生素,甚至也不应该在非细菌感染导致生病时使用。我们同样应该防止过度使用抗抑郁药。这些药物缺点已知,对许多人来说,心理治疗可能是更好的选择。但不同的事物对不同的人有效果。

克拉玛的一个患者谈到没有抗抑郁药时说:"这就像被迫搬到一个没有电的国家。并不是说人类从来没有这样生活过,但在我们的世界里,这是一种剥夺……"[1] 这个世界越来越意味着是一个整体。

---

[1] Kramer, Ordinarily Well, 167.

5.6 抗抑郁药走向世界

拉脱维亚的精神病学语言已经被抑郁症的诊断入侵。

——维达·斯坎坦斯[1]

关于抗抑郁药的宣传现在可能更加克制了，但使用数量仍在增加。不管抑郁症是否是一种古老的全球疾病，抗抑郁药的使用正变得像香烟、可口可乐和"奥普拉"一样全球化。抗抑郁药是跨越文化边界的商品。你可以用一个身体概念（"抑郁症是大脑中的一种化学失衡"）来推销它们，或者把抗抑郁药融入局部身体概念之中，或者将二者结合起来。医学人类学家已经证明了抗抑郁药的使用是如何适应新的文化空间，虽然有时的适应会有些尴尬。在25年前，可以说抗抑郁药时代"只局限于西方世界"。[2] 现在不再是了。

拉脱维亚属于波罗的海国家，是苏联的一部分。但苏联的解体导致了许多人的生活恶化，特别是弱势群体，如老年人、带孩子的单身妇女、残疾人和慢性病患者。神经衰弱是一种常

---

[1] Vieda Skultans, "From Damaged Nerves to Masked Depression: Inevitability and Hope in Latvian Psychiatric Narratives," Social Science and Medicine 56 (2003) 2421–2431.

[2] Healy, The Creation of Psychopharmacology, 66, quote on p. 372.

见的诊断。[1]尽管如此，苏联医学也从情感、身体经验和行为等方面进行了整体研究。

专家的数量减少了，尤其是精神科医生和神经科医生。医学越来越关注个体而不是社会系统。医生知道患者生活艰难，但却无能为力。制药公司组织的会议不仅宣传药物本身，还会宣传抑郁症等需要使用药物的诊断。西方精神病学具有很高的社会地位。躯体痛苦越来越多地被视为是"一种躯体化"，或者隐匿性抑郁症。患者接受使用药物术语，但抗抑郁药仍然是像歌剧一样的奢侈品。[2]在拉脱维亚的抗抑郁药时代，人们对痛苦的主要看法是个人主义和药物依赖，但药物很难买到。

自20世纪80年代以来，伊朗的抑郁症诊断和抗抑郁药使用也在急剧增加。在伊朗的集体记忆中，这种激增与两伊战争的悲惨影响有关，两伊战争始于1980年伊拉克入侵，1988年以停火告终。

在1979年伊朗革命之前，伊朗人用诗文或者精神术语讨论心理上的痛苦。某种程度的忧郁症能够表现出性格和精神成就。弗洛伊德精神分析会被使用，但没有成为医学。伊朗精神病学

---

[1]Corina Dubos, "Psychiatry and Ideology: The Emergence of 'Asthenic Neurosis' in Communist Romania," in Sarah Marks and Mat Savelli, eds., Psychiatry in Communist Europe (London: Palgrave Macmillan, 2015).

[2]我的叙述基于 Skultans, "From Damaged Nerves to Masked Depression." 马特·萨维利和莎拉·马克斯指出，苏联精神病学是反弗洛伊德主义的，它避免幼儿期的压力，强调社会和身体环境。Sarah Marks and Mat Savelli, "Communist Europe and Transnational Psychiatry," in Marks and Savelli, eds., Psychiatry in Communist Europe.

强调大脑。革命后，弗洛伊德思想被进一步边缘化，因为国家认为它是西方化产物。

战争让精神病学对苦难的看法合法化，战争经常发生这类事情。受教育者和年轻人能快速吸收精神病学语言，但精神病学讨论深入到公共媒体是循序渐进的。抑郁症不仅仅是一种疾病，更是一种民族特征。使用"百忧解"（用来指所有抗抑郁药物）变得普遍，成为全民讨论的重要话题。伊朗人认为抑郁症的原因是社会性的，这里是指战争造成的长期创伤，但这种抑郁症也对生理治疗有反应。药物的效果从来没有暗示这种疾病"只是化学性的"。如果说有什么区别的话，伊朗的百忧解时代更多的是社会对抑郁症的解释，而不是伊朗早期的精神疾病文化。[1]

日本也是一个抑郁症已成为标志性国家疾病的地方。[2]具有讽刺意味的是，日本曾经是一个完全没有抑郁症地区的候选国之一，至少在大型制药公司鼓吹抑郁症以促进消费之前是这样。其中的历史更为复杂。

日本学者研究了鲁思·本尼迪克特对美国的比较，认为日本缺乏抑郁症。有些人从本尼迪克特身上看到了西方优越感的暗示。对这些学者来说，更融入社会的日本自我是一种文化成就，可以预防抑郁。

---

[1]Orkideh Behrouzan, Prozak Diaries: Psychiatry and Generational Memory in Iran (Stanford: Stanford University Press, 2016).

[2]除注释的部分，我对日本的描述是基于 Kitanaka, Depression in Japan.

然而，一种将抑郁症称为疾病的医学语言，包括医学术语，至少可以追溯到 16 世纪的日本。这种论述基于"气"的概念，类似于中国的"气"，是一种贯穿身体的生命力。由于气候、饮食或者生活方式的变化，"气"可能会变得阻塞或者停滞。沮丧的状态接踵而至，人们陷入深深的悲伤之中，导致生病或者死亡。在日本的第一本内科学教科书中，出现了源自荷兰语翻译，忧郁症出现了，并用气进行解释。但是在西方精神病学发展之时，日本的精神病学开始逐步淘汰忧郁症而代之以抑郁症，并且变得更以大脑为基础，更少以"气"为基础。大多数西方治疗精神疾病的主要物理疗法，如 ICT 和抽搐疗法，在欧洲出现后的几个月内就来到了日本。[1]焦虑症药物也取得了进展。[2]抑郁症被视为一种遗传性脑部疾病，然后被严重污名化，以至于日本没有人愿意承认患有抑郁症。把疾病根植于身体并不能保证不被污名化。

随着日本反精神病学运动的影响，这种情况开始改变。抗精神病药的影响是短暂的，但它打破了生物学的主导地位。寻找替代品引发了社区心理健康中心的建立。和西方社会一样，大型机构以外的精神病学范围扩大了对抑郁症的治疗。但污名化依然存在。为了让患者服用抗抑郁药，医生强调抑郁症是一

[1] Akihito Suzuki, "Global Theory, Local Practice: Shock Therapies in Japanese Psychiatry, 1920–1945," in Waltraud Ernst and Thomas Mueller, eds., Transnational Psychiatries: Social and Cultural Histories of Psychiatry in Comparative Perspective, c. 1800–2000 (Newcastle upon Tyne: Cambridge Scholars Publishing, 2010).

[2] Healy, The Creation of Psychopharmacology, 66.

种具有生物学意义的疾病。很多患者开始服用抗抑郁药，但似乎当这种情况发生时，幻灭随之而来。医生对没有康复的患者失望。患者对生物结构的局限性沮丧，因为这种生物结构会忽略他们经历中非常多的事情。日本几乎没有心理治疗的传统，弗洛伊德被认为是不科学的。精神病学领域缺乏一种更适合整体治疗的方法。

在西方发展起来的治疗方法，如休克疗法，和精神分析一样，也在20世纪被引入印度。[1]抗抑郁药也需要一些转化。在加尔各答，精神病学家把抗抑郁药描述为精神食粮。在孟加拉语的医学概念中，腹部是健康的核心。疾病和健康被认为与消化系统的关系最为密切。直达消费者的广告是不合法的，但制药公司发放的传单内含抑郁症症状检查表，开展宣传活动，警告抑郁症诊断不足。这些活动对医生很有效，但患者更加抗拒。医生认为患者是"肠迷"，喜欢从消化系统的角度看待健康。包括脱发、头痛、阳痿、皮肤病和疲劳一类的许多问题都是消化不平衡造成的。孟加拉语世界的精神病学家也察觉到许多隐匿性抑郁症。如果患者说有胃肠道问题，他们会查看是否抑郁。如果发现是抑郁症，那么抗抑郁药可能是有根据的——如果胃肠道问题消失，这可能证明问题一直是抑郁症。

---

[1] Waltraud Ernst, "Practicing 'Colonial' or 'Modern' Psychiatry in British India? Treatments at the Indian Mental Hospital at Ranchi, 1925–1940," in Ernst and Mueller, eds., Transnational Psychiatries.

文化差异很重要，但也可能被夸大。克拉玛指出，他的许多患者也伴有 GI 问题（肠道问题）让人困惑。他们"做无报酬的服务性工作，伴有童年混乱、婚姻冲突、职场虐待和金钱问题。他们经历了身体上的问题"。他发现，这些患者在服用三环类药物时往往表现良好。[1]尽管如此，克拉玛可能无须将百忧解与食物进行比较，就可以说服他的患者尝试。在加尔各答，医生只会提起大脑化学的反应来与食物代谢进行比较。糖尿病在印度也呈上升趋势，糖尿病与抑郁症的比较受到医生的欢迎，用于鼓励患者服药。[2]

西方的精神病语言和方法能够影响其他习语和传统，但不会取代它们。在印度另一边的喀拉拉邦，虽然有这样的旧观念仍在使用，但人们越来越多地开始用抑郁和紧张来形容痛苦。抑郁症是一种神经化学失衡的观点，被认为符合古老的阿育吠陀思想中不平衡和途径堵塞的观点。阿育吠陀文献也认为，心理疾病有先天倾向。研习经典的阿育吠陀经文，用生物精神病学的术语重读，是阿育吠陀精神科医生培训的一部分。他们认为生物精神病学的内容并不过时，而是早已预料。内容的有效性体现在它们的兼容性上面。[3]

［1］Kramer, Ordinarily Well, 67–68.

［2］Stefan Ecks, Eating Drugs: Psychopharmaceutical Pluralism in India (New York: New York University Press, 2014).

［3］Claudia Lang and Eva Jansen, "Appropriating Depression: Biomedicalizing Ayurvedic Psychiatry in Kerala, India," Medical Anthropology 32, 1 (2013) 25–45.

在新的文化环境中引入抗抑郁药会产生不同的结果，就像在个体中使用抗抑郁药也会如此。不过其中也出现了一些共同点。一是使用西方精神病学语言的压力。[1] 西方精神病学与许多领域的进步和科学联系在一起——也许比西方本身更为紧密。不过，当地流行的身体观念往往证明是有适应力的。但不管是因为他们能够让药物符合现有的概念，还是仅仅因为他们感觉好些，很多人还是服用了药物。

诊断和药物使用是一种相互的关系。如果这些药物是抗抑郁药，而且是处方药，那么就需要抑郁症的诊断。抗抑郁药并没有创造抑郁症，但这种诊断方法的兴起与药物所构建的世界息息相关。我们不应忽视这种螺旋式上升能在多大程度上减轻痛苦。正如批评者所说，有可能许多人正在服用他们并不真正需要的药物，可能不服用药物会更好，就像许多人一样，那些副作用大于益处的人可以停止服用药物。许多人可能会从忍受多年的痛苦中解脱出来。

5.7　百忧解之后：抑郁症的新生物精神病学

抑郁症的生物学研究进展不平衡。目前的生物精神病学与具有希望的新发展、失望和谨慎相结合。希望来自新的因果理论和新的探索性治疗。失望来自知道 20 世纪末研究的承诺未能

---

[1] Jadhav, "The Cultural Construction of Western Depression," 42.

实现，这项研究没有达到人们所想要的结果水平：遗传学、脑科学和药物发明都没有。谨慎来自于知道希望被过度夸大。精神病学的批评者有时会看到目前的不确定性，说所有的生物学研究和药理学都没有给我们带来任何帮助。我并不同意。最初由 MAOI 类药物和三环类药物的观察结果带来了许多新知识。新知识导致了一些简化。这种简化可能导致了心理治疗的不幸贬值。这是一种代价，并不代表新知识毫无用处。

幻灭本身就是一种进步。它提醒我们抑郁症是复杂的。

目前的研究中很少有人声称只需一个原因就可以解释抑郁症。精神病学现在没有统一的抑郁症权威理论，无论是曾经一度权威的精神分析观点，还是之后的儿茶酚胺假说。这才是正常的。关于抑郁症神经生物学的研究文章并没有说生活事件和社会因素不重要。与此相反的是：很少有关于抑郁症的社会学或者心理学研究否定了生物学。挑战仍然是观察事物之间是如何相互作用的。如果这些领域中的任何一个被认为无关紧要，那么这一挑战就永远不会得到满足。

一些关于抑郁症的生物学新理论与炎症相联系；神经内分泌机制从胎儿发育开始紊乱。[1]治疗抑郁症的物理新疗法包括

---

[1]Caroline Ménard, Madeline L. Pfau, Georgia E. Hodes, and Scott J. Russo, "Immune Mechanisms of Depression," in Charney et al., Charney and Nestler's Neurobiology of Mental Illness; Jill M. Goldstein, L. Holsen, S. Cherkerzian, M. Misra, and R. J. Handra, "Neuroendocrine Mechanisms of Depression" in Charney et al., Charney and Nestler's Neurobiology of Mental Illness.

经颅磁刺激（TMS），它试图模仿 ECT 的效果，减少副作用。[1]
作为治疗抑郁症和其他精神疾病的药物，迷幻药也得重新得到
关注。

一些非西方医学的传统是长期以来使用迷幻药进行治疗，
就像许多人使用植物与抗精神病药有类似的作用。[2]在实验室
首次合成迷幻药后，LSD 被开发为一种治疗精神病的药物，后
来成为 20 世纪 60 年代反文化的娱乐性毒品。LSD 刺激大脑中
的血清素受体。[3]早期，人们希望 LSD 能增强自我意识和记忆力，
让心理治疗变得更容易。到 1965 年，超过 1000 项研究报道了
LSD 的治疗前景。[4]氯胺酮也用于娱乐，是一种迷幻药，在抑
郁症治疗中受到了广泛关注。[5]氯胺酮似乎很快就能发挥作用，

［1］见 Sarah H. Lisanby, ed., Brain Stimulation in Psychiatric Treatment (Washington, DC: American Psychiatric Publishing, 2004).

［2］Jamilah R. George, Timothy I. Michaels, Jae Sevelius, and Monica T. Williams, "The Psychedelic Renaissance and the Limitations of a White-dominant Medical Framework: A Call for Indigenous and Ethnic Minority Inclusion," Journal of Psychedelic Studies 4, 1 (2020) 4 –15.

［3］"LSD Alters Perception Via Serotonin Receptors," Science News, January 26, 2017, https://www.sciencedaily.com/ releases/2017/01/170126123127.htm, accessed October 30, 2019. Links between LSD and the serotonin system have been known for decades; see Healy, The Creation of Psychopharmacology, 106.

［4］Franz X. Vollenweider and Michael Kometer, "The Neurobiology of Psychedelic Drugs: Implications for the Treatment of Mood Disorders," Nature Reviews, Neuroscience 11 (2010) 642– 651.

［5］Ibid. On the medicinal origins of LSD, see Erica Dyck, Psychedelic Psychiatry: LSD from Clinic to Campus (Baltimore: The Johns Hopkins University Press, 2008).

只需几个小时或者几天，不像大多数抗抑郁药通常要用几周才能发挥作用，它对其他治疗失败的患者也可能有效。2019年，FDA批准了一种衍生物艾氯胺酮的使用，杨森制药公司将其作为斯普拉瓦托（Spravato，一种鼻腔喷雾剂）出售。

斯普拉瓦托有多好，我们还没看到。精神疾病的躯体治疗史建议要谨慎。如果急于欢呼治疗奇迹，就从历史中什么都学不到。新型治疗的效果往往被夸大，而且副作用并不总是马上就显现出来。杨森的三项有关斯普拉瓦托的临床试验中，只有一项显示出比安慰剂有优势，其中的差异较小。[1]与之前的抗抑郁药一样，它不能治愈抑郁症；停药后复发很常见。[2]一些批评者说FDA的批准很仓促。[3]

和以前一样。虽然在心理和生物知识方面取得了进步（在古代、中世纪、现代早期、现代、精神分析的鼎盛时期，到抗抑郁时代），但抑郁症呈现出多方面的问题。先天特征、生活方式和生活事件都在疾病发生中产生作用，所有这些都可能与治疗有关。无论生理还是心理，还原论时代可能会结束。可以期待。

对抗抑郁药时代的总结可能是：一种新的抑郁症治疗方法，是以抗抑郁药的形式发展起来的。治疗方法有些不同，但

[1]William Ralston, "Has Eskatamine Been Vastly Overhyped?" Gentleman's Quarterly, July 20, 2019.

[2]Vollenweider and Kometer, "The Neurobiology of Psychedelic Drugs."

[3]Erick H.Turner, "Eskatamine for Treatment-Resistant Depression: Seven Concerns about Efficacy and FDA Approval," The Lancet, October 31, 2019.

差异是基于共同的前提。医生和患者普遍认为这种治疗是有效的。有人提出了一个关于抑郁症原因的理论，但只有少量的经验支持。对治疗的兴奋导致了一些夸大的说法，包括病因和治疗。一些临床医生开始使用这种治疗方法，排除所有其他的方法。在一些夸大的说法未能与现实相符后，随后出现了强烈的反弹。虽然有些人对自己认为是好的治疗感到失望，但批评者却开始认为这种治疗充其量只是毫无价值，或者说是一种正面的邪恶。[1]如果治疗确实毫无价值，那么花在治疗上的钱就是巨大的浪费。

这个故事的套路听起来可能很熟悉。这与在第3章中看到的相同，它展示了如何以精神分析心理治疗的形式发展出一种新的抑郁症治疗方法。

关于心理治疗的一个理论是，患者会纠缠于反复讲述有关自己的同样的故事，如他们的孤独或者受到的伤害。这种疗法帮助患者看到他们不必重复同样的故事。他们能讲出生活中的新故事。当研发出新的治疗方法时，可以更充分地了解它们的经验基础。不用过分炒作它们，也无须放弃有帮助的旧知识。我们要警惕这种治疗方法无害的说法。我们不必一次又一次地活在同一个故事里。

---

[1]Moncrieff, Myth of the Chemical Cure; Johann Hari, Lost Connections: Uncovering the Real Causes of Depression—And the Unexpected Solutions (New York: Bloomsbury, 2018).

5.8　从大脑到人

弗吉尼亚·伍尔夫在 1941 年溺水自杀前，曾因情绪障碍而抗争多年。在伍尔芙写了一篇记录人性发生变化的文章之后的两年，她写了一篇文章《关于生病》。她在文章中指出，疾病很少成为文章的主题，疾病有着在公共论坛很难呈现的尴尬品质。也许是在 20 世纪 20 年代，不是在百忧解时代。在过去 30 年左右，出版的一系列抑郁症回忆录层出不穷。

抑郁症不是人们唯一书写过的疾病。各种各样的疾病回忆录已经大量出版。人们对这些进行叙述的兴趣是对现代医学史若干线索的反应：增加临床医生和患者之间距离的先进医疗技术；能够比个体看到更多疾病的研究文化；以利润为导向、阻碍长期诊所看病的医疗体系。技术和统计研究可以带来很多好处，他们没有听到患者关于身体和生活的复杂故事。压力下的医生不可能一天内看诊非常多的患者。保险公司当然也不会。如果你能通过电话让别人修复账单错误，那么你是幸运的。

不过我怀疑，我们看过的关于疾病的回忆录是否和抑郁症的回忆录一样多。这在一定程度上反映了疾病的性质。绝症很少有回忆录，原因很明显。抑郁可能是致命的，但通常不是。某些疾病，如精神分裂症和老年痴呆症，会写作困难（但我们有这些回忆录）。轻微或者短暂的疾病通常不值得写回忆录。它们通常也不是人自我意识的一部分，就像抑郁症经常出现的那样。而百忧解时代也是一个抑郁成为文化关注的时代。

回忆录提出了这本书提出的问题，并提供了一个自传体范本：我是有一个古老又普遍的疾病，还是我的诊断是一种文化时尚？是什么让我的病变得真实，疾病变得真实又意味着什么？我的痛苦是来自精神创伤还是化学反应？如果是化学疗法，谈话治疗对我的康复有作用吗？如果是创伤，药物对我的康复有作用吗？如果一片药能改变我对生活本身的感觉，我又是谁？这些药物的财务、社会和个人成本是多少？回忆录显示，患抑郁症不仅意味着患上疾病，每天还要面对这些问题。

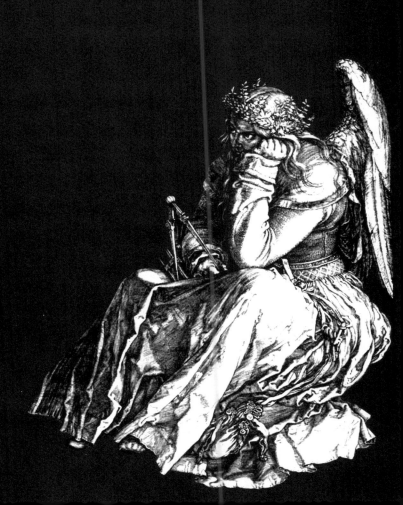

6

第 6 章

可阅读的抑郁症

东村教授经常强调抑郁是"语言的极限",而且在自我意识上造成了根本性的破坏。

——

北中纯子,日本抑郁症患者[1]

你感觉到自己身份渺小。

——

布鲁斯·斯普林斯汀,《为跑而生》[2]

---

[1] Kitanaka, Depression in Japan, 97.

[2] Bruce Springsteen, Born to Run (New York: Simon and Schuster, 2016), 499.

6.1　情绪与隐喻

钟罩：名词，一种钟形容器，通常是玻璃的，用于盛装物体或者容纳气体／真空。[1]

普拉斯选择了一个奇怪的形象。隐喻通常通过与更熟悉的事物进行比较，让奇怪的事物变得更容易理解。"这是你吸毒后的大脑"——我们都见过煎蛋，知道它会变化，会变硬。一旦变成新的形式，它就不会再变回来了。这项运动是一种本能的呼吁，让服用娱乐性药物的风险变得生动起来。你看不到你吸毒后的大脑，所以它们的危险作用似乎遥不可及。抑郁症也很难理解。当然，很多有过这种经历的人觉得其他人不会明白。

---

[1]定义取自 Merriam Webster app.

不过，当西尔维娅·普拉斯试图表达抑郁症时，她将其比作是在晦涩难懂的科学仪器下，很少有人会遇到的情况。

不过，普拉斯的形象，一个设计用来容纳真空的容器，它有一定的威力。它表达了一种窒息感，以及抑郁的"可携带性"——无论你走到哪里，你都会被它困住。正如主人公埃斯特·格林伍德所说："在船的甲板上，或者在巴黎或曼谷的街边咖啡馆里，我会坐在同一个玻璃钟罩下，在自己阴郁的氛围中烦恼着。"[1]

虽然这是一个强有力的形象，但这仍然很模糊。也许这就是重点。对这种可怕的疾病来说，一个熟悉的形象可能过于平淡。源于日常生活的形象可能正是抑郁症患者想要避免的风险，他们所对抗的怪物形象类似于其他人的坏心情。隐喻有助于传达不熟悉的事物，但它们本身也可能变得过于熟悉——丘吉尔的"黑狗"形象是否有助于人们理解抑郁症？普拉斯擅长将语言推向生命的原始状态，就像在她自杀前不久在朴实的阿里尔音乐诗中所描绘的一样。在小说中，她用隐喻来解释隐喻，一个接一个地堆建形象：对钟罩里的人来说，茫然而停滞不前就像一个死婴，世界本身就是噩梦。[2]

有什么问题吗？

[1] Sylvia Plath, The Bell Jar (New York: Bantam Books, 1971, originally published 1963), 152.
[2] Ibid., 193.

6.2 抑郁回忆录的类型与来源

我从奇玛曼达·恩戈齐·阿迪奇埃的小说《美国佬》中的一个场景开始。伊菲麦露和她的姑妈医生乌珠之间的争论戏剧性地围绕着抑郁症的复杂问题展开：这是一种真正的疾病吗？有多少抑郁症诊断医疗化了痛苦，他们对医学问题的命名有多大帮助？最近几年的抑郁回忆录也面临着同样的问题。一个核心的主题是：不要把我的病和你的坏心情混为一谈，我是真的病了。这一紧要信息或许可以解释抑郁症回忆录的激增。然而许多作者承认，不只是他们周围的人看不到他们的疾病和现实。通常来说，他们自己也很难识别。

斯泰伦的《看得见的黑暗》于1990年问世。[1]那时，人们对抑郁症的医学兴趣已经持续了40年，百忧解也得到了新的批准。一位已有名气的作家撰写对这种疾病的回忆录一定会引起很多人的注意，而且确实如此。斯泰伦之后，相关作品蜂拥而至。作为抑郁症和抗抑郁药时代兴起的标志性作品，这些著作引起了人们的兴趣。

那他们讲述了怎样的故事呢？亚瑟·弗莱克认为疾病回忆录可以分为3种类型。第一种是康复性叙事：患者的自我和健康通过成功的治疗或者缓解得以康复。第二种是探索性叙事：

---

[1]William Styron, *Darkness Visible: A Memoir of Madness* (New York: Vintage Books, 1990).

疾病为患者提供了一种新的目标感。第三种是混乱：没有明确的方法——疾病没有被攻克，也没有提供救治的意义。[1]抑郁症回忆录包含了这三种因素。其中大多数都包含了康复的内容。大多数作者找到了一种能够得以缓解的治疗方法，并传递出希望。其中许多人也找到了写作的目的，即教育那些没有抑郁的人，让他们知道抑郁是什么样子，向其他抑郁的人表达他们并不孤单，他们是被看到和理解的，并且展示了解决方案。不过，他们大多也包含了弗莱克所说的混乱。大多数人缺乏明确的决心。混乱源于两个问题。首先，抑郁症没有可靠的治疗方法。有些人得到了治疗，感觉好多了，但他们并不典型。治疗一般可以得到巨大的缓解，但抑郁症通常会持续或者复发。其次，治疗本身就成了问题。它们有副作用，有些很难停药。在某些情况下，它们会像疾病一样扰乱患者的自我意识。有些回忆录甚至对康复持矛盾态度。

诺曼·恩德勒的《黑暗假日》（1982）是一个例外。它成文于抑郁症回忆录普遍之前，这是一个"没有危害"的康复性

---

[1]Arthur Frank, The Wounded Storyteller (Chicago: University of Chicago Press, 1995). See also Brenda Dyer, "Winter Tales: Comedy and Romance Story-Types in Narratives of Depression," in Hilary Clark, ed., Depression and Narrative: Telling the Dark (Albany: State University of New York Press, 2008). 弗莱克承认，许多叙述不能完全符合他所定义的类型的其中一种。另见 Jette Westerbeek and Karen Mutsaers, "Depression Narratives: How the Self Became a Problem," Literature and Medicine 21, 1 (2008) 25–55.

叙事。40多岁的心理学家恩德勒遇到了一些挫折——没有得到他想要的，一个他想要更亲密的女人拒绝了他。不过，他的症状似乎与这些丧失并不相符。直到他寻求治疗之前，他丧失了动力和希望，经常在卫生间哭泣。当其他疗法失败时，恩德勒尝试了ECT，这对他来说是一种奇迹般的治疗。恩德勒的故事也有探索性叙事的内容，因为他通过一次恐怖治疗来讲述自己恢复情况，从而找到了治疗目的。弗莱克认为一种叙事类型也不可见：转换。恩德勒不仅对ECT同样恐惧，而且对它有职业性厌恶。他曾在培训期间见过ECT在没有麻醉的情况下用在嚎叫的患者身上。但他克服恐惧并康复了。[1]恩德勒成了ECT的传道者——他不是ECT历史上第一个或者最后一个这样做的患者。许多关于ECT的报道，包括那些对其治疗效果表示赞赏的报道，也对记忆丧失表示难过。但恩德勒给出了一个副作用最小的强有力治疗方法。[2]很少有抑郁症回忆录有这样毫无瑕疵的幸福结局。

虽然在这些回忆录中，希望并不是抑郁症故事的全部，但它通常是其中的一部分。回忆录记录了严峻的挑战，往往到了绝望的地步。但即使是对一些最痛苦的人，这也是有出路的。

---

[1] Norman S. Endler, Holiday of Darkness: A Psychologist's Personal Journey Out of His Depression (Toronto: John Wiley & Sons, 1982).

[2] 关于ECT治疗的类似内容，见 Frank Kimball, "Hope for Tired Minds," Hygeia (December 1946) 906–907 and 946, (January 1947) 36–37, 66–69; and Leon Rosenberg, "Brainsick: A Physician's Journey to the Brink," Cerebrum 4 (2002) 43–60.

回忆录作为历史资料有局限性。回忆录的作者可能不是典型的抑郁症患者，至少没有具备所有特征。严重的抑郁症会让人丧失能力。到底有多少严重抑郁症的人会没有意愿去使用键盘呢？那些根本没有写作技能或者资源的人呢？可能会偏倚向至少部分恢复的故事。变好的人可能会有更大的动力和更好的写作能力。出版商也可能更喜欢救赎和希望的故事。回忆录也大多由中产阶级白人撰写，其中许多人是心理健康专业人士。这是一个严重的局限性，因为贫穷和其他形式的逆境会增加患抑郁症的风险。作者也大多是中年人。在抑郁症回忆录中，很少听到儿童或者老人的声音。

不过，所有的历史资料都有局限性。档案只包含人们认为值得保存的记录。报纸只记录编辑认为是新闻的东西。口述历史只限于那些能找得到并愿意与你交谈的人。抑郁症回忆录也许不能完整记录这个时代的抑郁经历，但它提供了一个有价值的记录。历史学家会珍藏像这样的第一人称故事。在历史上的任何时刻，他们对大多数疾病也都是如此。

这些回忆录的作者想让我们知道他们的经历。他们的当务之急是让人看见他们的疾病。虽然在过去的100年中人们对抑郁症有大量关注，甚至在过去的40年中，许多患者发现他们的痛苦看不见、被误解或者被忽视。如果回忆录作者都想传达一个信息，那就是：那些没有抑郁的人就是不明白。

他们最不明白的是，抑郁症是一种疾病。

6.3 你并不理解抑郁症

斯泰伦在《看得见的黑暗》中坦然面对自己的疾病，这有助于减少抑郁症的污名化。许多人都说，这种表达抑郁症的经验是如此美妙。但它有一种奇怪的模糊性。即使斯泰伦在试图描述抑郁症，但他一直说这是不可能的。在写书的早期，斯泰伦说这种疾病"基本无法描述"，[1] 并且反复说如果没有得过抑郁症，我们就不会理解。他说，对他来说，抑郁症"与溺水或者窒息最为相近，虽然形象上不够贴切"。[2] 作为一名著名的文学巨匠，斯泰伦说他无法用语言表达自己的想法。我们知道斯泰伦感觉很糟糕。我们对他痛苦中的想法和行为知之甚少。斯泰伦的书名指的是看得见，但他自己却有点看不见。

精神分析学家达里安·利德曾说，历史病例报告和临床实践都经常表明，抑郁症患者需要表达自己的状态，但会发现语言并不充分。[3] 在《百忧解日记》(1998) 中，劳伦·斯莱特说道："你要如何描述空虚？"[4]

---

[1]Styron, Darkness Visible, 7. See also Lewis Wolpert, Malignant Sadness: The Anatomy of Depression (London: Faber and Faber, 1999), 1.

[2]Styron, Darkness Visible, 17.

[3]Leader, The New Black, 187–188.

[4]Lauren Slater, Prozac Diary (New York: Penguin Books, 1998), 16. On the incommunicability of depression, see also David A. Karp, Speaking of Sadness: Depression, Disconnection, and the Meanings of Illness (Oxford: Oxford University Press, 1996) 40 – 42.

抗拒描述不仅仅是对某些内在状态的语言贫瘠。这是自己的一个观点，一个抑郁症的真实性和严重性的观点。在一篇文章中，斯泰伦哀叹，对这种可怕的经历来说，"抑郁症"这个词是一个"懦弱"的词。[1] 这个词的缺点一部分在于它的模糊性，指代疾病和情绪。正如翠西·汤普森在《野兽》（1996）一书中所说："一个人说自己患有'抑郁症'可能意味着他们在上班路上遇到了一次轻微车祸，或者意味他们可能会拿枪自杀。"[2]

"癌症"这个词很可怕，因为我们知道得癌症的人确实经常生病，但不是每个人都会得癌症。没有人会因为宠物的死亡而几日后死于癌症。这是抑郁症回忆录中最紧要的信息之一：我生病了，并不是心情不好。如果你通过"掌控你的生活"，或者加强锻炼，或者多出去活动来克服你的坏心情，我在这里告诉你，通过这些措施康复了说明你没有患病。你只是有了一种同名的坏心情。

我们可以责怪阿道夫·迈耶。斯泰伦便是如此。[3]

---

［1］金伯利·K.埃蒙斯引发了人们对斯泰伦和其他人作品中性别语言的注意，包括观察斯泰伦对这个词本身的性别使用。见 Black Dogs and Blue Words: Depression and Gender in the Age of Self-Care (New Brunswick: Rutgers University Press, 2010), 5.

［2］Tracy Thompson, The Beast: A Journey Through Depression (New York: Penguin Books, 1996), 189.

［3］Styron, Darkness Visible, 37.

6.4　变得真实

我发现自己一直在找寻一种真正的疾病。

——伊丽莎白·伍尔茨[1]

我把达芙妮·默尔金的抑郁回忆录《我快要幸福了》（2017）纳入了我的抑郁症课程。[2]这本书在课程的最后一部分，学生们看了我在这本书中提出的所有问题：抑郁症跨文化研究带来的挑战、早期的忧郁症、精神分析理论、心理药理学的兴起。这门课习惯把抑郁症当作一种疾病这样的批评——学生大部分拒绝了这些批评。一些人对自己的抑郁症和治疗持开放态度。

建议学生对自我暴露要谨慎，但在课堂上我经常学到一些东西。例如，他们正在服用什么药物，哪些药物正在替代，以及他们接受治疗的时长。让我惊讶的是，他们中有许多人觉得默尔金的书很讨厌，我觉得这本书既活泼又引人入胜。默尔金在曼哈顿一个富裕的家庭长大，从物质的角度来看，她拥有一切优势。看到一个有特权的人受了这么多苦，几个学生都很恼火。她有什么好抱怨的？这样的情况持续了几分钟。直到一个学生

---

[1] Wurtzel, Prozac Nation, 68.

[2] Merkin, This Close to Happy.

问，如果这是一本癌症回忆录，我们会不会对她的财富如此怨恨？我们会说，她有什么生意，会在富裕中得癌症？[1]

这个故事表明，即使在抗抑郁药时代已经过去几十年的今天，抑郁症仍然是一种疾病，世界卫生组织将其命名为严重的全球公共卫生问题。伍尔茨的《普罗萨克王国》(1994) 详细论述了这个问题。《普罗萨克王国》在一定程度上是对斯泰伦的回应，她发现斯泰伦的书很拘谨，不坦率。[2]伍尔茨的叙述很有力，不压抑。她知道，并不是所有她所透露的想法或者选择都有吸引力，这种坦率让她的故事生动起来。但她和斯泰伦一样迫切需要表达疾病的现实性，它从正常生活经验中断了：

这就是我在抑郁症问题上想弄清楚的事情：它与生活无关。在生命的过程中，有悲伤、痛苦和悲痛，所有这些都是在它们正确的时间和季节里是正常的——不会很愉快，但很正常。抑郁症是在一个完全不同的区域，因为它涉及一个完全的缺失：缺乏感情，缺乏感觉，缺乏反应，缺乏兴趣。在一个严重的临床抑郁症过程中，你感觉到的痛苦是大自然试图填补缺失空间的一部分（毕竟大自然厌恶空白）。[3]

---

[1]默尔金预料到了我的学生们的不满，她指出，生活中金钱的存在会引起嫉妒，阻碍同情。这种先发制人的观察对我的学生几乎没有影响。另见 Matt Haig, Reasons to Stay Alive (New York: Penguin Books, 2015).

[2]Wurtzel, Prozac Nation, 22. 默尔金还把《看得见的黑暗》描述为"不可思议地没有背景"。Merkin, This Close to Happy, 12.

[3]Wurtzel, Prozac Nation, 22.

不过，这本书剩下的内容讲述了一个不同的故事。伍尔茨的抑郁症与她的生活有很大关系：她饱受折磨有时难以接近的母亲，遥远的父亲，以及她离婚时的痛苦。在她的抑郁症中，她也感受到了许多情感。悲伤、绝望、偶尔的愤怒——并不都是空虚。

那么为什么伍尔茨坚持认为抑郁症不是关于生活的内容呢？她是想明确指出抑郁症是属于疾病的范畴。伍尔茨用"临床"这个词来修饰"抑郁症"，如果病情安全，就不需要这样做了。没有人会说"临床结核病"或者"临床癌症"。

当抑郁症患者看起来不抑郁，或者他们的生活似乎不值得抑郁时，抑郁症患者不得不忍受被严重怀疑疾病的真实性。想想人们在调和罗宾·威廉姆斯自杀与他的公众形象时遇到了多少麻烦。在《上坡跑》（2007）中，洛拉·因曼说有人告诉她，她不能抑郁，因为她富有魅力又聪明，有一个好丈夫好家庭。[1]默尔金补充说，抑郁症并不会"看起来"像疯了一样。[2]

回忆录作者会反复说，不，我不能只是"高兴起来"。跑跑步，

---

[1] Lora Inman, Running Uphill: A Memoir of Surviving Depressive Illness (Jacksonville Beach: High-Pitched Hum Publishing, 2007), 113.

[2] Merkin, This Close to Happy, 16. 回忆录作者的看法是，许多人①认为抑郁症是意志的失败；②没有意识到即使在患病的情况下也能与他人相处得很好，这在研究中得到了证实。Shoji Yokoya, Takami Maeno, Naoto Sakamoto, Ryohei Goto, and Tetsuhiro Maeno, "A Brief Survey of Public Knowledge and Stigma Towards Depression," Journal of Clinical Medicine Research 10, 3 (March 2010) 202–209; thanks to Kevin Parvizi for this reference.

打扫房间，或者干脆把它弄走，这样就能"振作起来"。默尔金建议，当人们说你应该去按摩或者上瑜伽课时，他们是真的在表达自己的厌倦和不耐烦："他们不会说的就是，不要没完没了地谈论这件事。"[1]默尔金认为，这些人也在保护自己，免得"抓住"绝望。其中一些如锻炼之类的措施可能会有所帮助，但说这些措施都是在误解疾病。那些说多运动，心态要更乐观，或者走进森林接触大自然的人，可能会有很好的方案解决坏情绪。但是，他们没有陷入过那种这些措施无法将他们拯救出来的深渊。是什么让他们如此确信自己的建议对每个人都有效？是什么让他们如此确信对他们来说的坏心情，对其他人来说并不是需要治疗的疾病？[2]

有些抑郁症患者对真实性有自己的怀疑。人们普遍认为疾病总是有明确的内部转化身体特征。[3]因此，人们可能会怀疑真正发生的事情是意志和性格出现问题。翠西·汤普森的抑郁症已经糟糕到需要住院，但一旦入院，她就会看着她的病友想道："这些人是真的病了吗，就像患糖尿病或者脑瘤让你生病一样？"[4]在《溜冰到南极》（1997）中，珍妮·迪斯基把她的抑

［1］Merkin, This Close to Happy, 10.

［2］关于本段中的主题，另见 O'Brien, The Family Silver, 105, and Jeffrey Smith, Where the Roots Reach for Water: A Personal and Natural History of Melancholia (New York: North Point Press, 1999), 7.

［3］感谢玛尼·尼科尔向我提出这个建议。

［4］Thompson, The Beast, 161.

郁症看作一种疾病，需要医疗护理，但也很难看出抑郁症与她生活中不是疾病的事物有何不同。她那沉闷的性格会在哪里结束，疾病是从哪里开始？[1]吉莉安·马尔琴科（《寂静人生》，2016）有一次卧床数月，对之前关心的一切失去兴趣，停止社交，有自杀念头。马尔琴科曾三次经历产后抑郁症，其中两个孩子有严重残疾。"很多事情对吧？那这是抑郁症还是生活充满挑战？"[2]她的逆境到底在哪里结束，疾病从哪里开始？莎莉·布兰普顿（2008）在《开枪打死那该死的狗》一书中记录了一种严重的难治性抑郁症，她不得不对自己安抚说自己是生病了："我还有地方可以生活，钱很充足，还有一个我爱的孩子，有我爱的朋友，如果我想的话工作也有。我有什么权利抑郁。"[3]

想象一下，你觉得自己没有权利承受自己的痛苦。

一些文字策略地展示了真实性，对那些告诉他们"一起行动"的人进行了反击。真实性策略包括类比其他疾病（没有人期望有严重身体疾病的人"重新振作"），指的是身体过程（如果是生物化学性过程，努力也许不是一种选择），也诉诸古代（人们

---

[1] Jenny Diski, Skating to Antarctica (London: Virago, 2014, originally published 1997). Thompson says the same in The Beast, 52.

[2] Gillian Marchenko, Still Life: A Memoir of Living Fully with Depression (Downers Grove: IVP Books, 2016), 13–14.

[3] Sally Brampton, Shoot the Damn Dog: A Memoir of Depression (New York: W. W. Norton & Co., 2008), 63. 布兰普顿尝试了多种药物和不止一种心理治疗，但她的抑郁症对治疗产生了强烈的抵抗力。不幸的是，她自杀身亡。

称之为疾病已有几千年，所以它就不仅仅是正常的忧郁生活情绪）。马尔琴科仅仅在"重性抑郁障碍"这个名字中找到了验证，这听起来更像是一个真正的生物医学问题，而不是"抑郁症"。

斯泰伦用医学进行类比，强调抑郁症可能和糖尿病或者癌症一样严重。[1] 作为一名黑人女性，梅里·娜娜·阿玛·丹夸面临双重污名。有人告诉她，患抑郁症不符合黑人女性应有的力量。在《柳树为我哭泣：一个黑人妇女的抑郁之旅》（1998）中，她描述了一些熟人之间会说的话，例如，"你为什么要抑郁？如果我们的人民能够通过奴隶身份获得成功，那么我们任何情况都会成功。"[2] 她回答说："抑郁症在最基本的临床形式中是生物化学性质的。这是一种疾病。"[3] 或者正如因曼所说："许多人似乎仍然相信你可以'重新振作'，他们不明白这是一种化学失衡……这是一种生理上的紊乱。"[4] 汤普森愿意使用生物化学，但也同样愿意诉诸历史。她喜欢读斯坦利·杰克逊的抑郁症史，因为从古代的抑郁症到百忧解时代的抑郁症，这本书一脉相承。[5] 如果这本书年代久远，那一定很真实。

［1］Styron, Darkness Visible, 9.

［2］Meri Nana-Ama Danquah, Willow, Weep for Me: A Black Woman's Journey Through Depression (New York: Ballantine Publishing Group, 1998), 21; see also pp. 18–20.

［3］Ibid., 247.

［4］Inman, Running Uphill, 63.

［5］Thompson, The Beast, 187.

这些对类比、生物化学和历史的诉求有着紧迫的目的。我们应该想象一下，如果这些不必要，情况会是怎样。抑郁症可能和其他疾病一样，它可能是一个生物化学过程，可能有着悠久的历史。但如果不是这样呢？那么消除痛苦是否会变好呢？如果能想象抑郁症是真实的，它不像其他疾病，不是生物化学过程，也不是远古时期的疾病，那会怎样？

精神病学的生物革命应该改变一切。正如南西·安卓森所说，精神疾病应该像其他疾病一样成为一种疾病。纳桑·克莱恩希望只需服药就能够帮助人们把抑郁症看作一种疾病。不过对于伍尔茨来说，如果抑郁症现在无处不在，那它就不复存在了："每当我坐在满载的车上，除了司机，其他人都在服用百忧解，我就无法摆脱那种恶心的感觉。"[1]

但布兰普顿坚持认为，我们必须继续强调疾病的真实性。如果不这样做，污名化和秘密将继续笼罩抑郁症。布兰普顿担心暴露，例如会对她的职业生涯产生影响。[2]在大多数情况下，我们生病时会告诉同事。毕竟，这是社会学家塔尔科特·帕森斯有关患者角色所设想的一个关键方面：当呈现患者的社会角色时，我们会得到好处，比如有权不工作和履行其他义务。我们同样也承担了新的义务，比如听从医生，努力康复。当你担心人们会把生病看作性格缺陷而不是真正的疾病，或者过分地

---

[1] Wurtzel, Prozac Nation, 341.

[2] 关于职业生涯损害的担忧，另见 Karp, Is It Me or My Meds?, 162–163.

认为你"疯了"，不管这意味着什么，当你承担生病的角色时都会变得很混乱。患有抑郁症的人会过上双重生活，每天伪装成健康人。自己暴露抑郁症的人会有污名化的风险，一旦你暴露，你就永远失去了保密的选项。但缺乏暴露会加剧病耻感。

孤独存在于这些困境中。几位回忆录作者在大众媒体上发表了总结，每一位都收到了许多陌生人的来信，这些陌生人知道自己并不孤单，他们感受到被用一种新的方式看待，得知自己并不孤单，感到非常宽慰。许多写信给汤普森的人说，他们以前从未见过自己的痛苦被描述为是疾病，而不是性格缺陷。[1]

6.5　我是怎么来到这里的

原因更像是蒸汽，而不是事实。

——蒂姆·洛特[2]

对埃斯特·格林伍德来说，ECT 是一次可怕的经历。对普拉斯本人来说，这个故事会更为复杂。这很可怕，但她其中的一次 ECT 治疗深入且迅速。ECT 似乎是一种最具物理意义的治

---

[1] Thompson, The Beast, 7. See also Styron, Darkness Visible, 34; Lewis Wolpert, Malignant Sadness: The Anatomy of Depression (New York: The Free Press, 2000), viii.

[2] Tim Lott, The Scent of Dried Roses (London: Penguin, 1996), 34.

疗方法，但普拉斯用精神分析的术语解释了她的疾病和治疗的成功。她认为自己得病是因为无意识内疚，而 ECT 减轻了内疚，因为这本身就是一种惩罚。[1]

患者对自己疾病和康复的解释可以借鉴流行医学模式，也可以对它们提出挑战。普拉斯使用了她那个时代占主导地位的精神分析思想。许多 ECT 回忆录最近才出现，虽然有一些人抱怨这一治疗方法，但他们通常不会将其描述为是惩罚性的。而在最近的抑郁症回忆录中，很少有人将无意识内疚或者内向攻击作为他们疾病的根源。不足为奇的是，他们中许多人使用了化学失衡的语言，但也有许多人反对这种语言。

心理学家加里·格林伯格在现代抑郁症混合史／抑郁症回忆录上发表报告说，在他作为抗抑郁临床试验的被试期间，他觉得自己的病是生物化学反应。[2] 斯莱特回应说："我慢慢了解了百忧解的观点，认为上帝是一种分子，巫术是一种神经灾难。"[3] 但有些东西却与直觉相反。因曼说道："我不明白为什么我的心情是黑暗的，因为我的大脑中流动着一些化学物质——或者没有流动在正确的位置。"[4]

虽然分子事故的意义可能是难以捉摸的，但它有助于理

---

[1] Sadowsky, Electroconvulsive Therapy in America, 1–2, 86, 99.

[2] Greenberg, Manufacturing Depression, 43.

[3] Slater, Prozac Diary, 107.

[4] Inman, Running Uphill, 2.

解其他的谜团。精神病学家琳达·加斯克（《沉默的另一端》，2015）正与一段打击她的过去作斗争，那段过去给她留下的印象不足以证明她患病。[1]她觉得自己可能是天生的压力阈值比较低。马尔琴科认为，小时候最严重的"创伤"是几次骨折，她坦言，这给她带来了很多想要的关注，虽然她很喜欢问一些存在主义的问题，比如为什么她一开始还活着，回想起来，这个年龄看起来有点早。[2]伍尔茨时不时会看着自己，与我的学生们对默尔金有着同样的问题：富裕的曼哈顿让我怎么敢患抑郁症？伍尔茨对布鲁斯·斯普林斯汀有着强烈的吸引力，她渴望得到认同，因为斯普林斯汀的工人阶级出身可以证明她的抑郁症是合理的。[3]（我们会看到，伍尔茨与斯普林斯汀的共同点比她意识到的要多）伍尔茨也不正常地评价她的流产，因为这给了她一个很好的理由可以感受坏心情。[4]许多人都下意识会觉得这样不好，就必须发生一些真正不好的事情才可以。化学解决了这个问题。

但是，在为这个目的服务并巩固抑郁症是疾病时，大多数回忆录作者发现化学本身就很缺乏。无论他们有多重视生理治疗来缓解症状，如果这些治疗没有伴随他们内在和外在生命的

［1］Linda Gask, The Other Side of Silence: A Psychiatrist's Memoir of Depression (Chichester: Summersdale Publishers, 2015).

［2］Marchenko, Still Life, 19.

［3］Wurtzel, Prozac Nation, 50.

［4］Ibid., 193.

探索，那么这些人就会大为恼怒。在《我为理智而战》（1959）中，朱迪思·克鲁格表达了 ECT 过程中的重要矛盾。治疗确实缓解了她的症状，但也造成了身体疼痛和精神定向障碍，最糟糕的是她感觉看不见了。她在与一位细心的精神分析师合作后，才有了一种强烈的恢复感，这项工作揭示了她对弟弟被压抑的敌意和嫉妒情绪。[1]相比于治疗，伍尔茨很快尝试了药物，但是她说："从彻底确定抑郁症起源于糟糕的生物学，转变为更灵活的信念，即在生活事件的累积之后，我的大脑丑陋不堪、困顿不前，我大脑中的化学物质开始同意了。"[2]

个体深刻的过去对这些作家来说很重要。最重要的是和父母在一起的过去。或者说没有父母的过去很重要。卡尔·亚伯拉罕发现这些案例非常熟悉。

6.6　看得见与看不见

亚伯拉罕以及后来的安德烈·格林和爱丽丝·米勒发现，许多抑郁症患者的父母由于自己的创伤或者不安全感，即使身体存在，也会在情感上缺席。回忆录中经常出现父母在身体或者情感上的缺席。

---

[1] Judith Kruger, My Fight for Sanity (Greenwich: Crest Books, 1959). I look at Kruger's narrative in more detail in Sadowsky, Electroconvulsive Therapy in America, 82–83.

[2] Wurtzel, Prozac Nation, 345.

克制的斯泰伦并没有告诉我们太多他的童年。他把内容简要概括。他说，抑郁症的病因尚不完全清楚，但丧失，尤其是儿童时期的丧失，"已毫无疑问地被确定为"是抑郁症的成因。[1] 斯泰伦的父亲患有抑郁症，母亲在他 14 岁时死于癌症。在《看得见的黑暗》中，这两个丧失都没有提及。

即使父母与孩子身体上是在一起的，孩子也经常感受不到被照顾。伍尔茨的父母离婚了。"我认为只要身边的人能以积极的方式感受到他们的存在，你有多少个父母其实并不重要。但我的两个父母之间经常有矛盾，他们给我的是一个空荡荡的根基，会把我从空虚痛苦的自我之中分裂开。"[2] 她的父亲完全没空。当伍尔茨有时间和父亲在一起时，他就会睡着。汤普森形容她的父亲"快乐"但遥远，并说她的母亲无法看清自己是谁，作为一个虔诚的基督教徒，对身为基督徒女性应有的形象投入太多。迪斯基的母亲抑郁了。她送迪斯基去上滑冰课。我觉得这并不是为了女儿的利益，而是为了表现出母亲希望孩子有所成就。丹夸坚持认为抑郁症是生物化学性的，她认为父母离婚非常重要。[3] 布兰普顿描述父母很慈爱，但她认为父亲虽然未被诊断出患有孤独症，但却没有在情感上给予帮助。她不得不面对父母对彼此之间的极度不满，这让她的情感需求得不到满足。[4]

---

［1］Styron, Darkness Visible, 56.

［2］Wurtzel, Prozac Nation, 29.

［3］Danquah, Willow, Weep for Me, 34–35.

［4］Brampton, Shoot the Damn Dog, 158.

父母把她送到寄宿学校，她很讨厌这样，感觉被抛弃了（布兰普顿的一位治疗师说，她的患者中 80% 都上过寄宿学校）。[1]因曼说，她从未真正认识她的父亲。斯莱特用"疏远"一词来形容她的母亲。[2]

布鲁斯·斯普林斯汀的自传《为跑而生》既是对摇滚乐欢乐的颂扬，也是对斯普林斯汀抑郁根源的沉思。和普拉斯、明格斯、罗宾·威廉姆斯一样，斯普林斯汀也是抑郁症患者，创造力充足，充满活力，有着对生命的渴望。舞台上狂欢、精力充沛与床上闷闷不乐、抑郁之间对比非常明显，但二者都是真实的。他歌声中充满凄凉的生活和小镇，这并不是某种不可思议的移情想象的产物，而是他所认识的地方和人的形象，包括他的父亲和他自己。他确信父亲患有抑郁症只是未诊断。在斯普林斯汀的描述中，抑郁让他的父亲在情感上非常艰难，影响了他与天才儿童交往的能力。晚年时期，老斯普林斯汀患上了妄想型精神分裂症。斯普林斯汀的父亲心意是好的，但他和布鲁斯在一起时并没有完全在场。

普拉斯和她母亲关系密切，但母亲也对西尔维娅的哥哥沃伦的疾病日夜忧心。普拉斯的父亲在她八岁时去世。在某些时间她会读她的诗《爸爸》。这可能是在委婉地暗示这件事对她有影响。[3]

---

[1] Ibid., 148.

[2] Slater, Prozac Diary, 21.

[3] Stevenson, Bitter Fame, 7–10.

回忆录中父母缺席的问题可能支持了抑郁症的一些心理学理论。但除这一因素之外，回忆录中的这个问题显示出了无论是什么样的生物化学，心理意义是多么重要。生活给我们所有人带来了逆境、内心冲突和丧失。不管这些因素是否是抑郁症的成因，它们在大多数"内源性"抑郁症中都非常重要。

除父母缺席之外，许多作家在童年时期也经历过明显的创伤事件。汤普森在一次近乎致命的事故中被汽车撞倒，在青春期交界之时，她毁容了。[1] 因曼在青春期早期受到过性骚扰。[2] 迪斯基曾经被送去和赤身裸体的父亲睡觉，还受到母亲的性虐待。[3] 在一个个充满戏剧性的例子中，感受是被忽视的，迪斯基曾经发现母亲处于精神病状态，她甚至不知道迪斯基是谁。[4] 默尔金被母亲雇来的冷漠保姆打了一顿，默尔金想知道为什么母亲会把她托付给这样一个人。[5] 斯莱特的母亲极度焦虑，有时会使劲拍斯莱特的脸。在斯莱特青春期早期，有时母亲会用手在斯莱特发育的乳房上蹭来蹭去。[6] 还有一次，她强迫斯莱特喝下洗涤剂。[7]

———————————

[1] Thompson, The Beast, 25.

[2] Inman, Running Uphill, 26.

[3] Diski, Skating to Antarctica, 109–111.

[4] Ibid., 192.

[5] Merkin, This Close to Happy, 85.

[6] Slater, Prozac Diary, 82–83.

[7] Ibid., 142.

在研究文献中，像这样的事物有一个奇怪的名称"生活事件"。

6.7　身体与生物学

纯粹的生物学解释让人觉得乏味。弗莱克和其他人近几十年来的研究表明，对重病患者来说，对其进行叙事非常重要。生物学是有限的，不仅仅是因为它忽略了心理和社会方面的因素。生物学本身尚不清楚。癌症患者可能对接触致癌物有清晰的故事，也可能没有。但是他们确实有关于细胞生长的故事要讲述，这个故事有很多科学依据，并且被广泛接受。抑郁症疾病的叙事总是会有一些混乱，因为对病因的任何思考都会让患者陷入悬而未决的科学的泥沼。

但生物学显然对抑郁症很重要，这不仅仅是临床原因。虽然仅用生物学解释很有限，但它们有助于理解抑郁症中身体体验的强度。

抑郁症的内在特质不仅仅是强烈。对有些人来说这出乎意料。我们把它称之为"情绪障碍"是一种损失。布兰普顿说："为什么他们把它叫作'精神'疾病？痛苦不只是在我的脑中；它无处不在，但主要是在我的喉咙和心里。"她对身体感到惊讶。另外，她发现身体大多是胳膊和腿僵硬。[1]社会学家戴维·卡普收集了

---

[1] Brampton, Shoot the Damn Dog, 34, 251.

有关抑郁症的报告，并将其与他自己的《谈论悲伤》（1996）放在一起，结果发现身体的支撑性，因为它似乎从身体的一个部位转移到另一个部位：喉咙中的"悲伤结"、胸痛、眼睛沉重、大脑压力、"面部悲伤"、手脚颤抖。[1]虽然大多数身体描述的范围从沉闷、木讷到灼热、痛苦，但丹夸对感官品质的描述似乎很矛盾：

抑郁症是有层次、结构和声音的。有时，抑郁就像羽毛一样脆弱，几乎无法穿透生活的表象，像有些悲观主义的光环一样四处徘徊。其他时候，它又像普通感冒或者暴风雨一样一点一点出现，每天都呈现出新的信号和症状，直到最后我淹没其中。大多数时候，在最肤浅又诱人的意义上来说，它丰富而迷人。一片天鹅绒之地准备拥抱我。它响亮而炫目，像是邀请了思想、无情悲伤和即将到来的厄运之感的男高音和尖锐女高音。[2]

6.8 性 别

抑郁症的生物学时代可能对男女双方产生不同的影响。回忆录中很少有关于性别的明确讨论。也许作家觉得他们只能用自己的经历讲述，不能进行社会概括。汤普森的猜测是：男性和女性患抑郁症的比例相同，但女性更多地出现在统计数据中，因为她们更倾向于寻求治疗。莎伦·奥布莱恩在《银色家族》

---

[1] Karp, Speaking of Sadness, 7.

[2] Danquah, Willow, Weep for Me, 22.

（2004）一书中怀疑，女性的问题在于她们被期望变得和蔼可亲。[1]如果你被社会化为和蔼可亲，那么当你觉得自己很刻薄时会发生什么，每个人都会这样吗？大概会转向内部吧。

默尔金认为，尽管女性患抑郁症的概率更大，但描述男性的作品更多。我不确定这是否真实。默尔金在抑郁回忆录内容中的观察可能更有说服力："男性更倾向于从生物学角度解释自己的疾病，而较少透露自己的生活。"也就是说，男人们已经精明地发现如何通过坚持一种自我之外的力量来回避与精神疾病相关的道德失败的影响——对这种情况更内省的描述所导致的对自我放纵的具体批评。[2]

6.9　卧　床

抑郁症会导致不动。杰弗里·史密斯在《根伸至水的地方：忧郁症的个人和自然史》（1999）一书中说，"似乎你的体液从皮肤上一些看不见的裂痕中渗出"，"忧郁症患者感觉四肢沉重，血液、骨骼和肌肉变得黏稠，有看不见的负担。"[3]那种感觉就像被固定在床上一样。伍尔茨做过瘫痪的梦，有过卧床无法动的清醒经历。马尔琴科在尝试下床时写下了她的"空心腿"。[4]

---

[1] O'Brien, The Family Silver, 89.

[2] Merkin, This Close to Happy, 12.

[3] Jeffrey Smith, Where the Roots Reach for Water: A Personal and Natural History of Melancholia (New York: North Point Press, 1999), 5,72.

[4] Marchenko, Still Life, 29.

回忆录描绘了许多卧床时刻，睡得太多、太少，或者根本无法入睡。卧床有多重含义和动机。身体疲劳、无精打采是其一。动力不足、绝望、无效是其二。布兰普顿描述了"羽绒被潜水"，躲在床上、不接电话、拒绝邀请、自古以来在忧郁中观察到的社交退缩。[1]对奥布莱恩来说，对睡眠的期望和安眠药让他从清醒生活的痛苦中得到了喘息。[2]斯普林斯汀在舞台上的爆发力堪称传奇，他抑郁过一段时间，在抑郁中，不想要的想法和不间断的焦虑笼罩着他，他无法下床：

我做任何事都不舒服。站着……走着……坐着……每件事都会带来汹涌波涛的焦虑不安……死亡和不祥的预感都在等待，睡眠是唯一的喘息。如果我不能工作，我要如何养家糊口？我会卧床不起吗？你会感觉到自己身份的渺小。[3]

卧床不起可能会让人觉得难以忍受，甚至到了不由自主的地步。但抑郁症患者仍然需要思考他们的疾病和正常生活挑战之间的界限。如果主动自杀是衡量严重程度的公平标准，那么因曼确实是病了，因为她不止一次尝试。但当因曼下床困难时，她问自己，不是每个人都这样吗？[4]

---

[1] Brampton, Shoot the Damn Dog, 123.

[2] O'Brien, The Family Silver, 219.

[3] Springsteen, Born to Run, 498– 499.

[4] Inman, Running Uphill, 2.

如果你对事物感兴趣，下床就容易多了。兴趣丧失是抑郁症最严重的丧失之一。迪斯基在船上和其他人一起发现了鲸鱼："我喜欢鲸鱼就像喜欢旁边的人一样。"[1]

这好像是在说没关系。迪斯基（写了19本书）对于自己的无法行动滔滔不绝：

懒惰一直是我最基本的品质……这是我确信我拥有的唯一品质……也就是说，当我锻炼的时候，我最本质的感觉就是我自己。去散步的想法对我来说是一种折磨，记忆中都是如此……至于清新的空气，我并不那么渴望。虽说我承认这是一种激励，但我很少有被激励的欲望。[2]

6.10　被美与善所嘲讽

本该给人带来快乐的事物却带来了一种特殊的折磨。心理学家玛莎·曼宁深陷抑郁，去美国蒙大拿州度假时说："我知道那里很美，什么都有，但说实话，我讨厌大自然。"[3]在一次迪士尼乐园之旅中，对比卡普实际的感受和在这个世界上最幸福的地方他应有的感受，卡普被这种对比刺穿了。[4]一位女性朋友想

---

[1] Diski, Skating to Antarctica, 131.

[2] Ibid., 60 – 61.

[3] Martha Manning, Undercurrents: A Life Beneath the Surface (New York: HarperSanFrancisco, 1994), 89.

[4] Karp, Speaking of Sadness, 4 –5.

用乐观的音乐给史密斯加油，但它的欢呼和活力让人感觉像是一种攻击。[1]"好"天气嘲弄着抑郁的人。布兰普顿说："我讨厌太阳。当阳光灿烂的时候，我就应该高兴。"[2]一天天气很好，朋友问布兰普顿，在那样的日子里，她怎么会抑郁。布兰普顿问，如果是流感的日子，她是否也会有同样的问题。[3]默尔金说，最可靠的抑郁症测试是在春天第一个美丽的日子里，你寒冷的状态令人沮丧，而对大多数人来说，这是希望与热情重新焕发之时。[4]

基督教作家可能会觉得，他们的信仰本身就要求他们开朗。[5]就像中世纪患有阿塞迪亚的僧侣，他们认为他们的疾病是罪恶，这会带来额外的负担。马丁·路德认为基督徒应该是快乐的，所以忧郁症的原因是内疚。正如马尔琴科所描述的，基督教的核心前提是希望，而抑郁症首先是失去希望。纵观马尔琴科的作品，她对自己的疾病有着潜在的内疚感，这意味着上帝的爱是不够的，也因为她对事物兴趣的丧失甚至延伸到耶稣身上。不过在这一点上，她也想知道什么是疾病，什么不是。马尔琴科说，信仰对她来说很难。

但她记得，这对每个人来说不是都很难吗，就像早上起床一样？[6]

---

[1] Smith, Where Roots Reach for Water, 14.

[2] Brampton, Shoot the Damn Dog, 29.

[3] Ibid., 31.

[4] Merkin, This Close to Happy, 97–98.

[5] Thompson, The Beast, 35, 51.

[6] Marchenko, Still Life, 159–160.

6.11　遗　忘

如果像迪斯基这样的人不渴望活力，那她渴望什么？答案常常是遗忘。这个词经常出现在抑郁回忆录中——不是抑郁症患者的感受，而是他们想要什么。布兰普顿说："我不想睡觉。我想要遗忘。"[1]从最严重的抑郁症中恢复过来时，马尔琴科说："我最大的斗争之一仍然是是否要终止存在。"[2]对遗忘的渴望常常会导致服药。布朗普顿服用苯甲二氮草或者阿普唑仑，同时大量饮酒来寻求遗忘。迪斯基过量服用了母亲的戊巴比妥钠，与其说是寻求死亡，不如说是希望一切停止。[3]这看起来像是自杀，对抑郁症患者来说这当然是真正的风险。但一些作者清楚，渴望遗忘并不等同于渴望死亡。这是希望从痛苦中解脱。马特·海格写道："我想去死。不对，不完全正确。我不想死，我只是不想活着。"[4]

自杀有等级性，从模糊地感觉死了会更好，到更积极地幻想如何实现，到具体的计划和步骤。[5]布兰普顿写道，所有抑郁症患者都知道这些等级。她最终还是自杀了。

---

[1] Brampton, Shoot the Damn Dog, 29.

[2] Marchenko, Still Life, 50.

[3] Diski, Skating to Antarctica, 225.

[4] Haig, Reasons to Stay Alive, 11.

[5] 另见 Solomon, The Noonday Demon, 244.

6.12　治疗、恢复、伤害与遗憾

大多数作者都发现了一些治疗方法，这些方法有帮助，他们生动描述了药物的恢复能力。许多这些充满戏剧性又意想不到的转变让安慰剂效应的解释难以维持。[1]蒂姆·洛特虽然确信药物对他没有帮助，不管怎样还是决定服药，并认为肯定能缓解症状。服用了一小段时间百忧解后，斯莱特第一次感觉到健康。强迫症状消失了，身体里开始有一种全新的感觉。她觉得自己正在成为注定要成为的那个人。[2]她终于搬出了一直居住的阴湿地下室公寓，并有了一种寻找快乐的新能力：

我咬了一口苹果，我很喜欢这个姿势。我很喜欢那张白色的椅子，几个星期过去了，我在上面打盹、摇晃，我的防御逐渐减弱。我开始洗更多的澡，甚至还带有花瓣和香味。百忧解让我去做南瓜松饼、黄鳍金枪鱼和酸梅酱。[3]

大多数关于 ECT 的回忆录都强调 ECT 是有效的。许多关于抑郁症的回忆录都是为了让人们了解这种疾病；关于 ECT 的回忆录通常为了让人们理解治疗。恩德勒的成功故事既不典型，也不独特。基蒂·杜卡基斯和凯丽·费雪等名人在文章中

---

[1]正如卡普所说，"当恢复完全按照预期的时间表进行并完全恢复时，抗抑郁药的力量似乎是最不容置疑的。" Karp, Is It Me or My Meds?, 53.

[2]Slater, Prozac Diary, 29–44.

[3]Slater, Prozac Diary, 103.

谈到了 ECT 对她们从抑郁症中恢复的重要性。[1]曼宁自己在被推荐 ECT 时的第一个想法就是"飞越疯人院"。她担心如果需要如此极端的治疗，自己一定病得很厉害。但经过几次治疗后，她的睡眠和食欲得到改善："抑郁症的程度肯定减轻了。"[2]许多 ECT 的作者努力向朋友解释他们为什么愿意接受治疗。在一次聚会上，有人对曼宁说："你怎么能让他们那样对你？"

我怒气冲冲地回答："我没有让他们这样对我，我是要他们这么做。""但你为什么要这么做呢？"她坚持问。"因为我想救我的命。"我如此回答，希望结束谈话。在两瓶波旁威士忌的壮胆下，她开始质疑。"你不是只是有点浮夸吗？抑郁症又不是那种要死要活的大毛病。"[3]

但是 ECT 回忆录的作者经常能感觉到，提供治疗的医生也误解了治疗方法。作者可能想把"飞越疯人院"的形象从非专业人士的脑海中抹去，但他们也对那些认为这种治疗是无害的医生表示不满。克鲁格讲述了 ECT 是如何帮助她从一段看起来像精神病性抑郁症的经历中恢复过来的。治疗后，她几周来第

---

[1]Kitty Dukakis and Larry Tye, Shock: The Healing Power of Electroconvulsive Therapy (New York: Penguin, 2006); Carrie Fisher, Shockaholic (New York: Simon and Schuster, 2011).

[2]Manning, Undercurrents, 138.

[3]Manning, Undercurrents, 165–166. Endler was also asked by a friend why he allowed "them" to do that to him; Endler, Holiday of Darkness, 76.

一次睡眠正常，有一种平静、宽慰的感觉。但这种宽慰并没有转化为对治疗的热爱，她仍然对此感到恐惧。她也很不满她的医生是多么的不近人情，医生对她的故事没有兴趣，只想提供ECT。克鲁格说，从急性抑郁症中恢复过来后，她找到了一位精神分析师，起初她觉得分析师很刻板，但后来他帮助克鲁格发现了自己对家人一些压抑的敌意。[1]

回忆录中关于 ECT 的抱怨主要是关于记忆丧失和一些临床医生对记忆丧失的否定。ECT 的手册和教科书有时会把治疗描述为无痛无害的。医生常说，任何记忆丧失都与治疗前后事件的短时记忆有关，而且记忆丧失通常是暂时的。对大多数患者来说这可能是真的，也可能不是真的。我不认为科学具有决定性。但关于 ECT 的回忆录中满是记忆丧失的怨言。安妮·多诺霍在 2000 年发表了一篇文章，对比了她得到的并不严重的提醒与经历的严重损失。她觉得自己"被科学嘲讽"了。[2]在自传中，医生舍温·努兰将记忆丧失归因于自身的恢复，认为 ECT 一定抹去了一些创伤。[3]尽管如此，大多数人认为记忆丧失是可怕的牺牲。记忆丧失的怨言是可以信服的，因为它们不是来自那

[1] Judith Kruger, My Fight for Sanity (Greenwich: Crest Books, 1959).

[2] Anne B. Donahue, "Electroconvulsive Therapy and Memory Loss: A Personal Journey," The Journal of ECT 16, 2 (2000) 133–143, quote is on p. 138.

[3] Sherwin Nuland, Lost in America: A Journey with My Father (New York: Alfred A. Knopf, 2003), 7–8. Clinical science has not found a correlation between memory loss and symptom remission in ECT, so it is unlikely that the memory loss is the reason for efficacy.

些认为 ECT 毫无价值的患者，虽然有些正好相反。许多反馈来自患者，包括曼宁、杜卡基斯和费雪，她们都写信来表达 ECT 对自己的帮助有多大，说即使知道自己会丧失记忆，她们也会再做一次，自愿接受治疗。[1]

关于药物的描写方式在某些方面是相似的——少数作家将药物明确描述为很有效，但更多的是表达矛盾情绪。斯普林斯汀强调药物和心理治疗对他都有帮助。有一次在开始服用抗抑郁药后的几天内，不曾间断的哭泣就停止了。[2] 精神科医生加斯克震惊于她的恢复速度，她没有提到任何副作用。但在这些书中，大多数都必须考虑药物的不良影响。在大多数情况下，这些都不会引起 ECT 的记忆缺失，带来巨大的丧失感。但这些并非少数。推出 SSRI 类药物是希望它们的副作用比 MAOI 类药物或者三环类药物更轻一些，但性方面的副作用很常见。性对大多数人来说都很重要。斯莱特说："从斯塔克·沙利文到弗洛伊德，再到霍妮以及利夫顿，没有一个理论家会声称性烦躁是没问题的。"[3]

有时服用抗抑郁药的患者会担心这些药一定有害。伍尔茨描述说，锂和百忧解她都服用过。副作用虽然不受欢迎，但可以忍受，药物带来的病痛缓解超过副作用。但她确信是药三分毒，必须付出代价，虽然不知道代价是什么。这种担心可能看

---

[1] See Sadowsky, Electroconvulsive Therapy in America, ch. 6.

[2] Springsteen, Born to Run, 487.

[3] Slater, Prozac Diary, 154.

起来有些迷信，可能确实有猜想的成分。但药物治疗通常确实有代价，而且往往这些代价并不都是已知的，尤其是新药。斯莱特说："尤其是最新开发的精神药物，研究人员会有更多的疑问而不是答案。因此，服用药物就是一种锻炼，因为无论发生什么，都只会发生在你的身体上。你每吃掉一片药，吃掉的不止是一种化合物，还让自己如释重负。"[1]

"毒品"这个词本身就会引起恐慌。抗抑郁药时代诞生的同时，伴随着一个双生兄弟：毒品战争。就像心理学的研究一样，它们在不同的环境中长大。抗抑郁药是金发碧眼的孩子，从小就被告知它们是多么有前途。它们是药物，是天才儿童，是治愈的礼物。娱乐性毒品是坏坏子，永远不会有任何好作用，沾染后注定要坐牢或者早亡，有时是邪恶的化身，是社会最大的威胁。要清楚，我并不是说处方药和娱乐性毒品之间的界限是完全主观的。但它也不是完全客观科学的。如安非他命的一些物质，从治疗抑郁症的医学领域迁移到娱乐领域，有时又折返回来，因为它们现在被用于治疗注意缺陷。[2]LSD 的轨迹类似。[3]文化协会承受着沉重的压力，医用大麻和 LSD 的药用仍然是一个障碍。

斯莱特担心她会对百忧解上瘾。伍尔茨开始把她的精神科医生办公室称为"吸毒所"。[4]最近一篇关于尝试停用抗抑郁药

---

［1］Ibid., 10 –11.

［2］Rasmussen, On Speed.

［3］Dyck, Psychedelic Psychiatry.

［4］Wurtzel, Prozac Nation, 17.

的专栏文章标题是"嗨，我是大卫，我是一个瘾君子"。[1]

这些对药物的焦虑与怀疑抑郁症是否真的是一种疾病紧密相关。默尔金写道：

> 虽然我已经服用抗抑郁药三十五年了，但我仍然对它们有防御……即使我如实地服用了药物，我还是忍不住会想：我是在治疗糟糕的童年还是治疗失调的化学物质？如果药物能够帮助我坚持下去，引导我远离从我还是个小女孩时就萦绕在心头的自杀念头，那原因是什么又有什么关系呢？[2]

人们可以说在某种程度上相信，抑郁症是一种像糖尿病一样的疾病，需要定期服药。不管糖尿病患者对胰岛素如何厌恶，这并不会让他们担心自己已经成为一名瘾君子，所有这些都与他们的身份有关。

因为副作用加剧患者对治疗的怀疑，这些副作用很常见。当这些作家投诉药物的副作用时，没有什么比被自己的医生驳斥更让他们沮丧的了。几十年来，患者一直说因为 ECT 他们有永久性记忆丧失。ECT 提供者经常说这种投诉很罕见（虽然这种罕见性还没有得到证实），或者这可能是抑郁症本身造成的。[3]

---

[1] David Lazarus, "Hi, I'm David. I'm a Drug Addict," Los Angeles Times (September 6, 2019).

[2] Merkin, This Close to Happy, 126.

[3] 这一主题的详细探讨见 Sadowsky, Electroconvulsive Therapy in America, ch. 6.

布兰普顿告诉医生，她认为体重增加是药物所致，但医生确信这是另有原因。治疗的副作用可能很少见，可仍会发生在特定患者身上。如果只在服用药物时才感觉到副作用，而在服用其他药物或者根本不服用药物时没有副作用，那么当患者听到他们不可能是从这个药物中获得的这种效果时是很难令其信服的。当一种新的治疗方法出现时，副作用可能还没有在临床中记录下来，并且需要它的患者来曝光它。当布兰普顿服用另一种药物时，她的一位医生驳回了她关于副作用的投诉（包括身体疼痛、视力差、发抖、睡眠问题和恶心），理由是这种药物（文拉法辛或者怡诺思）通常是耐受的。即使在布兰普顿给医生看了她发现的有同样副作用的文章（这些现在都已知是怡诺思的副作用）之后，医生也没有松口。[1] 当然，患者也可能会弄错引起他们问题的药物，但当临床医生认为患者是错误的时候，他们会很沮丧，这是可以理解的，就像医生告诉杰弗里·史密斯"我从来没有听说过这样的事情。我不明白这些药物是如何造成那样的事情的。PDR（《医师桌上参考资料》）中没有提到"。[2]

　　药物的缺点常常用于支持谈话治疗，但治疗也会引起投诉。因曼后悔知道治疗师告诉她，她能做的最好的事情就是坐着让自己感受痛苦。[3] 布兰普顿投诉说，一位心理动力治疗师很死板，

［1］Brampton, Shoot the Damn Dog, 28, 219; 另见 Karp, Speaking of Sadness, 27.

［2］Smith, Where the Roots Reach for Water, 22.

［3］Inman, Running Uphill, 92.

她提前到达的时候让她站在雨中。这种死板在精神分析学家中并不常见，但确实发生了。[1]布兰普顿在 CBT 中找到一些帮助，但发现 CBT 过于行为化。布兰普顿不赞同它其中的一个卖点是时间限制，她认为这一点看不到抑郁症的复杂性，也看不到克服它有多困难。CBT"也许能教会我如何更快乐、更有效地工作，但它并没有教会我好好工作（或者不好好工作）的首要意义是什么。"[2]

很可能存在对抑郁症治疗的矛盾心理，一部分原因是它们通常不能永久疗愈。曼宁觉得 ECT 后她恢复了，但也丧失了引发悲伤的记忆。她也有一些抑郁症复发，虽然比 ECT 前要更轻一些。伍尔茨写道："我有时认为只有我知道的秘密是，百忧解真的没有那么好。我当然可以这么说，但我仍然相信百忧解是拯救我生命的奇迹。"[3]

奇怪的是，即使身体恢复也会引发矛盾情绪。伍尔茨说：

我奇怪地爱上了我的抑郁……我爱它，因为我认为它是我的全部。我认为抑郁是我性格中让我有价值的部分。我对自己想得太少了，觉得自己能奉献给这个世界的东西太少了，唯一能证明我存在的是我的痛苦。我非常害怕舍弃抑郁，害怕自己

---

［1］Brampton, Shoot the Damn Dog, 199.

［2］Ibid., 195–198.

［3］Wurtzel, Prozac Nation, 342.

最糟糕的部分其实就是我的全部。"[1]

汤普森类似地说道:"消除这种疾病将消除我所认为的我的一切。"[2]在药物治疗后,加斯克坦言,她不想相信解决办法会这么简单。[3]

一些作家完全拒绝药物治疗。似乎并不是因为单纯不喜欢副作用本身。安·克韦特科维奇这样做一部分是出于政治原因。[4]史密斯对自己的抑郁症采取了幽默的思考方式,他更喜欢称之为忧郁症,开始思考(就像荣格所做的那样)抑郁症是在告诉你一些关于你自己重要的事情,你应该倾听。[5]克韦特科维奇和史密斯都在说,无论个人的还是政治的,抑郁症是在告诉我们一些重要的事情,而药物会让传话沉默。他们都诚实地得出了这个观点,虽然他们都从放弃的药物中得到了一些症状上的缓解。他们做出了一个勇敢的选择,虽然正如克韦特科维奇所承认的那样,这并不适合所有人。

[1]Wurtzel, Prozac Nation, 326 –327.

[2]Thompson, The Beast, 167.

[3]Gask, The Other Side of Silence, 182.

[4]Cvetkovich, Depression: A Public Feeling. Hari makes similar argu- ments in Lost Connections.

[5]Smith, Where Roots Reach for Water.

6.13 作为宣言的回忆录

在《美国佬》中，伊菲麦露和她姑妈之间在关于抑郁症是否是一种疾病的问题并没有得到解决。不过，在对自己经历的非虚构的反思中，阿迪奇埃表明了自己的立场：抑郁症是一种疾病，需要理解并消除污名化。[1]回忆录有几个要点：抑郁症是一种疾病，但很难描述。最困难的事情之一是不被当作患者对待，作家有时也很难将自己视为患者。作为患者，他们想从医疗中获得帮助。他们也觉得他们的生活故事和现在的心理很重要。从主观的角度来看，回忆录支持了药物治疗结合心理治疗是最有效的这一观点。不管生物学是否被恰当地描述为"化学失衡"，抑郁症患者都会觉得自己的生活失去了平衡。不管生理上的还是心理上的，他们欢迎使他们感觉更好的东西。

换句话说，回忆录是反对生物还原论的宣言。在生物模型繁荣的时代回忆录这样写道：它们预测了科学的现状，即抑郁症具有生物学特性，生物学的许多细节尚不清楚，生物疗法也不完整。

回忆录对抑郁症的"化学失衡"理论有一种吸引——排斥反应，对肯定疾病的真实性表示欢迎，对看不到抑郁症是多方面的表示拒绝。它们在发现不利影响方面往往走在科学的前面。

医学人类学家已经证明，DSM 标签化和服用抗抑郁药会隐藏苦难者的复杂性、他们的生活史和社会世界。[2]民族志学者经常

---

[1] http://bookslive.co.za/blog/2015/03/13/i-felt-violated-chimaman.da-ngozi-adichie-reveals-her-anger-at-the-guardian-over-article-on- depression/, 2019 年 10 月 25 日访问。

[2] 如 O'Nell, Disciplined Hearts.

告诉我们，这些被研究的人远离西方精神病学文化，他们拥有并需要更复杂的解释模型。他们有特定的生活轨迹和社会背景，他们想要的不仅仅是药物。他们希望被看到，而不只是被贴上标签。

不过，抑郁症回忆录说，你不必脱离西方精神病学就能有同样的感受。从开始的 ECT 到 SSRI 类药物的兴起，患者一直都说他们想要的不仅仅是症状的缓解。精神分析是正确的，它沉浸在患者的内心生活和历史中。

迈耶也是对的。他坚持认为，患者是一个生物有机体，是一个有着独特需求的个体，植根于一系列社会关系之中。迈耶曾被认为是美国最有影响力的精神科医生。他培训了许多精神科医生，其中许多人后来担任精神科主任。[1]然而他的视野常常被忽视。这很值得思考为什么会这样。迈耶不是一个伟大的作家，他没有畅销书。但讽刺的是，他的影响力减弱的更深层次原因可能在于方法的优点：复杂性。这很难写进口号，也很难付诸实践。

医生要从生理、心理和社会的角度来看待问题是很不容易的，即便他们的努力得到了支持。因为这种努力并没有得到利润驱动的医学文化的支持，而利润是由速度驱动的。在第三方投资数量有限的门诊短期访问中，一个人的整体信息是很难掌握的，治疗一个人需要时间。在一项随机双盲临床试验中无法得到一个人的整体信息。抑郁症的复杂性很难用手册去标准化。

---

[1] Susan Lamb, Adolf Meyer: Pathologist of the Mind (Baltimore: The Johns Hopkins University Press, 2014).

抑郁症的过去和未来

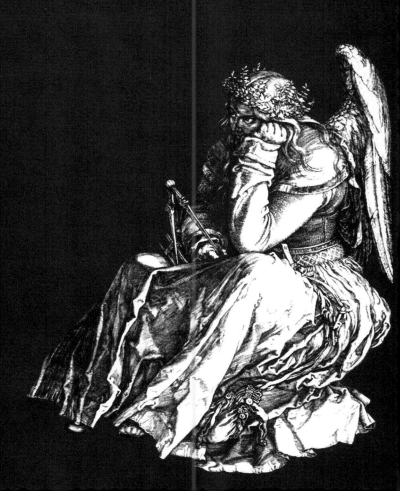

关于忧郁症的最后一句话可
能永远也写不出来。

—

朱迪丝·施克莱[1]

心理健康的治疗是一门不
精确的科学。但正如我逐
渐理解的那样，抑郁症是
一种不精确的疾病。

—

莎莉·布兰普顿[2]

---

[1] Foreword by Judith N. Shklar in Wolf Lepenies, Melancholy and Society (Jeremy Gaines and Doris Jones, eds., Cambridge: Harvard University Press, 1992), xvi.

[2] Brampton, Shoot the Damn Dog, 84.

悲伤无处不在

随着新冠病毒进一步流行，许多人正在经历新的困难与悲伤。我们所知道的一切都表明，这将会伴随抑郁症和精神疾病发病率的增加。许多已经处于抑郁风险中的人不仅会面临更多的困境，而且必须在孤立的环境中面对，这对抑郁症患者来说是最糟糕的情况。供应链的中断可能会导致抗抑郁药的供应减少，无论你如何看临床试验的数据，这对许多人来说前景非常可怕。

与此同时，人类活动已经让地球气候对人类生存构成威胁，减缓或扭转气候变化的努力遭到了那些导致气候恶化却大发横财者大规模反击。自20世纪70年代以来，工业化国家的财富不均一直在加剧。精英们非常有钱，他们正在计划个人太空旅行，而他们的员工需要公共援助来购买基本的生活必需品。但精英们仍不满意，说什么被过度征税。世界上大部分地区都在经历可怕的暴力冲突。

我们漫长的历史中除了一些特殊时刻，世界上几乎每一个宗教和哲学传统中都流传着一个经久不衰的教训：生活是艰难的。

婴儿和儿童每时每刻都会面临缺乏自主性和权利的问题。他们依赖更大、更强的事物，并会因为依赖导致挫折感。大一点的孩子仍然会被大人强加的规则所束缚。大多数人都知道没有回报的爱带来刺痛，或者失去了爱感觉荒凉。中年是一段艰难的岁月；大多数人都有很重的责任感，很多人被困在枯燥、疏离的工作中。有些人发现自己在婚姻中犯了错误，不得不在离开和留下之间做出痛苦抉择。无忧无虑和充满爱心的孩子会增强一个人的忍耐力与耐心。那些所谓最健康、最成功的名人仍然会有悲伤、衰老和身体上的痛苦。在每个年龄段，问题都是：这一切是为了什么？

但并不是每个人都会患有抑郁症。许多人生活在可怕的环境中却不会患抑郁症，许多人生活在最好的环境中可能也会有这个问题。

虽然我们无法帮助所有抑郁症患者，但我们有各种各样的治疗方法，有些是旧的，有些是刚刚测试过的；值得庆幸的是它们能帮助许多人。有些人担心会对幸福有不切实际的期望，他们是有道理的。但抑郁症患者，即"临床"抑郁症患者，并不期望获得没有节制的快乐。他们希望减轻巨大的额外负担，这样他们就可以生活在有益的乐趣中，与他人建立更好的关系，有足够的精力做正常的工作，从持续不断的悲伤中解脱出来，能够在困乏时入眠，醒时满血复活。

我们无法改变一些会让生活变得艰难的问题。但抑郁症的问题可以得到缓解。我们很可能无法根治它，而且我们也没有找到可靠的根除方法。但是我们有有效的治疗方法，我们也知道预防措施，如教育和生活方式的建议，可以减轻疾病的负担。[1]我们还知道是哪些社会因素会增加抑郁症的风险使其恶化。这些社会因素是可以改变的。例如，我们可以将精神卫生保健和所有保健视为一项人权，提供普及服务。相反，至少在美国，只有当这些政治领导人想转移我们对枪支暴力真正原因的注意力时，才会假装关心心理健康。

如何管理好抑郁症的未来，一部分取决于我们对抑郁症过去的理解程度。

反对强迫性重复的历史

历史并不是在简单地让我们生活丰富，或者在某种或模糊或抽象的意义上让我们变得更加人性化。正如精神分析所告诉我们的，很有必要知道，是我们的过去让我们有了现在的思维模式。如果我们不审视历史，它们就会控制我们的现在，可我

---

[1] Pim Cuijpers, Aartan T. F. Beekman, and Charles Reynolds, "Preventing Depression: A Global Priority," *Journal of the American Medical Association* 301, 10 (March 2012) 1033–1034.

们却没有意识到。

关于抑郁症，我们了解到：

（1）我们不必持续保持相同的观点。心理学方法的坚定支持者和他们在生物学阵营中的同行们，在过去的一百年里就像一对不开心的夫妻，一次又一次地发生同样的争吵。智慧的声音就像一个优秀的婚姻顾问，鼓励每一个人努力记住配偶的可爱之处。最低效的想法是只有一种方法有优点。抑郁症治疗的还原论已经走向了死胡同。

（2）统计抑郁症是非常棘手的事情。流行病学可能比实际情况更为明显。无论在文艺复兴时期还是现在，抑郁症已经达到流行水平这一说法都难以驳倒。但是，由于定义和治疗模式各不相同，因此应该谨慎地对此进行评估。不过，过度诊断的问题应该和患病率上升的问题一样受到严格审查。疾病定义过于宽泛，代价很大，但是定义过分限制，代价也不小。

（3）不要轻视过去。当前的科学，无论多么有价值，它总是某一个历史时刻，以及那个时刻的主流假设的产物。如果理想化当前的假设，那么就难以看见不符合这些假设的过去观点中的真知灼见。许多早期患有抑郁症的学生（从鲁弗斯和伯顿，到亚伯拉罕和梅兰妮·克莱茵，再到新近的生物精神病学家）可能都有值得保留的见解。他们以及最近的一些人，可能会用现在看来很奇怪的语言表达了自己的感悟。但正如在从贝奥武夫到弥尔顿的英国文学课堂上,我的一位教授所说的那样:"如果我们比他们知道得更多,那只是因为我们了解他们。"

(4)别相信那些炒作。新的治疗方法即将问世。其中一些可能建立在现有的思想之上,一些可能来自全新的、现在无法想象的范式。不管怎样,如果治疗是有效的,人们都会倾向于宣称过去治疗抑郁症的方法已经过时。考虑到目前治疗方案的缺陷,更好的方案会更受欢迎。但当新的方法出现时,我们应该警惕那些声称这种方法没有缺点,或者关于抑郁的最终真相就在眼前的说法。

(5)要倾听患者的声音。你不必相信我所说的有关还原论的内容(虽然我认为我提出了一个很好的理由)。患者说他们不喜欢。是的,有些人可能喜欢某种生理干预。是的,有些人更喜欢心理治疗。不过,许多证据都认同,患者希望考虑他们个体的生物学、心理学和社会环境因素。他们想要的产品和迈耶销售的产品很像,虽然在目前的市场上很难找到。有时在某些副作用被临床科学承认之前,患者却已经适应了这些副作用。

前进之路

面对抑郁症诊断的爆炸性增长,再加上抗抑郁药临床试验的数据效果不佳,以及意识到这些药物有副作用等问题,我们要怎么办?一种回答可能是精神病学需要回到基础,去治疗重型的疾病——那些有"真正医学问题"的患者。

对制定治疗计划至关重要的是要对严重程度做出判断，它的重要性显而易见。但抑郁症史表明，真正的疾病和健康之间的界限并不容易划分清楚。与其将模糊的边界视为诊断的致命缺陷，不如将其视为一种流传下来的智慧。我们可以承认需要一些灵活性，甚至不确定性，而不是坚持必须更加明确地划定界限。抑郁症不是一个整体，而是一组疾病状态，它们有足够的共同点，可以同名。它更像是一个姓氏而不是一个名字。

临床抑郁症宽泛的定义是有代价的。但对这些代价的担忧需要与收益进行权衡。关于忍受痛苦的能力，有很多话要说。还有很多要说的是，没有不必要的痛苦。[1]

---

[1]最后两句话摘自我对伊恩·道比金的《寻求心理健康》的评论。我的评论见 Bulletin of the History of Medicine 86, 2 (Summer, 2012).

史学笔记

我尽量（有时失败）不在正文中过度加入与其他学者的辩论。我想在这里进一步阐述我的一些选择。

近年来的趋势是历史学家强调当前抑郁症概念的新颖性。就像在第 2 章提到的，历史学家最近对抑郁症的重新关注本身就是新的，而且这在很大程度上是一种后百忧解时代的趋势。在 20 世纪 90 年代之前，许多精神科医生交替使用"忧郁症"和"抑郁症"。一些历史学家也会这样做，虽然在百忧解问世之前，很少有历史学家大量描写有关抑郁症的文章。在 1986 年出版的书中，斯坦利·杰克逊强调了现代抑郁症和前驱综合征（主要是忧郁症）之间的连续性。在珍妮特·奥本海姆的著作中假设忧郁症和抑郁症是同一事物。[1] 最近，其他学者更加关注从 20 世纪下半叶开始的抑郁症一词使用的急剧增加，并把它与早

---

[1]Janet Oppenheim, "Shattered Nerves": Doctors, Patients and Depression in Victorian England (New York: Oxford University Press, 1991).

期用法相分离。相比其他近期作品，克拉克·劳勒在 2012 年出版的书与杰克逊的书在方法上更为相似。

但在 DSM-III 和百忧解之前，概念和分类一直未变。我不想再提杰克逊对连续性的强调。虽然他的书中有许多优点，但其中有一个很大的缺点，它追踪了描述的连续性，而没有充分把握许多作家相互抄袭的倾向。我更不想像奥本海姆那样，假定忧郁症和抑郁症相同。不过我确实认为，对回溯诊断危险性的合理担忧可能会演变成一种僵化的禁忌，阻止跨越时间和空间进行有意义的比较。没有人能够合理地为抑郁症意义上的时间和地点的完美连续性进行辩护，而且很少有人会这样认为。在我看来，将 DSM-III 或者 DSM-V 对重性抑郁障碍的定义视为 20 世纪或更早时期的完全中断的先例，是通向另一个方向的过度强调。

历史学家使用的许多类别含义有争议，会随着时间推移而变化，包括一些最基本的类别（男性、女性、阶级、劳动、种族、性别），但我们没有得出我们不能在时间和空间上比较它们的意义和功能的结论。我想知道，我们对这些精神疾病进行比较的紧张情绪是否反映了一种隐含的怀疑，即它们太"社会建构"而无法做到真实。但是，本段中的哪些类别还没有被证明在重要方面是一种社会建构呢？

我试着使这个项目尽可能全球化。我特别想看看北美和西欧以外的地区，那里的大多数抑郁症的历史都局限于本地。我本想做得更好。但我们受到了研究现状的局限。虽然其中一些在历史上已知，但大多数非西方背景下有关抑郁症的文章是由医学人类学家和心理健康专业人士撰写，而不是历史学家。我在写这篇文章时借鉴了其他学科的作品。虽说如此，我还是希望未来能够在不同的背景下利用更丰富的研究资源库研究抑郁症综合史。如果抑郁症像世界卫生组织说的那样普遍，那么只关注西方就太有限了。如果没有那么普遍，那么需要解释世界卫生组织是如何得出结论的。一旦有了更好的比较框架，我们也会对西方的抑郁症有更好的了解。希望我能激励人们进一步讨论这个棘手的问题。密切关注欧洲和美国也是有正当理由的，因为现在使用的标签和支撑它们的理念都是人为制定的。

我还仔细研究了 20 世纪抗抑郁药时代之前的两种抑郁症治疗方法（精神分析法和 ECT）——比大多数抑郁症通史都要仔细。我经常在阅读抑郁症史时感觉，这些作者对精神分析不感兴趣，给它一个章节是出于责任感。虽然近几十年来精神分析的影响力有所减弱，但它仍然是人们思考抑郁症的重要来源。在大多数抑郁症史中，大量抑郁症的精神分析思想都被忽略了。近几十年来，精神分析的声望有所下降，但在现代的大部分时间里它都占据着主导地位。现在在历史写作中对它不那么重视是因为它不再辉煌，这就是当下主义。精神分析在鼎盛过后也很重要。它产生了后来的许多结果，有时以预期的方式（如对它的反应），但也以一些令人惊讶的连续性。

至于 ECT，它主要在专门研究 ECT 的工作中才得到关注，甚至比抑郁症通史中的精神分析更容易被忽略。对任何一个疾病的历史著作，能够轻易触及那么多临床医生认为最有效的治疗方法有点奇怪。我当然知道 ECT 有争议，这就是书中有关 ECT 的内容。正是这些争议让 ECT 在历史上更为重要，而不是更不重要。

我的描述是跨学科的。交叉学科在学术界常常被理想化，被描绘成一根魔杖，可以终结知识的所有障碍。更糟糕的是，它可能被用来破坏任何学科——那些管理者希望规避学科建立的代价，通常他们会进行破坏。我使用历史以外的学科是出于具体的实际原因。如果不使用人类学，你就无法很好地了解北大西洋公约组织成员国以外的抑郁症。抑郁症的故事也是不平等的故事。如果不研究社会学和流行病学，你就不可能认真对待社会差异，如阶级、种族和性别差异。历史学家很少研究社会不平等在抑郁症中的作用。

我也不羞于评论治疗的效果。在我看来，太多的精神病学历史学家拒绝谈论治疗是否有效，称这是临床问题，不是历史问题。历史学家常说，他们想要做的是探索这种治疗方法的意义，而不是它是否有效。不过对患者来说，治疗的意义离不开是否有效的问题。没有人会在描写抗生素或者化疗的历史时，拒绝谈论它们是否有效。有时证据可能不太确定，当证据确凿时，我们可以这样说。不同于效果问题，这根本不是历史学家的事。有时历史学家确实会以严厉批评的方式评估治疗效果，重点会放在他们不认可的治疗上。又或是，我们对治疗的不良效果或者社会控制效用提出批评。如果我们的工作是做出这样的评估（事实确实如此），我们就必须承担起对积极因素做出判断的责任。这不仅仅是一个公平对待精神病学的问题。对患者来说，这也是一种道德责任，因为我们会给人一种不应该寻求治疗的印象。任何一位真正相信精神病学毫无用处的历史学家（有些人似乎是这样写的）当然可以自由地争辩和记录这种说法。我是不同意的。我认为有证据表明，对抑郁症（以及其他精神疾病）的有效治疗是存在的，并非所有的治疗方法都同样有效，有时它们的有效方式有所不同，而且往往是有代价的。无论如何，如果有人在花了数年时间对一种治疗方法进行研究，然后说他们对这种方法是否有效没有意见，那这就是不负责任。

我认为，我们不应该害怕断言任何临床科学方面的进展。作为一个领域，医学史在过去的半个世纪里，一直在努力克服早期倾向，即讲述不可避免但却是英雄般进步的天真故事。早期的"进步叙事"遗漏了太多内容，如强制性和虐待性行为、研究中行不通的方法、过度医疗化，或者那些因为没有接受任何治疗而被忽略的进步。然而，那些根本不可能取得进展的历史叙述也很不完整。医学史学家对进步持怀疑态度的这种冲动可能被过度学习了，以至于将一部历史作品简单地称为"进步叙事"本身就是一种批评。我认为这首先是一个精神病学史上的问题。读过很多这方面的著作后，你可能会经常觉得精神病学什么也没做。我们不必为了承认某些治疗方法有益就把治疗方法理想化。对那些能够获得治疗的人来说（还有太多无法获得治疗的人），相比 1850 年，精神病患者有了更多的希望。

参考文献

这份清单不完整，因为它没有列出注释中引用的所有作品。而且，因为我从这些书中学到了很多，所以列出了我喜欢的书。它包括我大体上同意的和其他我强烈反对的书。有注释，但也只是部分注释。

关于抑郁症和忧郁症的历史和哲学通论

斯坦利·杰克逊博学的作品是后来所有历史学术的基础。詹妮弗·拉登的工作对许多问题进行了非常好的澄清。安德鲁·所罗门的书从多个角度对抑郁症进行了不同寻常的解读。

［1］Callahan, Christopher M. and German E. Berrios, Reinventing Depression: A History of the Treatment of Depression in Primary Care, 1940–2004 (Oxford: Oxford University Press, 2005).

［2］Greenberg, Gary. Manufacturing Depression: The Secret History of a Modern Disease (New York: Simon and Schuster, 2010).

［3］Hirshbein, Laura D. American Melancholy: Constructions of Depression in the Twentieth Century (New Brunswick, NJ: Rutgers University Press, 2014).

［4］Jackson, Stanley. Melancholia and Depression: From Hippocratic Times to Modern Times (New Haven, CT: Yale University Press, 1986).

［5］Lawlor, Clark. From Melancholia to Prozac: A History of Depression (Oxford: Oxford University Press, 2012).

[6] Radden, Jennifer. Moody Minds Distempered: Essays in Melancholy and Depression (Oxford: Oxford University Press, 2009).

[7] Radden, Jennifer. Melancholy Habits: Burton's Anatomy and the Mind Sciences (Oxford: Oxford University Press, 2017).

[8] Solomon, Andrew. The Noonday Demon: An Atlas of Depression (2nd edition, New York: Scribner, 2015, originally published 2001).

抑郁症人类学和相关问题

克莱曼在这一领域的开创性工作仍然很有价值，他的观点的精妙之处常常被忽略。列出的抗抑郁药使用民族志非常优秀——贝鲁赞、埃克斯、基塔纳卡。

[1] Behrouzan, Orkideh. Prozak Diaries: Psychiatry and Generational Memory in Iran (Stanford, CA: Stanford University Press, 2016).

[2] Ecks, Stefan. Eating Drugs: Psychopharmaceutical Pluralism in India (New York: New York University Press, 2014).

[3] Field, Margaret. Search for Security: An Ethno-Psychiatric Study of Rural Ghana (Evanston, IL: Northwestern University Press, 1960).

[4] Kitanaka, Junko. Depression in Japan: Psychiatric Cures for a Society in Distress (Princeton, NJ: Princeton University Press, 2012).

[5] Kleinman, Arthur. Social Origins of Distress and Disease: Depression, Neurasthenia, and Pain in Modern China (New Haven, CT: Yale University Press, 1986).

[6] Kleinman, Arthur. Rethinking Psychiatry: From Cultural Category to Personal Experience (New York: The Free Press, 1991).

[7] Kleinman, Arthur and Byron Good, eds., Culture and Depression: Studies in the Anthropology and Cross-Cultural Psychiatry of Affect and Disorder

(Berkeley, CA: University of California Press, 1985).

［8］O'Nell, Theresa DeLeane. Disciplined Hearts: History, Identity, and Depression in an American Indian Community (Berkeley, CA: University of California Press, 1996).

精神分析

一些医学和精神病学历史学家认为精神分析学受到了太多的关注。许多这样说的人也不太喜欢精神分析。即使你不同意，我也认为精神分析一直都有价值，它的历史重要性无疑是巨大的。关于精神分析史的真正优秀的新书(崭新的、智慧的、原创的)每年都会出版。我只列出了我在这本书中用到的那些。乔治·马卡里的书是对这场运动历史最好的介绍。朱莉娅·西格尔关于克莱因的书中非常清晰地介绍了一位困难的思想家。索尔姆斯的书是对神经精神分析很好的概述。

［1］Abraham, Karl. Clinical Papers and Essays on Psychoanalysis (London: Maresfield Reprints, 1955).

［2］Bentick van Schoonheten, Anna. Karl Abraham; Life and Work, a Biography (Liz Waters, trans., London: Karnac Books, 2016, origi- nally published 2013).

［3］Busch, Fredric N., Marie Rudden, and Theodore Shapiro, Psychodynamic Treatment of Depression (Arlington, VA: American Psychiatric Publishing, 2004).

［4］Fiorini, Leticia, Thierry Bokanowski, and Sergio Lewkowicz, eds., On Freud's "Mourning and Melancholia" (London: Karnac Books, 2009, originally published 2007).

［5］Freud, Sigmund. On Murder, Mourning, and Melancholia (Shaun Whiteside, ed., London: Penguin Books, 2005).

[6] Green, André. On Private Madness (London: Karnak Books, 1997, originally published 1986).

[7] Jacobson, Depression: Comparative Studies of Normal, Neurotic, and Psychotic Conditions (Madison, CT: International Universities Press, 1971).

[8] Kristeva, Julia. Black Sun: Depression and Melancholia (Leon S. Roudiez, trans., New York: Columbia University Press, 1989, originally pub- lished 1987).

[9] Leader, Darian. The New Black: Mourning, Melancholia and Depression (Minneapolis, MN: Graywolf Press, 2008).

[10] Makari, George. Revolution in Mind: The Creation of Psychoanalysis (New York: Harper Collins, 2008).

[11] Miller, Alice. The Drama of the Gifted Child: The Search for the True Self (Ruth Ward, trans., New York: Basic Books, 2007, originally published 1979).

[12] Mitchell, Juliet, ed., The Selected Melanie Klein (New York: The Free Press, 1986).

[13] Segal, Julia. Melanie Klein (London: Sage Publications, 1992).

[14] Solms, Mark. The Brain and the Inner World: An Introduction to the Neuroscience of the Subjective Experience (New York: Other Press, 2003).

政治、社会认同和不平等

抑郁症的政治和人口统计学的研究中，最关注的是性别问题。在这个问题上还有很多工作要做，但在抑郁症和其他形式的不平等和不公正方面还有很多研究要做。下面的一些书更多的是关于精神病学或医学的其他方面，而不是抑郁症。我没有在这个参考书目中列出文章，但许多关于不平等和抑郁症的社会学和流行病学都发表在期刊上；参见第 4 章的注释。关于抑郁症和社会不平等的历史文献很少，有待研究人员进一步探查。

［1］Brown, George W. and Tirril Harris, Social Origins of Depression: A Study of Psychiatric Disorder in Women (New York: The Free Press, 1978).

［2］Cvetkovich, Ann. Depression: A Public Feeling (Durham, NC: Duke University Press, 2012).

［3］Davies, William. The Happiness Industry: How the Government and Big Business Sold Us Well-Being (London: Verso, 2015).

［4］Emmons, Kimberly K. Black Dogs and Blue Words: Depression and Gender in the Age of Self-Care (New Brunswick, NJ: Rutgers University Press, 2010).

［5］Fanon, Frantz. The Wretched of the Earth (New York: Grove Press, 1963).

［6］Han, Byung-Chul. Psychopolitics: Neoliberalism and the New Technologies of Power (Erik Butler, trans., London: Verso, 2017).

［7］Metzl, Jonathan. Prozac on the Couch: Prescribing Gender in the Era of Wonder Drugs (Durham, NC: Duke University Press, 2003).

［8］Metzl, Jonathan. The Protest Psychosis: How Schizophrenia Became a Black Disease (Boston, MA: Beacon Press, 2009).

［9］Mustakeem, Sowande' M. Slavery at Sea: Terror, Sex, and Sickness in the Middle Passage (Urbana, IL: University of Illinois Press, 2016).

［10］Schiesari, Juliana. The Gendering of Melancholia: Feminism, Psychoanalysis, and the Symbolics of Loss in Renaissance Literature (Ithaca, NY: Cornell University Press, 1992).

DSM

所有这些书都值得一读。但在我看来，汉娜·德克的那本是最好的。

［1］Decker, Hannah S. The Making of DSM-III: A Diagnostic Manual's Conquest of American Psychiatry (Oxford: Oxford University Press, 2013).

［2］Frances, Allen. Saving Normal: An Insider's Revolt Against Out-of-Control

Psychiatric Diagnosis, DSM-V, Big Pharma, and the Medicalization of Ordinary Life (New York: William Morrow, 2013).

[3] Greenberg, Gary. The Book of Woe: The DSM and the Unmaking of Psychiatry (New York: Plume, 2013).

[4] Kutchins, Herb and Stuart A. Kirk. Making Us Crazy: DSM: The Psychiatric Bible and the Creation of Mental Disorders (New York: The Free Press, 1997).

生物精神病学和制药

由于大卫·希利在精神药理学史上的透彻性，他的工作仍然无可匹敌。本着列出我偏爱的书籍的精神，我把自己关于ECT 的书；尼兰和沃伦不如我支持 ECT，而肖特和希利比我更支持 ECT。乔尔·布雷斯洛在书中公正地检查了抗抑郁药时代之前的许多治疗方法。安妮·哈灵顿的书是对生物精神病学最新和最清晰的概述。

[1] Andreasen, Nancy C. The Broken Brain: The Biological Revolution in Psychiatry (New York: Harper and Row, 1984).

[2] Braslow, Joel. Mental Ills and Bodily Cures: Psychiatric Treatment in the First Half of the Twentieth Century (Berkeley, CA: University of California Press, 1997).

[3] Elliott, Carl and Tod Chambers, eds. Prozac as a Way of Life (Chapel Hill, NC: University of North Carolina Press, 2004).

[4] Harrington, Anne. Mind Fixers: Psychiatry's Troubled Search for the Biology of Mental Illness (New York: W.W. Norton and Company, 2019).

[5] Healy, David. The Anti-Depressant Era (Cambridge, MA: Harvard University Press, 1997).

[6] Healy, David. The Creation of Psychopharmacology (Cambridge, MA: Harvard University Press, 1992).

[7] Karp, David A. Is It Me or My Meds?: Living with Antidepressants (Cambridge, MA: Harvard University Press, 2006).

[8] Kirsch, Irving. The Emperor's New Drugs: Exploding the Antidepressant Myth (New York: Basic Books, 2010).

[9] Kneeland, Timothy and Carol A. B. Warren, Pushbutton Psychiatry: A History of Electroshock in America (Westport, CT: Praeger Publishers, 2002).

[10] Kramer, Peter. Listening to Prozac: A Psychiatrist Explores Antidepressant Drugs and the Remaking of the Self (New York: Penguin Books, 1993).

[11] Kramer, Peter. Ordinarily Well: The Case for Antidepressants (New York:Farrar, Straus and Giroux, 2016).

[12] Moncrieff, Joanna. The Myth of the Chemical Cure: A Critique of Psychiatric Drug Treatment (Houndmills: Palgrave Macmillan, 2008).

[13] Rasmussen, Nicolas. On Speed: The Many Lives of Amphetamine (New York: New York University Press, 2008).

[14] Sadowsky, Jonathan. Electroconvulsive Therapy in America (New York: Routledge, 2006).

[15] Shorter, Edward. Before Prozac: The Troubled History of Mood Disorders in Psychiatry (Oxford: Oxford University Press, 2009).

[16] Shorter, Edward and David Healy, Shock Therapy: A History of Electroconvulsive Treatment in Mental Illness (New Brunswick, NJ: Rutgers University Press, 2007).

[17] Valenstein, Elliot S. Blaming the Brain: The Truth About Drugs and Mental Health (New York: The Free Press, 1998).

回忆录与叙事

我非常相信，虽然其他专家固然重要，但不身临其境地考虑患者，没有人能够理解任何疾病状态。这就是为什么我像在我以前的书中那样，在这里把大量注意力放在患者的声音上。

下面的列表列出了我的个人收藏。贾米森和萨克斯的书是关于其他精神疾病的，但它们让人难以置信，任何想要理解精神疾病和精神病学的人都应该阅读它们。

［1］ Danquah, Meri Nana-Ama. Willow, Weep for Me: A Black Woman's Journey Through Depression (New York: Ballantine Publishing Group, 1998).

［2］ Diski, Jenny. Skating to Antarctica (London: Virago, 2014, originally published 1997).

［3］ Fisher, Carrie. Shockaholic (New York: Simon and Schuster, 2011).

［4］ Frank, Arthur. The Wounded Storyteller (Chicago, IL: University of Chicago Press, 1995).

［5］ Gask, Linda. The Other Side of Silence: A Psychiatrist's Memoir of Depression (Chichester: Sommersdale Publishers, 2015).

［6］ Jamison, Kay Redfield. An Unquiet Mind: A Memoir of Moods and Madness (New York: Vintage Books, 2011, originally published 1995).

［7］ Manning, Martha. Undercurrents: A Life Beneath the Surface (New York: HarperSanFrancisco, 1994).

［8］ Merkin, Daphne. This Close to Happy: A Reckoning with Depression (New York: Farrar, Straus and Giroux, 2017).

［9］ Saks, Elyn R. The Center Cannot Hold: My Journey Through Madness (New York: Hachette Books, 2007).

［10］ Slater, Lauren. Prozac Diary (New York: Penguin Books, 1998).

［11］ Springsteen, Bruce. Born to Run (New York: Simon and Schuster, 2016).

［12］ Styron, William. Darkness Visible: A Memoir of Madness (New York: Vintage Books, 1990).

［13］ Thompson, Tracy. The Beast: A Journey Through Depression (New York: Penguin Books, 1996).

［14］ Wurtzel, Elizabeth. Prozac Nation: Young and Depressed in America (New York: Riverhead Books, 1994).